全国高职高专创新教育"十三五"规划教材·护理类

眼耳鼻咽喉口腔科护理学

主　编　王　震

副主编　廖志敏　王建平　张秀梅

编　者（以姓氏笔画为序）

王　震　济南护理职业学院

王建平　广东省汕头市卫生学校

任　冬　周口职业技术学院

刘艳芳　山西省晋中市卫生学校

李洁红　河南理工大学医学院

杨子桐　四川省南充卫生学校

张秀梅　河南理工大学医学院

蒋晓芳　济南护理职业学院

廖志敏　南阳医学高等专科学校第一附属医院

西安交通大学出版社

XI'AN JIAOTONG UNIVERSITY PRESS

图书在版编目(CIP)数据

眼耳鼻咽喉口腔科护理学/王震主编. —西安:西安
交通大学出版社,2016.8
ISBN 978-7-5605-8659-5

Ⅰ.①眼…　Ⅱ.①王…　　Ⅲ.①五官科学-护理学-医
学院校-教材　Ⅳ.①R473.76

中国版本图书馆 CIP 数据核字(2016)第 147709 号

书　　名	眼耳鼻咽喉口腔科护理学
主　　编	王　震
责任编辑	秦金霞　郅梦杰

出版发行	西安交通大学出版社
	(西安市兴庆南路 10 号　邮政编码 710049)
网　　址	http://www.xjtupress.com
电　　话	(029)82668357　82667874(发行中心)
	(029)82668315(总编办)
传　　真	(029)82668280
印　　刷	陕西时代支点印务有限公司

开　　本	787mm×1092mm　1/16　　印张　19　　字数　462 千字
版次印次	2017 年 6 月第 1 版　　2017 年 6 月第 1 次印刷
书　　号	ISBN 978-7-5605-8659-5
定　　价	58.00 元

读者购书、书店添货、如发现印装质量问题,请与本社发行中心联系、调换。
订购热线:(029)82665248　(029)82665249
投稿热线:(029)82668803
读者信箱:xjtumpress@163.com

前　言

　　《眼耳鼻咽喉口腔科护理学》是基于我国目前高职高专教育现状,根据学生身心发展的特点,充分利用先进的技术,由西安交通大学出版社组织编写的全国高职高专创新教育"十三五"规划教材,供全国高职高专护理学专业教学使用。

　　本版教材的特色是:①革新传统教材平面模式,创新性采用"动态—立体—互动"式教学。根据教学内容在书中适时加入二维码,学生可通过扫描二维码在课上课下随时观看教学重点内容或操作演示,将抽象的课本知识形象化、具体化,还可以在线做题使学生反复熟悉重点知识或明确实际操作流程;还可建立微信公众号,在公众号上定期上传医学新闻、相关知识、就业导向等内容,学生可以在线进行提问,与老师进行网络互动教学,最大化地提供教材的增值服务。②重点突出护理专业特色,充分注重学生整体素质培养,体现以患者为中心的整体护理的现代护理理念。③教材共分为三篇九章:第一篇一至三章为眼科护理学,第二篇四至六章为耳鼻咽喉科护理学,第三篇七至九章为口腔科护理学;各科疾病严格按照护理程序的统一格式进行编写,将护理措施与护理诊断进行对应,通过课后练习题将提炼细化的护理知识点与各科每个疾病相应内容相链接,以利于学生对整体护理的全面把握。④教材内容丰富、版面活跃、实用性强。前面明确学习目标,正文结构统一严谨,知识链接灵活穿插,后面附加适量练习题;并有二维码扫描等多种教学形式,能充分调动学生的学习积极性,拓展知识面。⑤在书后附有眼耳鼻咽喉口腔科护理技能操作、常用药物、教学大纲、参考文献等内容,便于学生及时查询、学习与应用。

　　本书在编写过程中,各位编者攻坚克难,付出了大量的辛勤劳动和汗水,并得到了所在单位领导的鼎力支持以及同行专家们的大力帮助,在此谨向他们表示最诚挚的感谢!

　　由于编者教材编写水平及临床经验有限,加之护理知识和技能不断更新,教材中难免存在疏漏和错误之处,恳请广大师生及同行不吝赐教和指正。

王　震

2016 年 10 月

目 录

第一篇 眼科护理学

第二篇 耳鼻咽喉科护理学

第三篇 口腔科护理学

实践指导

第一篇　眼科护理学

第一章　眼的应用解剖及生理

1. 掌握眼球壁、眼内容物的解剖和生理特点。
2. 熟悉眼的组成以及眼附属器的组成和功能。
3. 了解视路的组成与眼部的神经支配及血液供应。

　　眼是重要的视觉器官。眼接收外界信息，比其他感觉器官多，且不为其他感觉器官所获得。眼分为眼球、视路和眼附属器三个部分。眼球的基本功能是感受光的刺激、识别图形和颜色；视路将视觉冲动传递至大脑皮质枕叶的视觉中枢；眼附属器对眼球和视路起到保护、运动等辅助作用。

第一节　眼　球

　　眼球(eyeball)位于眼眶的前半部，借眶筋膜与眶壁相连。眼球近似球形，成人前后径平均为 24 mm，水平径平均为 23.5 mm，垂直径平均为 23 mm，周径约为 74.9 mm。眼球向正前方注视时突出于外侧眶缘 12～14 mm。眼球前端称为前极，后端称为后极，前后两半球的连接处称为赤道部。

　　眼球由眼球壁和眼球内容物两部分组成(图 1-1-1)。眼球壁由纤维膜、葡萄膜和视网膜组成。眼球内容物包括房水、晶状体和玻璃体。角膜、房水、晶状体和玻璃体，组成眼的屈光系统；外界光线经过屈光系统屈折至视网膜感光成像，神经冲动通过视路将信号传导到视中枢，形成视觉。

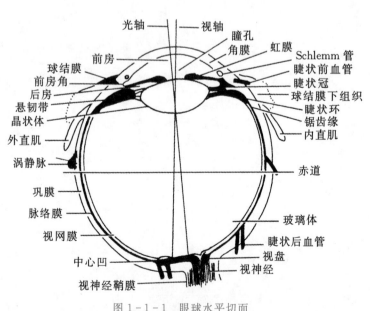

图 1-1-1　眼球水平切面

一、眼球壁

　　眼球壁分为三层，外层为纤维膜，中层为葡萄膜，内层为视网膜。

(一)纤维膜

由纤维结缔组织构成,组织坚韧而致密,起保护眼内组织、维持眼球形状的作用。前 1/6 为透明的角膜,后 5/6 为乳白色的不透明的巩膜,二者构成眼球完整封闭的外壁。角、巩膜之间的移行部分称为角膜缘。

1.角膜

(1)角膜的大体结构:角膜位于眼球的最前端,略向前凸,近似横椭圆形,横径约 11.5～12 mm,垂直径 10.5～11 mm。角膜曲率半径:前表面约为 7.8 mm,后表面约为 6.8 mm;角膜厚度:周边部约为 1 mm,中央部约为 0.5～0.57 mm。横径>13 mm 的角膜为大角膜,<10 mm 的角膜为小角膜。

(2)角膜的组织结构:角膜由外向内分为以下 5 层(图 1-1-2)。

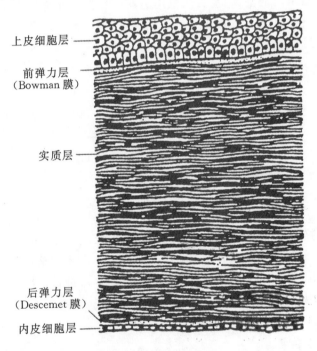

上皮细胞层

前弹力层
(Bowman 膜)

实质层

后弹力层
(Descemet 膜)

内皮细胞层

图 1-1-2　角膜横切面

①上皮细胞层:由复层扁平上皮细胞组成。有一定的抵抗力,再生能力强,修复后不留瘢痕。

②前弹力层:由胶原和基质构成,为无细胞成分的均质透明膜,损伤后不能再生。三叉神经末梢贯穿其间。

③基质层:约占角膜厚度的 90%,由 100～200 层与角膜表面平行排列的、方向相互交错的胶原纤维板所组成。基质层损伤后不能修复,为不透明的瘢痕组织所代替。

④后弹力层:透明、坚韧、有弹性,损伤后可以再生。后弹力层膨出预示角膜即将穿孔。

⑤内皮细胞层:由单层六角形扁平柱状细胞组成。具有角膜-房水屏障的作用。随着年龄增加或由于内眼手术创伤,角膜内皮细胞数量会减少。如其数量过少,功能不良,会导致角

膜水肿和大泡性角膜病变,称为角膜内皮功能失代偿。该层损伤后不能再生,只能依靠邻近细胞扩张和移行来填补缺损区。

(3)角膜的营养:角膜无血管,其营养主要来自于角膜缘血管网、房水和泪膜。角膜代谢所需要的氧气中,80%来自于空气,15%来自于角膜缘血管网,5%来自于房水。

(4)角膜的神经:来自于三叉神经眼支,角膜上皮层神经末梢丰富,感觉十分敏锐。

(5)角膜的生理:角膜具有透明、无血管、感觉敏感等特点。其主要功能是屈光,屈光力相当于+43D 的凸透镜。

(6)角膜疾病临床症状:由于角膜内有丰富的三叉神经末梢的分布,角膜受损后可引起疼痛、畏光、流泪等症状。另外,角膜自身无血管,病变后修复时间延长,易恶化穿孔,常导致角膜混浊,视力下降。

2.巩膜

(1)巩膜的解剖:由质地坚韧、呈乳白色不透明的致密结缔组织构成,其前部与角膜相连接,后部与视神经相连。巩膜的表面被眼球筋膜所包裹,其前面又被球结膜覆盖。角膜缘处角膜、巩膜、结膜和筋膜相互融合附着。巩膜的内面与脉络膜上腔相邻。巩膜厚度不匀,最厚处在眼后极部,可达 1 mm;最薄处为直肌附着点附近,仅 0.3 mm。外力作用造成的巩膜破裂常发生在角膜缘附近的巩膜内外沟处、直肌附着处或眼球赤道部。

(2)巩膜的组织学:巩膜分为表层、实质层和棕黑层。巩膜表层是疏松纤维结缔组织,血管相对丰富,故易发生炎症;又由于该层含丰富的感觉神经纤维,故炎症时疼痛明显,容易迁延不愈。

(3)巩膜的功能:巩膜与角膜共同构成眼球的外壳,主要是维持眼球外形,保护眼球内部组织。

3.角巩膜缘

角巩膜缘是角膜和巩膜的移行区,由于透明的角膜嵌入不透明的巩膜内,并逐渐过渡到巩膜,所以在眼球表面和组织学上没有一条明确的分界线。角膜缘解剖结构上是前房角及房水引流系统的所在部位,临床上又是许多内眼手术切口的标志部位,外伤时容易发生破裂,组织学上还是角膜干细胞所在之处,因此非常重要。

(二)葡萄膜

葡萄膜呈棕黑色葡萄样外观,含有丰富的血管和色素,故又称血管膜或色素膜,具有遮光及营养眼内组织的作用。由前向后分为虹膜、睫状体和脉络膜三部分。

1.虹膜

(1)虹膜的解剖:虹膜呈一圆盘状膜,位于葡萄膜最前部,中央有一圆孔即瞳孔,正常状态下瞳孔直径为 2.5~4 mm。虹膜表面有辐射状凹凸不平的皱褶,称为虹膜纹理和隐窝。虹膜周边与睫状体连接处为虹膜根部,此处很薄,当眼球受挫伤时,易从睫状体上离断。虹膜位于晶状体的前面,当晶状体脱位或手术摘除晶状体后,虹膜失去依托,在眼球转动时可发生虹膜震颤。

(2)虹膜的组织学:虹膜由前向后分为内皮细胞层、前界膜、基质层、色素上皮层和内界膜5 层。虹膜内含两种不同方向排列的平滑肌:一种环绕瞳孔周围,呈环状排列称为瞳孔括约肌,具有缩小瞳孔的作用,由副交感神经支配;另一种以瞳孔为中心呈放射状排列,称为瞳孔开大肌,具有开大瞳孔的作用,由交感神经支配。虹膜的颜色取决于其色素含量:黄种人虹膜富含色素呈棕褐色,白种人虹膜色素少呈蓝色,白化病患者虹膜内缺乏色素呈粉红色。

(3)虹膜的神经:虹膜的感觉神经来源于三叉神经的眼支,炎症时可以引起疼痛。

(4)虹膜的生理:瞳孔调节进入眼内的光线量,当外界光线强时瞳孔缩小;反之,当外界光线弱时,瞳孔就开大,保证视网膜成像清晰。

2.睫状体

睫状体是位于虹膜根部与脉络膜之间的环状组织,宽约为 6 mm,其矢状面略呈三角形。前 1/3 肥厚部称睫状冠,其内表面约有 70~80 个纵行放射状突起称睫状突,其无色素上皮细胞产生房水,营养眼内组织,并维持眼内压。后 2/3 薄而扁平,称为睫状体扁平部,扁平部与脉络膜连接处呈锯齿状,称锯齿缘,为睫状体后界。睫状冠中血管丰富,而扁平部血管少,且无重要组织,因此,玻璃体手术时在扁平部做切口。睫状体内的睫状肌由纵行、环形和放射状三种肌纤维构成,受副交感神经支配。视近时,睫状肌收缩,晶状体悬韧带松弛,晶状体借助本身弹性变凸,屈光力增强,从而看清近物,此作用称为调节。

3.脉络膜

脉络膜前接睫状体扁平部的锯齿缘,向后止于视盘周围,介于巩膜与视网膜之间。有丰富的血管和色素细胞,具有营养视网膜外层和遮光的作用。另外,由于血供丰富,血液流量大,血液中病原体也易经脉络膜扩散。脉络膜无感觉神经,炎症时不引起疼痛。

(三)视网膜

1.视网膜的解剖

视网膜是一层透明的薄膜,外邻脉络膜,前起锯齿缘,后止于视盘周围,内侧为玻璃体,具有感光、成像的作用。视网膜表面主要标志有:①黄斑:位于后极部呈横椭圆形的无血管凹陷区,直径约 1.5 mm,其中央有一小凹称黄斑中央凹,为视觉最敏锐的部位,在检眼镜下,此处可见反光亮点,称中央凹反射。②视盘:又称视乳头,是距黄斑鼻侧约 3 mm、直径约 1.5 mm 的竖椭圆形盘状结构,是视网膜上视觉神经纤维汇集组成视神经,向视中枢传递穿出眼球的部位,其中央呈漏斗状凹陷称视杯,视盘无视细胞,在视野中形成生理盲点。

2.视网膜的组织学

视网膜由内向外分别是内界膜、神经纤维层、神经节细胞层、内丛状层、内核层、外丛状层、外核层、外界膜、视锥视杆层、视网膜色素上皮层共 10 层。视网膜外 5 层由脉络膜血管营养,内 5 层由视网膜中央动脉营养。按胚胎发育可分为两层,内层为视网膜神经感觉层,外层为色素上皮层。两层之间有潜在间隔,病理情况下两者分开时临床上称为视网膜脱离。视网膜对视觉信息的处理及传递由三级神经元来完成,即光感受器→双极细胞→神经节细胞。神经节细胞轴突将视觉信息沿视路传递到中枢形成视觉。光感受器分为视锥细胞和视杆细胞,视锥细胞司中心视觉、昼视觉、精细视觉和色视觉,视杆细胞完成周边视觉和暗视觉。

二、眼球内容物

眼球内容物由房水、晶状体和玻璃体组成,为无血管和无神经的透明物质,是光线进入眼内到达视网膜的通路,与角膜一并称为眼的屈光间质,共同构成眼的屈光系统。

(一)房水

房水由睫状体的睫状突上皮产生,为透明液体,充满后房与前房。其主要成分是水,尚含有少量的氯化物、蛋白质、维生素 C、尿素、谷胱甘肽和碳酸氢盐等。房水具有维持眼压和营养角膜、晶状体、玻璃体以及屈光的功能。

房水的循环途径:由睫状突上皮细胞产生后进入后房,经瞳孔到前房,再经前房角小梁网、Schlemm 管、集液管和房水静脉,最后进入巩膜表层的睫状前静脉而回流到血液循环(图 1-1-3)。当房水循环发生障碍时可致眼压升高而发生青光眼。

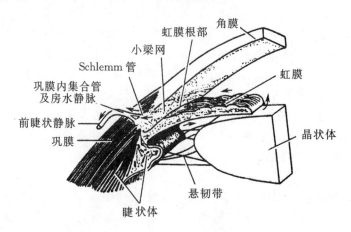

图 1-1-3 房水的循环途径

(二)晶状体

晶状体由晶状体囊和晶状体纤维组成,形如双凸透镜。晶状体直径约 9 mm,厚 4~5 mm。其前、后面中央分别称晶状体前极和后极,前后两面接合处称晶状体赤道部。通过晶状体悬韧带与睫状体联系固定,位于虹膜后表面和玻璃体前表面之间。晶状体富有弹性,相当于约+19D 的凸透镜,是眼球屈光系统的重要组成部分。

眼的调节功能主要由晶状体完成。视近物时,睫状肌收缩,悬韧带放松,使晶状体由于其本身的弹性变凸,折光力加强,视远物时则相反。晶状体对进入眼内的光线有折射功能,且可过滤部分紫外线,对视网膜有保护作用。随着年龄的增长,晶状体核逐渐浓缩、增大、变硬、弹性减弱,调节功能降低,是导致老视眼的原因之一。当晶状体囊受损或房水代谢发生变化时,可发生晶状体混浊形成白内障。

(三)玻璃体

玻璃体为透明的胶质体,类似于"蛋清",充满于晶状体后的玻璃体腔内,其主要成分为水,占眼球内容积的 4/5,约 4.5 mL。玻璃体是眼屈光介质之一,有支撑视网膜、保持眼球形态和维持眼内压的功能。玻璃体无血管、神经及再生能力,营养来自于脉络膜和房水。随着年龄增加,玻璃体内黏多糖解聚,胶原支架结构逐渐塌陷或收缩,水分析出,玻璃体凝胶变为液体,可表现为眼前有漂浮物,称为飞蚊症。病变时为溶胶状,临床上称为"液化"。当外伤或手术造成玻璃体丢失时,留下的空间由房水填充,易导致视网膜脱离。

第二节 视 路

视路是视觉信息从视网膜光感受器到大脑枕叶视中枢的传导路径,即从视神经开始经过视交叉、视束、外侧膝状体、视放射至大脑枕叶的神经传导路径。

1.视神经 视神经是中枢神经系统的一部分,从视盘起全长 42～50 mm。按其部位划分为眼内段、眶内段、管内段及颅内段四部分。

2.视交叉 位于蝶鞍的上方,脑垂体的上面。两眼视神经纤维在该处进行部分交叉,即来自视网膜鼻侧的纤维在此处交叉到对侧,来自双眼视网膜颞侧的纤维在此处不交叉。视交叉部位的病变,可表现出特征性的视野损害。

3.视束 由视交叉向后延伸到外侧膝状体的神经束,包含来自同侧视网膜颞侧不交叉神经纤维及来自对侧视网膜鼻侧交叉的神经纤维。

4.外侧膝状体 位于大脑脚的外侧,视丘枕的下外面;收容大部分来自视束的纤维,发出视放射纤维。

5.视放射 由外侧膝状体发出的纤维,行于内囊后角和豆状核的后下方,然后呈扇形分开,绕过侧脑室下角前端,再向后达视皮质。

6.视皮质 位于大脑枕叶皮质的距状裂上、下唇和枕叶纹状区,全部视觉纤维在此终止,是视觉的最高中枢。

视路中视觉纤维在各段排列不同,当神经系统某部位发生病变或损害时,则出现相应的视野变化。因此,检出这些视野变化的特征性改变,对眼底疾病及颅内占位性病变的定位诊断具有十分重要的意义。

瞳孔对光反射途径:

光线→视网膜→视神经→视交叉→视束→中脑的对光反射中枢→双侧动眼神经副核→动眼神经→睫状神经节→瞳孔括约肌和睫状肌

第三节 眼附属器

眼附属器包括眼睑、结膜、泪器、眼外肌和眼眶。

一、眼睑

眼睑位于眼眶前部,覆盖于眼球表面,分上睑和下睑,其游离缘称睑缘,上下睑缘之间的裂隙称睑裂,其内外连接处分别称内眦和外眦。正常平视时,睑裂高度约 8 mm,上睑缘遮盖角膜上缘 1～2 mm,内眦处有一小的肉样隆起称泪阜,是一种变态的皮肤组织。泪阜的颞侧有一垂直的半月形黏膜皱襞称半月皱襞。睑缘有前唇和后唇,前唇有睫毛,后唇有一行排列整齐的睑板腺开口。上下睑缘的内侧端各有一乳头状突起,其上有一小孔称泪点。上睑皮肤面有一弧形沟,称为双重睑。

眼睑具有保护眼球的作用。眼睑反射性的闭合可使眼球免受强光、异物等损伤。不断地瞬目运动,可及时除去黏附在眼球表面的尘埃和微生物,并将泪液均匀地涂在眼球表面,湿润眼球,并保持角膜光泽。排列整齐的睫毛可以阻挡灰沙、汗水进入结膜囊,减少强光对眼球的刺激。

眼睑组织学上由外向内分为 5 层。

1.皮肤层 人体最薄的皮肤之一,易形成皱褶。

2.皮下组织层 由疏松结缔组织和少量脂肪组成。肾病或局部炎症时容易出现水肿,外伤时易出现淤血。

3.肌层　包括眼轮匝肌、提上睑肌和 Müller 肌。眼轮匝肌是横纹肌,肌纤维走向与睑裂平行呈环形,由面神经支配,司眼睑闭合;当面神经麻痹时,会发生睑裂闭合不全。提上睑肌由动眼神经支配,司提起上睑作用;动眼神经麻痹时会出现上睑下垂。Müller 肌由交感神经支配,收缩时使睑裂增大。

4.睑板层　由致密的结缔组织、丰富的弹力纤维和大量睑板腺组成,是眼睑的支架组织。分泌类脂质,参与泪膜的构成,对眼表面起润滑作用。

5.结膜层　为紧贴睑板后面的透明黏膜,称为睑结膜。

二、结膜

结膜是一层透明黏膜,覆盖于眼睑后面和眼球巩膜前表面。按其解剖部位不同分为睑结膜、球结膜和穹隆结膜三部分。以睑裂为口,角膜为底,结膜围成一囊状间隙,称结膜囊。

1.睑结膜　覆盖于睑板内面并紧密粘连,不能被推动。正常情况下可见小血管走行和部分睑板腺管。在距上睑缘后唇 2 mm 处,有一与睑缘平行的浅沟,称睑板下沟,常为异物存留之处。

2.球结膜　覆盖于眼球前部巩膜表面,是结膜中最薄和最透明的部分。与其下的眼球筋膜疏松相连,表面光滑,易被推动,有利于眼球运动,容易发生球结膜水肿,透过球结膜可清晰地看见瓷白色巩膜,巩膜黄染时易被发现。

3.穹隆结膜　介于睑结膜和球结膜之间,此处结膜组织疏松,多皱褶,便于眼球自由转动。

在穹隆结膜附近有副泪腺,分泌泪液。结膜上皮层内有杯状细胞,分泌黏液,以湿润角膜、结膜,起到保护作用。临床上,结膜充血和睫状充血对确定眼部炎症部位具有重要意义。

三、泪器

泪器包括分泌泪液的泪腺和排泄泪液的泪道两个部分(图 1-3-1)。

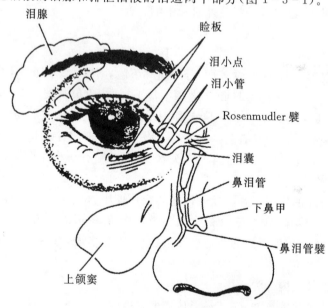

图 1-3-1　泪器

（一）泪腺

泪腺位于眼眶外上方的泪腺窝内,被上睑提肌腱膜分隔为眶部泪腺和睑部泪腺。泪腺共有排出管 10～12 根,开口于外侧上穹隆结膜。副泪腺位于穹隆结膜下,分泌泪液润湿结膜囊。

（二）泪道

泪道是泪液的排出通道,由泪点、泪小管、泪囊和鼻泪管 4 部分组成。

1.泪点　是泪液引流的起点,位于上下睑缘后唇部、距内眦约 6 mm 的乳头突起上,为圆形或椭圆形小孔结构,直径为 0.2～0.3 mm。

2.泪小管　为连接泪小点与泪囊的小管,管长约 10 mm。泪小管的开始部分垂直,然后呈水平位转向泪囊。上、下泪小管多先汇合成泪总管后再进入泪囊。

3.泪囊　位于内眦韧带后面、泪骨的泪囊窝内。其上方为盲端,下方与鼻泪管相连接,长约 10 mm,宽约 3 mm。

4.鼻泪管　位于骨性鼻泪管内,上接泪囊,向下开口于下鼻道,全长约 18 mm。

泪液排出到结膜囊后,依靠眼睑瞬目运动,分布于眼球的前表面,流向内眦,汇集于泪湖,再由接触眼表面的泪点和泪小管的虹吸作用,进入泪囊、鼻泪管至鼻腔,经黏膜吸收。泪液含有水、蛋白质、无机盐、溶菌酶、免疫球蛋白 A 等,故泪液具有湿润眼球表面及清洁、杀菌作用。在正常情况下,每分钟分泌 1.0～2.2 μL 泪液,如泪液不足,易引起干燥性角结膜炎;分泌过多,即出现流泪。当眼部遇到外来有害物质刺激时,则反射性地分泌大量泪液,以冲洗和稀释有害物质。

四、眼外肌

眼外肌是司眼球运动的肌肉。

每眼有 6 条眼外肌,即上、下、内、外 4 条直肌和上、下 2 条斜肌。4 条直肌和上斜肌均起于眶尖视神经孔周围的总腱环,4 条直肌止于眼球赤道部前方巩膜上,内、下、外、上直肌端附着点与角膜缘的距离分别约为 5.5 mm、6.5 mm、6.9 mm、7.7 mm,上斜肌穿过滑车的纤维环,然后转向后上方,止于眼球赤道后方的外上巩膜处。下斜肌起于眼眶下壁前内侧,止于眼球赤道部后外侧巩膜上。上斜肌由滑车神经支配,外直肌由展神经支配,其余 4 条眼外肌均由动眼神经支配。

内、外直肌收缩时,使眼球转向该肌所在的方向。由于上、下直肌走向与视轴呈 23°,收缩时除使眼球上、下转动外,还有内转内旋、内转外旋的作用。上、下斜肌走向与视轴呈 51°,收缩时主要功能是分别使眼球内旋和外旋,次要作用是上斜肌下转、外转,下斜肌是上转、外转。两眼相互配合协调地运动,保证两眼的视线始终能同时集中在一个目标,以保持双眼单视的功能。如眼外肌麻痹或其他视觉反射运动功能障碍,就会发生斜视。

五、眼眶

眼眶为一四边锥形骨窝,尖向后,底向前,由 7 块颅骨(额骨、蝶骨、颧骨、上颌骨、筛骨、泪骨、腭骨)构成。成年人眼眶深 40～50 mm,眼眶内包含有眼球、眼外肌、泪腺、血管、神经和筋膜等,其间有疏松脂肪组织填充并起软垫作用,对眼球起支持和保护作用。

眼眶的外侧壁较厚,其前缘稍偏后,眼球暴露较多,有利于外侧视野开阔,但也增加了外伤机会。其他三壁骨质较薄,易受外力作用而发生骨折。由于眼眶与鼻窦关系密切,鼻窦的炎症和肿瘤常累及眼眶内,另外,眶尖有视神经孔和眶上裂两个重要的通道,此处受损则累及经过的神经、血管,导致眶上裂综合征。在眼眶深部,相当于视神经和外直肌之间,距眶缘约 4 cm 处,有一睫状神经节,它含有感觉神经和运动神经,包括交感和副交感神经。在进行某些眼科手术时,常需进行球后麻醉以阻断该神经节的功能,达到镇痛的作用,并可降低眼压。

第四节　眼部血管和神经

一、血管

(一)动脉

眼球的动脉供应主要有视网膜中央血管系统和睫状血管系统。

1. 视网膜中央动脉　在眶尖部视神经孔附近由眼动脉发出,在视神经下方于球后 10～12mm 处进入视神经中央,从视盘穿出再分为颞上、颞下、鼻上、鼻下 4 个分支。视网膜中央动脉是终末动脉,营养视网膜。

2. 睫状动脉　分为睫状后动脉和睫状前动脉。

(1)睫状后动脉:包括睫状后长动脉和睫状后短动脉。

①睫状后长动脉:在视神经鼻侧和颞侧,斜行穿入巩膜,在脉络膜层内前行到虹膜根部,形成虹膜动脉大环,营养虹膜及睫状体。

②睫状后短动脉:在球后视神经周围发出 10～20 小支穿入巩膜,分布于脉络膜后半部,并形成毛细血管网,营养脉络膜、视网膜外层及黄斑。

(2)睫状前动脉:由眼动脉的肌支变化而来。4 条肌动脉分支穿过巩膜表层组织至角膜缘后 4 mm 处发出分支穿入巩膜,与睫状后长动脉吻合形成虹膜动脉大环,并分出小分支营养眼前部的角膜、结膜、睫状体及虹膜组织。

(二)静脉

1. 视网膜中央静脉　与同名动脉伴行,经眼上静脉直接回流到海绵窦。

2. 涡静脉　位于眼球赤道部后方,共 4～6 条,汇集脉络膜及部分虹膜睫状体的血液,在直肌之间距离角膜缘 14～25 mm 处,斜穿出巩膜,经眼上静脉、眼下静脉回流到海绵窦。

3. 睫状前静脉　收集虹膜、睫状体的血液。上半部静脉血流入眼上静脉,下半部静脉血流入眼下静脉,大部分经眶上裂注入海绵窦,一部分以眶下裂注入面静脉及翼静脉丛,进入颈外静脉。

二、神经

1. 视神经　其功能是传导视觉。

2. 运动神经　动眼神经支配上、下、内直肌及下斜肌、上睑提肌;展神经支配外直肌;滑车神经支配上斜肌;面神经支配眼轮匝肌。

3. 感觉神经　三叉神经的第一分支为分三支;鼻睫神经分布于角膜、虹膜、睫状体;额神经分布于上睑;泪腺神经分布于泪腺。

4.自主神经　交感神经支配虹膜的瞳孔开大肌及眼内血管;副交感神经支配瞳孔括约肌及睫状肌。

5.睫状神经节　睫状神经节位于眼眶深部视神经和外直肌之间,距眶尖约 10 mm,其节前纤维包括:①感觉根,来自三叉神经的鼻睫神经;②运动根,来自眼内血管和瞳孔开大肌的交感神经,其节后纤维即为睫状短神经。

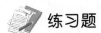 练习题

A 型题

1.眼视觉器官包括(　　)

A.眼球、视路及眼附属器　　　　B.眼球、泪器、眼外肌

C.眼球、眼附属器、视路和视中枢

D.眼球、角膜、晶状体　　　　　　E.眼球、血管、眼神经系统

2.眼球壁分哪三层(　　)

A.纤维膜、虹膜、葡萄膜　　　　　B.纤维膜、角膜、视网膜

C.纤维膜、巩膜、视网膜　　　　　D.纤维膜、葡萄膜、视网膜

E.纤维膜、虹膜、视网膜

3.角膜组织学分五层,下列哪些损伤后可以再生(　　)

A.角膜上皮层和基质层　　　　　B.角膜上皮层和内皮层

C.角膜上皮层和后弹力层　　　　D.前弹力层和后弹力层

E.内皮层和后弹力层

4.眼眶内容物不包括(　　)

A.眼球　　　B.泪腺　　　C.眼睑　　　D.眼外肌　　　E.脂肪

5.眼球中起"暗房"作用的是(　　)

A.视网膜　　B.葡萄膜　　C.角膜　　　D.巩膜　　　E.角膜和巩膜

6.视神经分四段,不包括(　　)

A.眼内段　　B.眶内段　　C.管内段　　D.视交叉段　　E.颅内段

(廖志敏)

第二章　眼科护理概述

学习目标

1. 掌握视功能检查的操作要领，并做好记录。
2. 掌握眼科患者常用的护理诊断及手术前后护理要点。
3. 熟悉眼科患者护理评估的内容及眼科护理管理。
4. 了解视野、暗适应、眼压及眼前段等常用的检查方法。
5. 认同疾病给患者带来的痛苦，尊重患者、关爱患者。

第一节　眼科患者的护理评估

案例导入

张大爷68岁，患糖尿病十多年，诉最近视力下降明显，看书时眼前有一黑影，而且书本上的字体变形。

1. 检查视力并做好记录。

2. 对张大爷进行护理评估。

3. 找出张大爷的护理问题。

大约90%外界信息是由眼来获得的，视觉的好坏对患者的生活、学习和工作的影响极大，因此防治眼病具有重要意义。对眼科患者进行正确、有效护理的前提是对患者进行全面、准确的护理评估。眼科患者的护理评估是有目的、系统地收集患者患病前后的各种临床资料，并对资料进行科学地分析与判断，以评估患者的身体、心理、社会、文化、经济等状况，是提出护理问题并制定护理计划的依据。

一、健康史

1. **现病史**　评估患者发病的原因、时间、主要症状、检查及治疗经过等。许多因素可诱发眼病，如情绪激动、暗室停留时间过长可诱发急性闭角型青光眼；剧烈撞击可导致视网膜震荡和视网膜脱离；角膜异物、角膜接触镜（隐形眼镜）可导致角膜炎等。要注意一些眼病有全身表现，例如原发性闭角型青光眼急性发作时可有剧烈头痛、恶心、呕吐等症状。

2. **既往病史**　①许多全身疾病在眼部有特殊的临床表现，因此要认真询问患者的既往病史。如糖尿病、高血压可引起视网膜视神经病变；低血钙、糖尿病可引起白内障；颅内病变可引起视神经乳头水肿和视神经萎缩等。另外，眼部疾病也可以和全身疾病同时存在，如虹膜睫状体炎与风湿性关节炎等。②眼病亦可互为因果,如白内障继发青光眼、高度近视导致视网膜变性脱离等。③其他:如询问急性闭角性青光眼小发作病史、单纯疱疹病毒性角膜炎复发病史、准分子激光手术史等。

3.家族遗传史　评估家族成员中有无类似(与遗传有关的)眼病患者、父母是否近亲结婚。先天性白内障、视网膜色素变性、视网膜母细胞瘤等疾病具有遗传倾向。

4.个人生活史　评估可能与眼病相关的特殊嗜好、生活习惯及周围环境。如过度饮酒可致视神经萎缩;长期接触X线及红外线可致白内障;电脑、手机等终端视屏的使用时间过长,可导致干眼症、视疲劳等。

5.其他　①用药史:特别注意糖皮质激素的长期使用可导致激素性青光眼与白内障、加重或者诱发角膜病变。②药物或其他物质过敏史:如眼药水、染发剂、花粉等引起的眼部过敏。③戴眼镜史:询问配戴框架眼镜还是角膜接触镜,眼镜的类型及配戴的时间等。

二、身体状况

(一)眼科常见症状

1.视功能障碍　视功能的异常及变化反映着眼部病情的程度、变化、治疗及护理效果,是最敏感和最重要的评估项目,包括视力障碍、视野缺损、视物变形、眼前黑影、夜盲、色觉障碍、复视等。

(1)视力障碍:是患者常见症状之一。轻者视力减退,重者视力丧失;可有突然减退,也可逐渐下降;视力障碍可伴有眼痛等其他症状。常见原因有:屈光间质混浊,见于角膜炎、白内障、玻璃体积血等疾病;眼底疾病,见于视网膜中央动脉或静脉阻塞、视网膜脱离、视神经炎等;其他可见于屈光不正、弱视等疾病。

(2)视野缺损:见于青光眼、视神经视路病变;眼前黑影见于屈光间质病变。其他还有色觉障碍,是性连锁遗传的先天异常及某些视神经、视网膜疾病;视物变形,可见于视网膜脱离及屈光不正的散光。单眼复视可见于早期白内障、屈光不正;双眼复视是眼外肌或支配眼外肌颅神经病变或眼球受压迫导致。

2.感觉异常　有眼痛、痒、异物感、畏光等。眼部疼痛应评估眼部疼痛的性质、部位、程度和伴随情况;眼胀痛,伴头痛、恶心等考虑青光眼或屈光不正;眼部刺痛、摩擦感应考虑角膜炎、结膜炎等;眼部疼痛伴睫状体压痛多患有急性虹膜睫状体炎。眼部刺激症状为眼痛、畏光及流泪,常见于角膜炎、眼外伤、急性虹膜睫状体炎、青光眼等。

3.外观异常

(1)眼红:需评估其特征、类型及性质。结膜充血见于结膜炎;睫状充血见于角膜炎、葡萄膜炎、青光眼,病情严重者可有混合性充血;球结膜下出血,见于球结膜下注射后、眼外伤、自发性出血、动脉硬化、剧烈咳嗽、严重便秘等;眼睑皮肤充血、淤血、发红,多见于眼外伤。

(2)眼睑肿胀:眼睑充血肿胀常见于眼睑、结膜与角膜的炎症;眼睑淤血肿胀多见于眼部外伤;眼睑水肿常见于肾病等。

(3)眼部分泌物:分泌物的性质取决于不同的病因,脓性分泌物提示细菌感染;浆液性或水样分泌物提示病毒感染;黏丝状分泌物常见于慢性结膜炎或过敏。

(4)流泪与泪溢:流泪是泪液分泌过多,泪道来不及排出而自睑裂流出,多见于眼睑内外翻、倒睫、结膜炎、角膜炎等刺激及情感性刺激等；泪溢是泪道排出受阻，正常分泌的泪液不能排出而溢出眼睑之外，常见于泪道阻塞及泪囊炎等。

（5）翳、白瞳：翳为角膜溃疡后形成的瘢痕；白瞳常见于白内障。

（二）眼部常见体征

1.眼部充血　眼部充血是眼科最常见的体征之一。分为结膜充血、睫状充血和混合性充血三种类型（表2-1-1）。

表2-1-1　结膜充血与睫状充血的鉴别

	结膜充血	睫状充血
血管来源	结膜后动脉	睫状前动脉
充血部位	浅层	深层
颜色	鲜红色	暗红色
形态	血管呈网状、树枝状	放射状
移动性	推动结膜血管随之移动	血管不移动
充血原因	结膜炎	角膜炎、虹膜睫状体炎、青光眼

2.视力下降　一般是指中心视力低于1.0。评估视力是突然下降还是逐渐下降，视力下降是否伴有眼部疼痛：①无痛性视力突然下降多见于眼底病变，例如视网膜血管阻塞、眼底出血、急性视神经炎等。②视力突然下降伴眼部疼痛常见于青光眼、虹膜睫状体炎、角膜炎等。③视力逐渐下降可见于白内障、近视等。④视力下降、视物变形见于黄斑病变。

3.眼球突出　眼球突出度超出正常范围，可用眼球突出计测量。多见于眶内肿瘤、鼻窦炎症和肿瘤、眶内血管异常、甲状腺功能亢进等。

4.其他体征　还有结膜滤泡形成与乳头增生、角膜混浊、晶状体混浊、眼压升高、眼底出血、斜视、视网膜脱离、眼部肿瘤畸形等。

（三）全身状况

观察评估患者的病容、体位、营养状况、体温、呼吸、血压和脉搏等全身情况。

三、实验室及辅助检查

实验室及辅助检查有助于医护人员进一步明确诊断和治疗疾病。常用的检查有视功能检查、眼压检查、裂隙灯检查、眼底血管荧光造影检查及血常规、CT检查等。

四、心理-社会状况

眼是人体最重要的感觉器官之一。视功能障碍、眼部感觉不适以及眼部畸形对患者的生活、工作和学习都有极大的影响，严重者可致失去生活自理能力。患者容易出现焦虑、悲观、情绪低落、烦躁不安等心理反应；也可出现孤独、多疑、自卑等性格异常。要了解和评估家庭成员的组成、经济、文化、教育背景；患者、亲戚、朋友对患者所患疾病的认知；患者得到的关怀、支持及帮助等状况。护士及时、全面、准确评估患者的这些心理-社会状况，并给予相应的护理，例如及时告知患者所患疾病的病因、性质、归转、治疗及预防等，可消除患者的疑虑，使其积极配合检查治疗,也可有效预防医患纠纷。

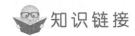知识链接

眼病患者护理注意事项

　　视觉器官是最重要特殊感觉器官之一,当其发生病变时,患者会出现视功能障碍、眼痛、外观异常等表现,会对患者生活、工作和学习带来很大的影响。护士应认同疾病给患者带来的痛苦,认真听取患者的诉求与要求。耐心细致地与患者沟通交流,消除患者对疾病与治疗的恐惧。眼科患者的护理既要护理眼部,还要注意全身状况,同时要注意患者的身心变化及社会需求等。另外护士要具备敏锐的病情观察能力、具有眼科专科护理的操作能力及具备心理护理与健康指导能力,讲解疾病防治知识,广泛开展卫生宣教工作。

第二节　眼科常用检查及护理配合

一、眼科常用检查设备

　　眼科专科检查设备有视力表、裂隙灯显微镜、检眼镜、验光仪、视野计、眼压测量仪等。

二、视功能检查

　　视功能检查包括视力、视野、色觉、暗适应、立体视觉、对比敏感度及视觉电生理检查等。这些检查大部分属于主观检查,因此,检查者要耐心讲解、细心检查、动作轻巧,以取得受检者的理解和配合,获得准确的结果,作为眼病诊断的依据。

(一)视力检查

　　视力即视敏度(visual acuity,简称 VA),是指眼辨别物体形状与大小的能力,分中心视力与周边视力。中心视力反映视网膜黄斑中心凹处的视觉敏锐度,是最主要的视功能,可分为远视力及近视力。周边视力又称为视野。

　　1.远视力检查　远视力是指 5 m 或 5 m 以外的视力。常用国际标准视力表或对数视力表检查。远视力表悬挂高度以 1.0 行视标与被检眼等高为宜。检查距离为 5 m,亦可在视力表前 2.5 m 处置平面反光镜。两眼分别进行,一般先右后左;或者先查健眼,再查患眼;戴镜者先查裸眼视力,再查矫正视力。依次检查,并做好记录。

　　(1)5 m 距离检查:自上而下嘱被检者说出或者用手势指出"E"字缺口方向,逐行辨认。找出最佳辨认行,其旁的数字即表示该眼的视力。

　　(2)低于 0.1 视力检查:若在 5 m 远看不清 0.1 视标,令患者前移,直到识别 0.1 视标为止。视力=0.1×患者与视力表距离(m)/5 m,即视力=0.02d,d 为看清最大视标的距离(m)如 2 m 看清 0.1 行,则视力=0.02×2=0.04。

　　(3)指数(FC)视力检查:在 1 m 处仍不能辨认 0.1 视标者,检查者伸出不同数目的手指,从 1 m 开始,逐渐移近,直至能正确辨认,并记录该距离,例如在 30 cm 处能辨认指数,记为指数/30 cm。

　　(4)手动(HM)视力检查:如在眼前也不能分辨指数,则将手掌放在被检者眼前摆动,如刚

能辨认,记下最远距离,如右眼视力:手动/20 cm。

(5)光感(LP)检查:对不能辨出手动者,在暗室内测光感。用小灯光或手电光,测试被检者能否正确判断眼前有无亮光,如能则记为"光感(+)",并记录其最远的光感距离,如在 3 m 能辨出光亮,则记录为光感/3 m ,否则记为"无光感"或光感(-)。

(6)光定位检查:对于有光感患者,嘱其向前方注视,护士在其 1 m 处左上、左侧、左下、正上、正中、正下、右上、右侧、右下 9 个方位投射灯光,并让患者指示灯光的方向,能辨认者记录(+),否则(-)。如果右眼鼻下方光定位不准,记录如下。

	上	
+	+	+
颞侧 +	+	+ 鼻侧
+	+	-
	下	

2.近视力检查 常用标准近视力表或 Jaeger 近视力表检查。在照明充足下,将近视力表放在眼前 30 cm 处,先右眼后左眼逐行检查,并记录能辨认的最小视标。如果 30 cm 处不能辨认最大视标,可移近或移远检查,并记录实际距离,如左眼 1.0/15 cm。

3.儿童视力检查

(1)常用儿童视力表。视标多为动物、玩具等图形。

(2)对于小于 3 岁不能合作的患儿检查视力需耐心诱导观察。新生儿有追随光及瞳孔对光反应;1 月龄婴儿有主动浏览周围目标的能力;3 个月时可双眼辐辏注视手指。交替遮盖法可发现患眼,当遮盖患眼时患儿无反应,而遮盖健眼时患儿试图躲避和不配合。

4.记录

核对眼别,右眼用 OD 或 R 表示,左眼 OS 或 L 表示,双眼 OU 或 BE 表示。例如病例记录:视力 OU0.5/1.0;OD-2.0DS→1.0,OS-2.5DS→1.5,表示该患者双眼裸眼远视力均为 0.5,近视力 1.0,右眼戴-2.0DS(俗称 200 度)近视眼镜,矫正视力 1.0,左眼戴-2.5DS(俗称 250 度)近视眼镜,矫正视力 1.5。

5.操作注意事项

①护士态度和蔼,解释清晰到位;对儿童和老年患者要耐心,取得合作。②检查距离符合要求,灯光明亮,光线充足。③检查时遮盖眼要充分,勿压迫眼球。④每个视标辨认时间 5 秒;姿势端正,勿前倾、歪头或眯眼看视标;不要暗示。⑤对好眼别,做好记录。

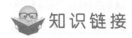 知识链接

视力的表示方法

临床上将≥1.0 的视力定为正常视力。视力的计算公式为 $V=d/D$,d 为实际看清某视标的距离,D 正常眼应当看清该视标的距离。我国一般采用小数表示法,如视力 1.0、0.8 等。有些国家不采用小数表示法,而是按照上述公式的分数表示。将视标放在 6 m 处,其视力可记录为 6/6、6/12 或 20/200 等,转换成小数分别是 1.0、0.5、0.1 等。

(二)视野

视野是当眼向前方固视某一点时所见的空间范围,反映视网膜周边部功能,故亦称周边视力。距注视点30°以内的范围称为中心视野,30°以外称为周边视野。视野检查对眼底病、视路疾病及青光眼的诊断有重要价值。

1.对比法　此法简单易行,但不够精确,是以检查者的正常视野与被检者的视野做比较,判断被检者视野是否正常。检查者与被检者相距1 m,对视而坐。检查右眼时,检查者以左眼与被检者右眼彼此注视,各遮盖另眼,检查左眼则相反。检查者以手指或视标置于二人等距离处,从周边向中心移动,如二人能在各方向同时看到视标,其视野大致正常。

2.弧形视野计　用动态视标检查周边视野。受检者坐在视野计前,颏部固定于颏架上,受检眼注视中心目标,遮盖另一眼。检查者持带柄的3 mm或5 mm视标,沿弧的内侧面由周边向中心缓缓移动,直到受检眼刚能看清视标为止,将此处弧弓所标刻度,标记在图上。再转动弧弓30°,依次检查12个径线,将各径线在图上的标记点连结起来,即为受检眼的视野范围。正常视野大小为上方55°、鼻侧60°、下方70°、颞侧90°(图2-2-1)。生理盲点以外的任何暗点或视野缺损均为病理性暗点。

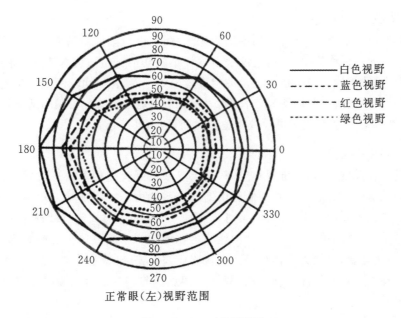

正常眼(左)视野范围

图2-2-1　正常视野图

3.平面视野计　遮盖一眼,受检者坐在黑色无反光布屏前1 m处,注视屏中心的注视点,用2 mm的白色视标,沿着相间5°的同心圆动态检查中心视野。可检测出生理盲点:垂直径7.5°,横径5.5°,位于注视点外15.5°水平线下1.5°处,为视乳头在视野屏上的投影。

4.其他检查方法　①Goldmann视野计:为一投射式半球形视野计,这种视野计的球面照度均匀一致,对视标的大小及亮度进行了比较精确的定量,可同时检查周边视野和中心视野,明显增加了视野计检查的准确性、可重复性和敏感性。②Amsler方格:检查10°范围以内的中心视野,对黄斑部病变简单而有价值。③自动视野计:视野检查实现了标准化及自动化。

5.检查注意事项　①检查前应耐心地向被检者讲清视野检查的目的及方法,以取得合作。

②检查过程中,受检眼要始终注视视野计中心目标,若眼球转动,检查结果不准确。③ 视标移动匀速运行、自外向内,遇有可疑之处,应反复仔细检查。

(三)色觉检查

色觉是人眼的辨色能力,反映视锥细胞的功能之一。视锥细胞含有红、绿、蓝三种原色的光敏色素。正常色觉者的三种光敏色素比例正常,称三色视。如果只有两种光敏色素正常者称双色视,仅存一种光敏色素的为单色视。红敏色素缺失者为红色盲,绿敏色素缺失者为绿色盲。色觉异常可分为先天性和后天性,先天性色觉异常属于性连锁隐性遗传病,男性多于女性,常见的是红绿色盲。后天性色觉异常为某些眼病、颅脑病变、全身疾病及中毒所至。色觉异常不宜从事交通、美术、医学、化学等工作。

色觉检查法:在良好的自然光线下,受检者双眼同时注视色盲检查图,距离约 0.5 m,让其在 5 秒内读出或者用棉签描出图中数字或图形,然后按所附说明书判断色觉障碍的种类和程度(色盲或色弱),记录检查结果。

检查时应避免在强光或有红绿色背景的环境中进行,色盲图要保持图面整洁,禁止用手擦摸,以防弄脏和变色,用毕应妥善保存。

(四)暗适应检查

当人从明处进入暗处时,起初对周围物体无法辨认,以后渐能看清暗处的物体,这种对光敏感度逐渐增进的过程称为暗适应,它反映了视杆细胞功能。暗适应检查常用夜光表在暗室内行对比法检查:即被检者与暗适应正常的检查者同时进入暗室,比较两人读夜光表上的时针所用时间,如果被检查所需时间明显延长,则表明暗适应能力差。也可用暗适应计检查。视网膜色素变性、维生素 A 缺乏症等可导致暗适应时间延长,甚至夜盲。

(五)立体视觉检查

立体视觉又称深度觉,是三维视觉空间、基于双眼视网膜的相关信息去感知深度的能力,是对周围物体的远近、深浅、凹凸和高低有精细的分辨能力。立体视觉以双眼单视为基础,外界物体在双眼视网膜相应部位(即视网膜对应点)所成的像,经过大脑枕叶视觉中枢的融合,综合成一个完整的、立体的单一物像,这种功能称为双眼单视。双眼单视功能分为三级:Ⅰ级为同时知觉;Ⅱ级为融合;Ⅲ级为立体视觉。许多职业如驾驶、机械零件精细加工、绘画雕塑等要求有良好的立体视觉。可用障碍阅读法、Worth 四点试验、同视机法、随机点立体图、Bagolini 线状镜等方法检查。

(六)对比敏感度检查

视力表视力反映的是黄斑在高对比度(黑白反差明显)情况下分辨微小目标(高空间频率)的能力,而在日常生活中物体间明暗对比并非如此强烈。对比敏感度即在明亮对比变化下,人眼对不同空间频率的正弦光栅视标的识别能力。人眼所能识别的最小对比度,称为对比敏感度阈值,阈值越低视觉系统越敏感。它比传统的视力表视力能提供更多的信息,因此检查对比敏感度有助于早期发现及监测某些与视觉有关的眼病。对比敏感度检查现多用对比敏感度测试卡(Functional Acuity Contrast Test Chart,FACT 卡)以及计算机系统检测(如 Takaci – CGT – 1000 型自动眩光对比敏感度检查仪)。

（七）电生理检查

视觉电生理检查包括眼电图、视网膜电图及视觉诱发电位，是应用视觉电生理仪测定视网膜受光照射或图形刺激时，在视觉过程中发生的生物电活动，以此生物电的变化作为客观指标来阐明视觉生理，并为视觉系统疾病的诊断、预后及疗效评定提供依据。

三、眼部检查

眼部检查应在良好照明下系统地进行。检查前应该详细地询问患者病史，检查时动作应轻柔，态度应和蔼，按由外向内，先右眼后左眼的顺序进行。检查传染性眼病时，应先检查健眼，后检查患眼。检查儿童时，可嘱家长将小儿手足及头部固定后，再进行检查(图2-2-2)。

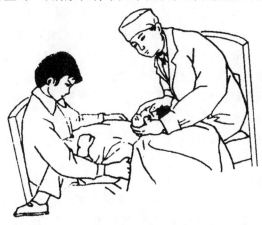

图2-2-2　检查儿童眼部的姿势

（一）眼附属器检查

1. 眼睑　观察睑缘有无内、外翻，有无倒睫，有无鳞屑、脓痂和溃疡；眼睑位置如何，两侧睑裂是否对称，闭合功能是否正常；眼睑皮肤有无红肿、淤血、瘢痕或肿物。

2. 泪器　观察泪腺区有无红肿、压痛；泪点有无外翻或闭塞；泪囊区有无红肿、瘘管，挤压泪囊部有无分泌物自泪点溢出；必要时可进行泪道冲洗以观察是否通畅。

3. 结膜　检查结膜有无充血、乳头、滤泡、结石、异物、瘢痕色素沉着及新生物等。将上眼睑向上翻转，检查上睑结膜和穹隆结膜，方法如下：嘱患者双眼放松，向下注视，检查者用一手食、拇二指轻提近睑缘皮肤，食指下压，拇指上推，即可顺利翻转上睑(图2-2-3)。检查下睑及下穹隆结膜时，只需用拇指或食指将下睑向下牵拉，同时嘱患者向上注视即可。检查时应特别注意区分结膜充血与睫状充血。

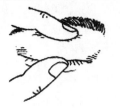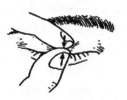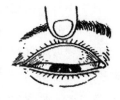

图2-2-3　上眼睑翻转法

4. 眼外肌　观察眼球位置及运动,看眼位是否有斜视;眼球大小有无异常,有无突出、凹陷;观察眼球的运动是否正常等。

5. 眼眶　观察眼眶是否对称;眶缘触诊有无缺损,眶内有无肿块。

(二)眼前段检查

检查眼前段常用两种方法,一种是利用聚光手电筒配合放大镜进行检查;另一种是采用裂隙灯显微镜及一些附件进行检查。

1. 角膜　观察角膜大小、弧度、光滑度、透明度和角膜知觉等,注意有无异物、浸润、溃疡、瘢痕、血管翳等病变;角膜感觉如何;角膜后有无沉着物(KP)。

(1)角膜上皮完整性检查:1‰～2‰无菌荧光素钠滤纸,置于穿隆部结膜上,若有角膜上皮缺损,钴蓝色光线下,病变区染成黄绿色。

(2)角膜知觉检查:可从无菌棉棒中拉出一束细棉丝,用其尖端从被检者侧面(不要让患者看见)轻轻触及角膜表面,如不引起眨眼或两眼所需触力有明显差别,则表明角膜感觉减退。多见于疱疹病毒所致的角膜炎或三叉神经受损者。

2. 巩膜　观察巩膜颜色(充血、出血、黄染、色素沉着等),注意有无结节及压痛。

3. 前房　观察房水有无混浊、积血、积脓以及前房的深浅。

4. 虹膜　观察虹膜颜色、纹理,注意有无新生血管、结节、萎缩,有无与角膜或晶状体粘连,有无震颤。

5. 瞳孔　正常瞳孔直径为 2.5～4 mm,观察瞳孔大小,两侧瞳孔是否等大、等圆,青光眼急性发作,可见瞳孔散大,虹膜睫状体炎症瞳孔缩小并有后粘连。检查瞳孔对光反应:①直接对光反射:在暗室内用手电筒照射受检眼,该眼瞳孔迅速缩小的反应。直接对光反射消失见于视网膜、视神经、视束或瞳孔反射的神经通路障碍,亦可见于动眼神经病变或药物性瞳孔散大。②间接对光反射:在暗室内用手电筒照射另侧眼,受检眼瞳孔迅速缩小的反应。一眼失明,其直接对光反射消失,但当光照射对侧正常眼时,失明眼的瞳孔可发生间接对光反射,瞳孔缩小。

6. 晶体　观察晶体有无混浊和位置改变,必要时应进行散瞳检查。

(三)眼后段检查

眼后段检查常用检眼镜在暗室里进行检查。

1. 玻璃体　检查前应进行散瞳,注意观察玻璃体内有无出血及黑影漂浮。

2. 眼底　眼底检查为眼科常用的重要检查方法。正常眼底呈橘红色,在视网膜中央偏鼻侧,可见一淡红色略呈椭圆形的视乳头,其中央色泽稍淡为生理凹陷。视网膜中央动脉及静脉由此分出颞上、颞下、鼻上及鼻下支,分布于视网膜上,动脉及静脉相伴行,动脉呈鲜红色,静脉呈暗红色,动静脉管径比值为 2∶3。视乳头颞侧约 2PD(视乳头直径)处有一颜色稍暗的无血管区,称为黄斑,其中央有一明亮的反光点,称为中心凹反光点。注意观察视网膜、脉络膜有无出血、水肿、脱离等,视神经盘有无水肿、萎缩等。若瞳孔过小或详查眼底,应滴快速散瞳剂,等瞳孔散大后再进行详细的检查,散瞳前询问是否有青光眼病史。

(四)裂隙灯显微镜检查

裂隙灯显微镜是眼科最常用的检查工具之一,可放大 10～16 倍,协助眼病的诊断和治疗。通过调节焦点和光源宽窄,可将透明的眼组织切成一个光学切面,经显微镜放大后,详细观察结膜、角膜、前房、虹膜及晶状体等组织的细微变化。附加前置镜、前房角镜和三面镜,可检查前房角、玻璃体和眼底的变化。

四、眼科特殊检查

(一)眼压测量

眼内压简称眼压,是眼球内容物作用于眼球壁的压力。测量眼压对青光眼的诊断及治疗具有重要意义,正常眼压范围为 10~21 mmHg。

1.指测法　嘱受检者两眼向下注视,检查者将两手食指尖放在上睑板上缘的皮肤面,两指交替轻压眼球,检查波动感,借指尖触知的硬度或抵抗力来判断眼压的高低。记录方法:眼压正常记为 T_n;眼压轻度增高记为 T_{+1},很高记为 T_{+2},眼球坚硬如石记为 T_{+3};眼压稍低记为 T_{-1},很低记为 T_{-2},极低记为 T_{-3}。此法不够精确,需要丰富的临床经验。

2.眼压计测量法　眼压计分为压陷式、压平式和非接触式三类。

(1)Schiotz眼压计测量:受检者低枕仰卧,滴 0.5% 丁卡因 2~3 次。在等待麻醉期间,对眼压计进行矫正、消毒。测量时嘱受检者两眼直视眼前一目标或自己手指,使两眼角膜保持水平正中位置,检查者右手持眼压计,左手拇指及示指分开上下眼睑,并固定于眶缘上,不可压迫眼球。将眼压计底板垂直放在角膜中央,先用 5.5 g 砝码,读出指针刻度,如读数小于 3,应更换更重的砝码再进行检测。

测量注意事项:①测量毕,结膜囊内滴抗生素眼药水,并告知患者不要揉眼,以免角膜上皮剥脱。②眼部急性炎症及穿孔伤者,禁止用此法测量眼压。③测量时勿压迫眼球,以免影响结果。④查表、核对眼别做好记录:例如 5.5 g 砝码,左、右眼刻度读数是 4 与 5,则记录为右眼 5.5/5≈17.30 mmHg;左眼 5.5/4≈20.55 mmHg。⑤压陷式眼压计,所测数值受球壁硬度的影响,高度近视眼要测量校正值。

(2)Goldmann眼压计:属压平眼压计,根据一定角膜面积所需压力来计算眼压,不受眼球壁硬度和角膜弯曲度的影响。

(3)非接触眼压计:是一种不直接接触眼球的测量方法,简单、容易操作,避免眼压计接触角膜引起的交叉感染,但眼压过高时准确性下降。患者取坐位,焦距清晰后按操纵杆即可,需要连续测量三次,取平均值。测量前耐心讲解注意事项,以取得患者配合。眼球固视不良者禁用此法。

(二)眼屈光检查

屈光检查即验光,用以检查患眼的屈光状态,作为诊断、配镜或治疗的依据。

1.主觉验光法　即插片法,检查者遵照标准的验光程序,通过被检者对不同球、柱或球柱联合的镜片的主观视力反应,来判断被检眼屈光状态和程度。

2.他觉验光法　是客观测量屈光不正的方法。常用的检测方法有检影验光与电脑验光。儿童可用 1% 阿托品眼膏或者托品酰胺液散瞳,使睫状肌麻痹后检测。

(三)其他检查

1.眼底荧光血管造影　将造影剂从肘静脉快速注入,注射后 5~8 秒开始拍摄,根据疾病的不同确定拍摄的时间。主要协助眼底疾病的诊断与治疗。

(1)眼底荧光素血管造影(fundus fluorescence angiography,FFA):以荧光素钠为造影剂,主要反映视网膜血管的情况。

（2）吲哚青绿血管造影（indocyanine green angiography，ICGA）：以吲哚青绿为造影剂，反映脉络膜血管的情况。

护士在造影前询问全身病史，包括高血压、糖尿病、心脏病、药物过敏史等。向患者解释检查的目的、过程及注意事项。少数患者注射荧光素后会出现恶心、呕吐、荨麻疹等过敏反应，稍作休息，常可恢复。必要时服用抗过敏药。告知造影后尿液变黄是荧光素钠排出的结果，不必紧张。

2.眼部超声波检查　超声探查是利用声能反射特性构成波形或图像来观察人体解剖结构和病理变化。检查方法包括 A 型超声、B 型超声和彩色多普勒成像。用于眼球生物测量、了解眼内及眶内病变性质，协助眼部疾病的诊断和治疗。

3.光学相干断层成像术检查　为一种新的光学诊断技术，采用波长 850 nm 的激光进行视网膜断层扫描，主要用于黄斑水肿、裂孔的测量及青光眼视网膜神经纤维层厚度的测量。

第三节　眼科患者常见护理诊断与合作性问题

1.感知紊乱：视觉障碍　与眼部病变有关。

2.疼痛　与眼压升高、炎症反应、手术、缝线刺激等有关。

3.舒适改变：异物感、眼干涩、流泪不适等　与眼部炎症、倒睫等有关。

4.自理缺陷：进食、洗浴、如厕等　与视力下降、年老体弱、术后遮盖双眼等有关。

5.焦虑　与担心预后、经济负担等有关。

6.知识缺乏　缺乏所患疾病的相关知识。

7.有感染的危险　与机体抵抗力下降、局部创口预防感染的措施不当有关。

8.自我形象紊乱　与斜视、眼部畸形、眼外伤等有关。

9.有受伤的危险　与视功能障碍有关。

10.功能性悲哀　与视力减退影响生活与工作有关。

11.潜在并发症：眼压升高、视网膜脱离、眼球萎缩、创口出血裂开等。

第四节　眼科手术患者的常规护理

一、手术前常规护理

1.术前检查　询问患者姓名、年龄、体重等一般资料，核对疾病诊断、手术名称、手术方式与手术眼别。了解患者的全身状况及有关全身疾病的控制情况，如血糖、血压等；评估患者的疾病、手术、既往史及药敏史等；协助患者完成各项术前检查，有异常情况应及时通知医生，采取必要的措施或延期手术。

2.心理护理　评估患者的身心状况，术前向患者及家属解释手术目的、方式、时间及注意事项，并解释可能发生的并发症，热情解答患者及家属所关注的问题，消除患者的紧张心理，使患者配合手术顺利进行，也避免手术后医疗纠纷。

3.术前专科准备　①术前用药：术前 3 天开始用抗生素眼药水，以清洁结膜囊。手术当日，冲洗泪道及结膜囊（眼外伤例外）。遵医嘱使用特殊药物：如散瞳药、甘露醇等。②对于手术中需要眼球转动的患者,训练其按照要求做不同方向的眼球运动,以利于手术中观察或术后治疗。③指导患者抑制咳嗽和打喷嚏,用舌尖顶上腭或用手指压人中穴,避免术中震动引起并发症。④给予清淡易消化富有营养的饮食,保持大便通畅;术前一餐不宜过饱以免呕吐,进入手术室前排空大小便;全麻成人患者术前 8 小时禁食,4 小时前禁水,儿童术前 6 小时禁食,2 小时前禁水,6 月以下患儿术前 3 小时禁食,2 小时前禁水。

4.协助患者做好个人卫生　如洗头、洗澡、换洗衣服等;手术当天清洁面部,不化妆;保存好患者物品如隐形眼镜、义齿、首饰等,贵重物品交患者家属保管。

5.其他　患者手术过程中,护士整理好床铺,准备好手术后护理用品。

二、手术后常规护理

1.一般护理　嘱患者安静卧床休息,全麻患者清醒以前给予去枕平卧位,头偏向一侧,防止呕吐误吸。术眼加眼罩,防止碰撞,并嘱患者不要自行解开眼垫、绷带,不要做摇头、用力挤眼、咳嗽等动作,避免影响伤口愈合。

2.护理观察　注意生命体征及眼部病情的变化。测量血压、呼吸、脉搏。询问有无眼痛等异常情况。观察局部有无出血或伤口的渗血情况,眼垫、绷带有无松脱,眼压变化,视力变化等。如有异常情况及时报告医生处理。

3.饮食护理　加强营养,饮食多进食水果蔬菜,保持大便通畅;便秘者应给予缓泻剂。

4.用药护理　按医嘱局部或全身用药。如有呕吐、疼痛可给予止吐、止痛药等;术眼疼痛剧烈则应马上报告医生,采取有效措施。

5.心理护理　术后患者时刻关注自己的手术是否成功,有无并发症发生,对患者的疑虑要耐心解答,对术后正常的手术反应要解释清楚,消除患者焦虑、紧张情绪,利于疾病康复。

第五节　眼科护理管理

一、眼科护士的基本要求

眼科护士的主要职责是配合医生诊断、治疗疾病,护理患者,做好患者的健康指导与教育,做好科室环境与仪器设备的护理管理。

1.要具有良好的法律意识和医疗安全意识,自觉遵守相关医疗法律法规,依法实施护理任务。具备良好的职业道德,尊重护理对象的人格,保护其隐私。具有良好的人文精神,珍视生命,关爱护理对象,减轻痛苦,维护健康。

2.有扎实的专业知识和整体护理观,有敏锐的观察力,观察患者病情、心理等变化。

3.有健康稳定的情绪和良好的沟通技巧。眼睛是心灵的窗户,眼科患者较其他科患者更容易产生自卑、消极情绪,因此眼科护士应以亲切和蔼的语音、语调,耐心地解答患者的提问,以乐观、和善的态度影响患者,以积极的言行感染患者,向患者传递关心和爱心,消除患者的紧张、恐惧心理。做好健康指导教育宣教工作。

二、眼科门诊护理管理

（一）开诊前的准备

1.候诊区　候诊场地开阔，座椅舒适。利用电视或周围张贴眼科健康卫生知识、科普图片以及提醒患者就诊次序及注意事项等，一方面利于患者及家属候诊时阅读，增加其对所患眼病的认识，起到健康教育的作用，另一方面也缓解了患者及家属等待的焦虑、对疾病的恐惧以及应该遵守的规则。

2.诊室环境　做好诊室的卫生，保持诊室内清洁、明亮、整齐、通风。准备洗手消毒液及擦手毛巾等。

3.检查室环境　眼科检查室一般为暗室，要求其墙壁为深灰或墨绿色，窗户应设置遮光窗帘以保证室内的黑暗状态。

4.诊室及检查室物品　准备好检查使用的器械及各种物品：①医疗电脑、电脑验光仪、裂隙灯、眼压计等处于工作状态。②常用检查物品如聚光手电筒、远近视力表、色盲检查图谱、遮眼板、试镜架、无菌荧光素钠、表面麻醉药丁卡因滴眼液、各类抗生素眼药水及眼药膏、散瞳及缩瞳眼剂、酒精棉球、消毒玻璃棒及干棉球棉签。③备好文具、病历纸、处方签、各种检查、化验及治疗单、住院证等办公用品。④诊疗室、诊疗器械、药品按要求消毒、更换。

（二）有序的组织患者就诊，协助医生检查

1.就诊秩序　热情接待患者并初步问诊，按病情特点及挂号先后次序进行分诊。急诊患者立即进行急救处理，对盲与低视力患者给予有效帮助，老弱残幼患者可优先就诊。

2.协助检查　患者就诊后首先检查视力，并在病历上做好记录。依照医嘱按时给患者滴缩瞳或散瞳眼药水、眼麻醉剂、查视野、测量眼压、泪道冲洗、眼部包扎等。检查诊疗前做好沟通，协助患者做好检查前的准备工作。检查时态度和蔼、耐心、细致、动作轻柔。

3.护理指导　根据患者的具体情况，运用护理知识及专业知识，给予生活、用药及疾病防治等方面的健康指导与护理指导，并宣教眼科常见病、多发病的病因及预防。

三、眼科暗室护理管理

1.环境　地面不滑、无反光，安装遮光窗帘，确保暗室无光亮状态。

2.仪器管理　各种仪器安放合理，保证患者安全，使用方便。暗室内大多是各种精密光学仪器，要注意保持室内干燥和空气流通。应制定严格的精密仪器使用、保养规程，如切忌用手触摸光学仪器的镜头、镜片，可用擦镜纸轻拭。每天下班前切断仪器电源、加盖防尘罩，关好水龙头、门窗等。

3.患者引导　对需要进行专科检查的患者，护士要引导和帮助其进入暗室，配合医生的检查。

四、眼科治疗室护理管理

1.室内卫生　保持室内卫生，每日紫外线消毒室内30分钟。

2.定期消毒　敷料及小手术包每周消毒1次，各种滴眼液、器械消毒液每周更换2次，传染性眼病患者的废弃物应按要求处理，防止传播感染。

3. 规范操作　治疗时应严格执行查对制度,治疗前做好术前心理护理,以消除患者紧张、恐惧的心理,取得患者的合作。治疗中应严格执行无菌操作,随时注意患者的病情变化,必要时留院观察。

4. 健康指导　向患者交代疾病的基本情况、复诊时间及注意事项。

5. 防止交叉感染　每次治疗完毕应洗净双手,防止交叉感染。

五、眼科激光室护理管理

眼科激光治疗是眼科许多疾病重要的治疗措施,眼科激光机为贵重精密设备,要做好仪器的护理与保养。

1. 眼科激光能量高,可引起人体皮肤、眼睛等的损伤,因此激光室要有警告表示,无关人员不得入内。

2. 眼科激光设备属贵重精密仪器,需要专人保管,防潮、防尘,严格按照操作要求操作。光纤使用时不要折叠、受压。

3. 激光室墙面不宜使用反光涂料,工作区内不要放置镜面反射物品。

4. 加强安全教育,工作人员工作时穿着防护服及防护眼罩。室内要放置灭火器材,禁止放置易燃易爆物品,如酒精等。

六、眼科病房护理管理

眼科病房要为住院患者提供安全、舒适、安静、整洁的诊疗和休养环境。正确及时地为患者进行各种治疗、护理及健康教育。

1. 病室环境　保持病房内的清洁、明亮、物品摆放整齐、安静、通风良好;室内禁止吸烟;做好病房卫生及消毒工作。

2. 病室介绍　要求病房护士热情大方地接待入院患者,主动介绍病房的环境设置、各项规章制度和负责的医护人员。

3. 病区安全管理　为防止患者意外损伤,病室、病区走廊、厕所、浴室应设置扶栏,地面清洁干燥,对视力低下者应专人看护,确保患者安全。

4. 疾病护理　①做好患者的基础护理、专科护理和心理护理工作,为患者提供住院期间的心理护理和各种健康教育,传播自我护理知识和技能,及时观察治疗效果、病情变化,做好护理记录,为医生诊治提供准确信息,保证患者住院期间的安全。②做好药物管理,尤其是扩瞳药和缩瞳药应标记明显,严防弄错。执行各种操作应严格执行“三查八对”,核对左右眼别,严防差错。③做好手术前后的各项护理,严格执行手术前后护理常规,以保证手术顺利进行和术后的疗效。④做好患者出院准备,协助患者办理各项出院事宜,交代好复查时间及各种出院注意事项。

📝 课后习题

A1 型题

1. 眼科护理评估的主要目的是(　　　)

A. 指导治疗　　B. 找出护理问题　　　C. 为手术做准备　　　D. 判断治疗效果

E.判断手术效果

2.视功能异常不包括(　　)

A.视力下降　　　B.视物变形　　　C.视野缺损　　　D.色觉异常　　　E.眼底出血

3.距视力表 2 m 可见最大视标,则视力为(　　)

A.0.2　　　　B.0.02　　　　C.0.04　　　　D.0.4　　　　E.2m 指数

4.关于视力检查错误的是(　　)

A.态度和蔼,解释清晰到位,取得合作　　　　　　B.5 m 和 2.5 m 距离检查结果一样

C.检查时遮盖眼要充分,勿压迫眼球　　　　　　D.每个视标辨认时间 5 秒

E.如患者有屈光不正,先查裸眼视力,再查矫正视力

5.临床上最常见的色觉异常是(　　)

A.红色盲　　　B.绿色盲　　　C.蓝色盲　　　D.红绿色盲　　　E.全色盲

A3 型题

【6～7 题共用题干】

张阿姨,50 岁,右眼突然胀痛伴同侧头痛、恶心呕吐、眼红、视物不清 2 小时,来眼科就治。

6.指测眼压偏高,应记录为(　　)

A.T_{+1}　　　　B.T_{+2}　　　　C.T_n　　　　D.T_{-1}　　　　E.T_{-2}

7.用 Schiotz 眼压计测量眼压,哪项操作是错误的(　　)

A.取出眼压计,检查是否灵敏　　　　　　B.眼压计底盘消毒待用

C.右手持眼压计,将底盘垂直轻放于角膜中央　　　D.观察指针刻度后迅即提起眼压计

E.测毕,将眼压计直接放回盒中

8.张阿姨的护理诊断错误的是(　　)

A.疼痛　　　B.感知紊乱　　　C.眼部充血　　　D.焦虑　　　E.舒适受损

【9～10 题共用题干】

男性患者,34 岁,右眼被树枝刮伤,眼痛、畏光、流泪、眼红、视力锐减两天,来医院诊治。

9.查远视力,左眼 1.0,右眼在 3 m 处才看清最大字母,其远视力为(　　)

A.0.08　　　B.0.07　　　C.0.06　　　D.0.05　　　E.0.04

10.检查见右眼近角膜缘的球结膜充血明显,血管呈放射状,不能移动,此为(　　)

A.眼睑充血　　　B.睑结膜充血　　　C.球结膜充血　　　D.睫状充血　　　E.巩膜充血

(张秀梅)

第三章　眼科常见疾病患者的护理

第一节　眼睑病患者的护理

学习目标

> 1.掌握睑腺炎、睑板腺囊肿的病因、临床表现及护理措施。
> 2.熟悉睑内翻、睑外翻的临床表现。
> 3.了解眼睑闭合不全及上睑下垂的病因。

一、睑腺炎

睑腺炎是化脓性细菌侵入眼睑腺体而引起的一种急性炎症,俗称麦粒肿。若是睫毛毛囊或其附属的皮脂腺或变态汗腺感染,称为外睑腺炎;若是睑板腺感染,称为内睑腺炎。

【护理评估】

(一)健康史

1.病因　多由金黄色葡萄球菌感染眼睑腺体引起。

2.诱因　有眼部慢性炎症、屈光不正、糖尿病、体弱的患者及卫生习惯不良者易患此病。

(二)临床表现

1.症状　早期眼睑病变处出现红、肿、热、痛等急性炎症的典型表现。通常水肿越重,疼痛就越重。晚期脓肿成熟破溃后,症状缓解。外睑腺炎眼睑红肿较明显,内睑腺炎眼睑疼痛较明显。

2.体征　眼睑局部水肿、充血、伴胀痛。睑缘处可触及隆起硬结,压痛明显。几天后,硬结软化消散,病变处出现黄白色脓点。脓肿可自行破溃排脓,炎症消退。外睑腺炎的炎症反应位于睫毛根部的睑缘皮肤面,红肿范围较弥散。内睑腺炎的炎症反应位于睑结膜面的睑板腺内,肿胀较局限,压痛较明显。病情严重者可转变为眼睑蜂窝织炎、海绵窦血栓性静脉炎等。

(三)实验室及辅助检查

病情严重者可做血常规、细菌培养及药物敏感试验检查。

(四)心理-社会状况

睑腺炎起病较急,外观红肿,眼睑疼痛,易引起患者紧张、焦虑、烦躁心理。

(五)治疗要点

早期以局部热敷、理疗及应用抗生素滴眼液、眼药膏等治疗方法为主,控制炎症,减轻或消除眼睑疼痛、红肿等不适。重症患者全身应用敏感抗生素。已形成脓肿者应切开排脓。

【护理诊断及合作性问题】

1.舒适改变:疼痛　与眼睑腺炎的急性炎症反应有关。

2.焦虑　与恐惧手术及担心预后有关。

3.潜在并发症:眼睑蜂窝织炎、败血症、海绵窦血栓性静脉炎、眼睑皮肤瘢痕甚至眼睑畸形等。

4.知识缺乏　缺乏睑腺炎的防治和自我护理知识。

【护理目标】

1.患者的眼痛症状有所缓解。

2.患者焦虑程度减轻,配合治疗及护理。

3.患者未发生相关并发症,或并发症发生后能得到及时治疗与处理。

4.患者能掌握睑腺炎的相关保健及眼部用药方法。

【护理措施】

(一)减轻疼痛

1.局部护理　早期热敷可以促进血液循环,有助于炎症消退和疼痛减轻。最常选用湿热敷。嘱患者闭眼,将湿热毛巾直接放置于病患处,温度以患者能接受为宜,每5～10分钟更换一次,每次更换2～4遍,每日3次。

2.用药护理　遵医嘱应用抗生素滴眼液及眼膏,常用0.3%左氧氟沙星或0.3%妥布霉素滴眼液,每日4～6次。告知其正确的使用眼药方法。

3.手术护理　脓肿形成后,配合医生切开排脓。

(1)切口方向:外睑腺炎在眼睑皮肤面与睑缘平行切开;内睑腺炎在眼睑结膜面与睑缘垂直切开。

(2)术后用手掌压迫眼部止血10分钟。每日换药1次,遵医嘱滴抗生素眼药水及眼膏。

(二)减轻焦虑

耐心向患者解释病情及相关知识,特别是向已经形成脓肿患者介绍治疗方法,解除其紧张、焦虑的心理,积极配合治疗护理工作。

(三)病情观察,防止并发症

观察患者眼部病灶变化,测量体温,如出现局部炎症明显并有全身不适症状或反复发作者,提示可能发生并发症,应及时告知医生配合处理。

(四)健康指导

1.嘱患者应保证充足的休息,避免过度疲劳。补充足够的蛋白质和维生素,多食水果和蔬菜,忌吃油炸烧烤食物及烟、酒、辛辣刺激性食物,保持大便通畅。患有其他全身疾病应遵医嘱给予治疗。

2.注意眼部卫生,不使用不洁毛巾或脏手反复揉眼。

3.加强身体锻炼,增强机体的抵抗力。

4.眼部出现脓肿,禁止挤压或针挑,以免感染扩散。

5.积极治疗慢性结膜炎、睑缘炎等原发病。

6.反复发作的中老年患者应及时就诊,排除肿瘤,以免耽误治疗。

二、睑板腺囊肿

睑板腺囊肿又称霰粒肿,是由于睑板腺出口阻塞,腺体的分泌物潴留在睑板内,对周围组织产生慢性刺激而引起肉芽组织增生,从而形成的肉芽肿。好发于青少年或中年人,以上睑多见。病程进展缓慢,易反复发作,预后良好。

【护理评估】

(一)健康史

由于睑板腺分泌旺盛、睑板腺口阻塞引起。

(二)临床表现

1.症状　初期多无自觉症状,常偶然发现眼睑皮下触及硬结,无红痛。硬结逐渐增大者可有眼睑异物感。

2.体征　眼睑皮下可触及单个或多个大小不一的与皮肤无粘连的硬结,无压痛,表面光滑,可移动。相应的睑结膜呈局限性紫红色充血。小的囊肿可自行吸收,但多数长期不变,或逐渐增大,质地变软,也可自行破溃,排出胶样内容物后消退,但睑结膜面有肉芽肿形成。若继发感染,临床表现则与内睑腺炎相同。

(三)实验室及辅助检查

对于反复发作或中老年患者的睑板腺囊肿,应将切除物做病理检查,以排除睑板腺癌。

(四)心理-社会状况

部分患者因疾病症状较轻而未引起重视。手术患者因惧怕手术治疗而紧张、焦虑、恐惧。

(五)治疗要点

小而无症状的睑板腺囊肿无需治疗,部分可自行吸收。睑板腺囊肿大的可通过热敷或向囊肿内注射糖皮质激素促其吸收。如仍不能消退,应行手术切除。

【护理诊断及合作性问题】

1.舒适改变:异物感、下坠感等　与睑板腺囊肿较大有关。

2.焦虑　与疾病迁延或对手术效果的担心有关。

3.潜在并发症:瘢痕性睑外翻、内睑腺炎等。

4.知识缺乏　缺乏睑板腺囊肿的相关防治知识。

【护理目标】

1.患者的眼部不适症状有所缓解。

2.患者焦虑程度减轻,配合治疗及护理。

3.患者未发生相关并发症,或并发症发生后能得到及时治疗与处理。

4.患者能掌握睑板腺囊肿的相关保健知识及滴眼液方法。

【护理措施】

(一)减轻不适

1.局部护理　睑板腺囊肿较大者遵医嘱给予热敷指导。

2.药物护理　遵医嘱向囊肿内注射甲基曲安奈德-A等糖皮质激素,促进吸收。

3.手术护理　囊肿较大者,可做手术摘除。①在眼睑结膜面与睑缘垂直切开,刮净囊肿内容物,并将包膜一并切除。②术后用手掌压迫眼部止血10分钟,用眼垫遮盖术眼,嘱次日除去眼垫,遵医嘱滴抗生素滴眼液及涂药膏。

(二)减轻焦虑

耐心向患者解释病情及治疗护理相关知识,对症状明显或囊肿较大的患者介绍手术治疗的必要性,解除其紧张、焦虑心理,积极配合治疗护理工作。

(三)病情观察,防止并发症

观察患者眼部病灶,如有继发感染迹象,则提示睑板腺囊肿发作转变为内睑腺炎。术后注意观察切口情况,发现异常及时告知医生并配合处理。

(四)健康指导

1.嘱患者患病期间饮食以清淡为主,多吃蔬菜、水果,多喝水,忌吃油炸、辛辣刺激性食物。

2.注意眼部卫生,纠正不良的生活习惯,不使用不洁手帕或脏手揉眼。

3.睑板腺囊肿应及时治疗,避免继发感染。

4.反复发作的中老年患者应及时就诊,排除肿瘤。

三、睑内翻与倒睫

睑内翻是指睑缘向眼球方向内卷,睫毛也倒向眼球的眼睑位置异常。倒睫是指睫毛倒向眼球。睑内翻与倒睫可同时并存,也可只有倒睫而没有睑内翻。

【护理评估】

(一)健康史

1.瘢痕性睑内翻　常由睑结膜及睑板瘢痕收缩所致。多发生在上睑,常见于沙眼、结膜烧伤等。

2.痉挛性睑内翻　常由眼睑皮肤和皮下组织萎缩变薄,失去牵制眼轮匝肌的收缩作用,也可因炎症刺激导致眼轮匝肌痉挛引起,多发生在下睑,常见于老年人。

3.先天性睑内翻　常由内眦赘皮牵拉、睑缘部眼轮匝肌过度发育或睑板发育不全、肥胖及鼻梁未发育所致,多发生在下睑内眦部,常见于婴幼儿。

(二)临床表现

1.症状　眼部异物感、刺痛、畏光、流泪、眼睑痉挛。角膜混浊时视力下降。

2.体征　睑缘部向眼球方向内卷,睫毛倒向眼球,刺激球结膜引起结膜充血,刺激角膜导致角膜上皮脱落、荧光素弥漫性着色,如果继发感染则角膜溃疡长期不愈合,可致角膜新生血管、角膜混浊,可有不同程度的视力减退。

(三)实验室及辅助检查

做角膜荧光素钠染色检查,角膜上皮脱落或角膜溃疡者可见角膜缺损区荧光素钠弥漫性着色。

(四)心理-社会状况

眼部持续性异物感、眼痛、畏光、流泪、眼睑痉挛、视力下降影响患者的生活和工作,需要手术的患者又担心手术疗效,以致容易出现焦虑。

(五)治疗要点

1.治疗原发病 消除睑缘及睫毛对眼球的刺激。

(1)单纯少量倒睫可直接拔除或行电解倒睫术。

(2)瘢痕性睑内翻可施行睑内翻矫正术。

(3)痉挛性睑内翻可行肉毒杆菌毒素 A 局部注射。

(4)先天性睑内翻随着年龄的增长,鼻梁发育可自行缓解,暂不手术。

2.治疗并发症 药物治疗结膜炎、角膜炎。

【护理诊断及合作性问题】

1.舒适改变:眼部异物感、刺痛等 与睫毛刺激角结膜有关。

2.焦虑 与刺痛和视力下降有关。

3.潜在并发症:角膜溃疡、角膜擦伤、角膜混浊、上皮角化、新生血管等。

4.知识缺乏 缺乏对睑内翻与倒睫的危害性认识和防护知识。

【护理目标】

1.患者的眼部异物感及刺痛等不适症状有所缓解。

2.患者情绪稳定,视力有所提高。

3.患者未发生相关并发症,或并发症发生后能得到及时治疗。

4.患者能掌握睑内翻及倒睫的相关保健知识及滴眼液方法。

【护理措施】

(一)减轻不适

1.局部护理

及时处理少量倒睫对眼球的刺激,可用睫毛镊拔除或电解倒睫。对睑内翻症状明显,也可用胶布法在眼睑皮肤面牵引,使睑缘向外复位。痉挛性睑内翻可遵医嘱行肉毒杆菌毒素 A 局部注射。

2.手术护理

睑内翻和大量倒睫的患者,遵医嘱做好手术矫正准备,按外眼手术常规护理。术后遵医嘱使用抗生素,观察伤口有无红肿、疼痛和出血等情况,术后七天拆线。

(二)减轻焦虑

耐心向患者讲解病情及相关知识,尤其是向手术患者介绍手术治疗的必要性,缓解其紧张、焦虑、恐惧心理,积极配合治疗护理工作。

（三）病情观察，防止并发症

观察患者角膜是否有发生感染迹象，手术伤口愈合和睑内翻矫正情况，发现异常及时告知医生并配合处理。

（四）健康指导

1. 积极协助医生针对睑内翻进行病因治疗，并和患者沟通，告诉其疼痛原因，放松可缓解疼痛。

2. 纠正不良的卫生习惯，不用脏手或不洁手巾揉眼。

3. 积极防治沙眼、结膜烧伤及眼外伤等原发病。

4. 向患者说明睑内翻与倒睫的危害，积极配合治疗。

5. 先天性睑内翻随年龄增长、鼻梁发育后再定，可暂不手术。

四、睑外翻

睑外翻为睑缘向外翻转离开眼球，常合并睑裂闭合不全，导致部分睑结膜、眼球暴露。

【护理评估】

（一）健康史

1. **老年性睑外翻** 老年人眼轮匝肌功能减弱，眼睑皮肤及外眦韧带较松弛，使睑缘不能紧贴眼球。

2. **麻痹性睑外翻** 由于面神经麻痹，眼轮匝肌收缩功能丧失，又因下睑重量使之下坠，故下睑外翻多见。

3. **瘢痕性睑外翻** 由于创伤、烧伤、化学伤、眼睑溃疡、手术等原因引起眼睑皮肤面瘢痕收缩所致。

（二）临床表现

1. **症状** 因泪小点外翻发生泪溢，角膜病变引起畏光、疼痛等。

2. **体征** 部分或全部睑结膜暴露在外，睑结膜局部充血、肥厚、干燥、粗糙，严重者导致暴露性角膜炎甚至溃疡。

（三）实验室及辅助检查

裂隙灯显微镜检查可见角膜上皮脱落，荧光素弥漫着色。

（四）心理-社会状况

患者因睑外翻导致眼部不适和颜面仪容异常，产生自卑、焦虑、孤独心理。

（五）治疗要点

针对病因治疗，早期进行保护角膜治疗，应用抗生素、眼药预防角膜炎。老年性及瘢痕性睑外翻以手术整形治疗。麻痹性睑外翻关键在于治疗面瘫。

【护理诊断及合作性问题】

1. **舒适改变：泪溢等** 与泪小点外翻及角膜病变等有关。

2. **焦虑** 与担心手术预后和自我形象被歧视有关。

3.潜在并发症:角膜干燥症、暴露性角膜炎等。

4.知识缺乏 缺乏睑外翻的自我保健相关知识。

【护理目标】

1.患者泪溢等不适症状的缓解。

2.患者焦虑程度减轻,配合治疗及护理。

3.患者未发生相关并发症,或并发症发生后能得到及时治疗与处理。

4.患者能掌握睑外翻的相关保健防护知识。

【护理措施】

(一)减轻不适

1.遵医嘱 尽早应用润滑剂保护角膜、结膜,应用抗生素滴眼液和眼膏治疗暴露性角膜病变。

2.手术护理 按外眼手术常规护理。

(二)减轻焦虑

多与患者交流、沟通,耐心向患者解释病情及相关知识,减轻其因颜面仪容异常而产生的自卑、焦虑心理,使其正确对待疾病,配合治疗。

(三)病情观察,防止并发症

严密观察患者角膜情况,如果发现眼痛、畏光、流泪等提示有角膜炎症的发生。对于手术后患者需观察伤口及睑外翻矫正的情况,有异常时告知医生。遵医嘱处理,指导正确使用眼药的方法。

(四)健康指导

1.对患者进行心理状态评估,多与患者语言沟通,进行心理疏导及医疗常识宣传,使其正确对待疾病,配合治疗。

2.介绍睑外翻的危害,积极对症治疗。

3.保持眼部卫生,不用脏手或不洁手巾揉眼。

4.指导患者正确的擦泪方法,用手帕由下眼睑向上擦,以免向下擦拭加重眼睑外翻。

五、眼睑闭合不全

眼睑闭合不全又称兔眼,为上、下眼睑不能完全闭合,导致部分眼球暴露的状况。少数正常人睡眠时睑裂也有一条缝隙,但角膜不会暴露,称为生理性眼睑闭合不全。

【护理评估】

(一)健康史

1.眼睑外翻 多由面神经麻痹、眼睑皮肤瘢痕等引起。

2.眼球突出 多由甲状腺相关性眼病、先天性青光眼、眼眶肿瘤等疾病引起。

3.其他 可见于眼睑缺损、全身麻醉和重度昏迷患者等。

(二)临床表现

1.症状 泪溢、眼干涩,若有暴露性角膜炎时出现眼痛、视力下降等。

2.体征 轻度眼睑闭合不全时,下方球结膜暴露,引起结膜充血、干燥、肥厚和过度角化。重度患者可发生角膜炎甚至角膜溃疡。

(三)实验室及辅助检查

血液化验以排除有无甲状腺功能亢进,X线、CT或眼部B超检查诊断眼眶有无肿瘤。

(四)心理-社会状况

由于疾病导致眼睑闭合不全造成外观异常,患者容易产生自卑、焦虑、孤独心理。

(五)治疗要点

眼睑闭合不全首先应治疗原发病,如眼眶肿瘤或甲状腺相关性眼病,患者行眼眶肿瘤摘除术或垂体放射治疗,甚至眼眶减压术。瘢痕性睑外翻者施行手术整形矫正。原发病去除前,应采取有效措施保护角膜,减少并发症发生。

【护理诊断及合作性问题】

1.舒适改变:泪溢、眼干涩等 与眼球暴露有关。
2.焦虑 与担心疾病预后及容貌异常有关。
3.潜在并发症:角结膜干燥症、暴露性角膜炎等。
4.知识缺乏 缺乏对本病的危害认识。

【护理目标】

1.患者眼部不适症状有所改善。
2.患者焦虑程度减轻,配合治疗及护理。
3.患者未发生相关并发症,或并发症发生后能得到及时治疗与处理。
4.患者能掌握眼睑闭合不全的相关保健知识及滴眼液、涂眼膏方法。

【护理措施】

(一)减轻不适

1.局部护理 遵医嘱滴人工泪液保持角膜湿润,或滴抗生素眼液及眼膏防治角膜炎。
2.手术护理 对需要手术的患者,按外眼手术常规护理。

(二)减轻焦虑

多与患者交流、沟通,解释手术的必要性,做好心理疏导,减轻其因容貌受损而产生的自卑、焦虑、紧张情绪,取得患者的合作。

(三)病情观察,防止并发症

遵医嘱用抗生素眼药,并指导正确用眼药的方法。注意观察角膜变化,如有眼痛、畏光、流泪等角膜刺激症状,立即告知医生。

(四)健康指导

1.通过与患者交谈,进行心理疏导并做好心理状态评估,使其正确对待疾病,配合治疗。
2.解释眼睑闭合不全的危害,注意保护角膜。
3.指导患者正确的擦泪方法,用手帕由下向上擦。
4.遵医嘱滴眼药,教会正确的滴眼药方法。

六、上睑下垂

上睑下垂是指上睑的提上睑肌和 Müller 平滑肌的功能不全或丧失,导致眼向前方注视时上睑遮盖角膜上缘超过 2 mm。

【护理评估】

(一)健康史

1.先天性上睑下垂　出生时即存在,具有遗传性。主要是动眼神经或提上睑肌发育不良。

2.后天获得性上睑下垂　常有相关病史,如动眼神经麻痹、提上睑肌损伤、重症肌无力、颅内肿瘤或外伤、交感神经疾病及上睑炎症或肿瘤史等。

(二)临床表现

1.症状　上睑不能上提,常需紧缩额肌、皱额、耸肩以助提睑。

2.体征　睑裂不能开大至正常,为了克服上睑对视线的遮挡,患者皱额抬眉,久之出现皱额纹加深,眉毛高竖,如双侧下垂或重者需仰头视物。

(三)心理-社会状况

因睁眼困难、两眼大小、位置异常造成容貌及形象受损,使患者产生自卑心理,影响患者的心理及社交关系。出现悲观、孤独及社交障碍。后天获得性睑下垂因发病急,易引起患者焦虑,需手术的患者常担心手术效果。

(四)实验室及辅助检查

X 线或 CT 检查排除颅内占位病变。新斯的明肌肉注射后,上睑下垂程度减轻者为重症肌无力。

(五)治疗要点

先天性上睑下垂以尽早手术治疗为主。后天获得性上睑下垂应先进行原发病和药物治疗,无效时再考虑手术。

【护理诊断及合作性问题】

1.舒适改变　与视力障碍有关。

2.焦虑　与担心上睑下垂影响美容被歧视有关。

3.潜在并发症:弱视等。

4.知识缺乏　缺乏上睑下垂的自我保健知识。

【护理目标】

1.患者视力、视野遮挡得到改善。

2.患者接受容貌缺陷的现实。

3.患者未发生相关并发症,或并发症发生后能得到及时的治疗及处理。

4.患者及家属能掌握上睑下垂的相关保健知识。

【护理措施】

(一)减轻不适

对需要手术的患者按外眼手术护理常规准备,协助医师进行手术。

(二)减轻焦虑

向患者及家属介绍病情及相关知识,以及用药的流程和手术的必要性、手术方式、注意事项,减轻紧张情绪,取得患者的合作。

(三)病情观察,防止并发症

先天性上睑下垂患儿,指导尽早手术治疗,防止弱视的发生。术后注意观察睫毛是否刺激角膜、睑闭合的情况、角膜是否暴露等,有异常及时告知医师。

(四)健康指导

1. 对患者耐心进行心理护理,鼓励其表达思想、进行心理辅导,消除自卑心理。
2. 告知上睑下垂的危害。
3. 针对先天性上睑下垂患儿,要向其家长讲明尽早治疗的重要性。
4. 后天获得性上睑下垂,应积极查找原发病,对症治疗。

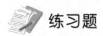 练习题

A 型题

1. 外麦粒肿早期治疗正确的是(　　)

A. 局部热敷　　　B. 局部冷敷　　　C. 切开排脓　　　D. 将脓液挤出

E. 滴抗生素眼药水

2. 瘢痕性睑内翻最常见的原因(　　)

A. 沙眼　　　B. 睑缘炎　　　C. 睑腺炎　　　D. 睑外伤　　E. 睑烧伤

3. 睑内翻的伴随症状不包括(　　)

A. 眼痛　　　B. 眼睑痉挛　　　C. 角膜溃疡　　D. 倒睫　　　E. 泪溢

4. 不符合睑外翻临床表现的有(　　)

A. 眼裂缩小　　　B. 泪溢　　　C. 暴露性角膜炎

D. 结膜干燥　　　E. 睑裂闭合不全

5. 后天性上睑下垂的原因不包括(　　)

A. 提上睑肌肌损伤　　　　　B. 重症肌无力　　　　C. 动眼神经麻痹

D. 三叉神经受损　　　　　　E. 交感神经疾患

第二节　泪器病患者的护理

🔘 学习目标

1. 掌握慢性泪囊炎的临床表现及护理措施。
2. 熟悉急性泪囊炎的临床表现及护理措施。
3. 了解急、慢性泪囊炎的治疗原则。

一、慢性泪囊炎

慢性泪囊炎是一种较常见的外眼病。由于鼻泪管狭窄或阻塞,导致泪液滞留于泪囊之内,并发细菌感染引起的慢性炎症。多发于中老年女性,以单侧多见。

【护理评估】

(一)健康史

1.感染　致病菌多为肺炎链球菌、葡萄球菌、溶血性链球菌等。

2.诱因　由沙眼、泪道损伤、慢性肥厚性鼻炎、鼻中隔偏曲、下鼻甲肥大等致鼻泪管狭窄或阻塞,泪液滞留泪囊内诱发细菌感染。

(二)临床表现

1.症状　多单侧发病;有泪溢、溢脓现象,反复发作。

2.体征　结膜充血,内眦下睑部位的皮肤湿疹。用手指挤压泪囊区,有黏液或黏液脓性分泌物自泪小点流出。由于分泌物大量潴留,泪囊扩张,可形成泪囊黏液囊肿。慢性泪囊炎是眼部一个感染病灶,结膜囊长期处于带菌状态。如果发生眼外伤或施行内眼手术,极易引起化脓性感染,导致细菌性角膜溃疡或化脓性眼内炎。

(三)实验室及辅助检查

1.实验室检查　分泌物的细菌培养及药物敏感试验,可明确感染的性质和致病菌的种类,并为药物治疗提供重要参考。

2.影像学检查　X线泪道造影检查可了解泪囊的范围及阻塞部位。

(四)心理-社会状况

患者因眼部长期泪溢、溢脓,治疗效果不佳,常有自卑、烦躁、焦虑心理。

(五)治疗要点

积极治疗原发病。视病情遵医嘱选择抗生素滴眼液滴眼控制感染。泪道冲洗,每日一次,治疗效果欠佳时可行泪道探通术。保守治疗无效时可考虑施行手术治疗。

【护理诊断及合作性问题】

1.舒适改变:泪溢等　与泪囊慢性炎症有关。

2.焦虑　与眼部皮肤糜烂、潮红影响容貌有关。

3.潜在并发症:角膜炎、眼内炎等。

4.知识缺乏　缺乏慢性泪囊炎的相关知识。

【护理目标】

1.患者及时清除脓性分泌物,减少泪溢症状。

2.患者焦虑程度减轻,积极配合治疗、护理。

3.患者未发生相关并发症,或并发症发生后能得到及时治疗与处理。

4.患者能掌握慢性泪囊炎治疗、护理的相关知识。

【护理措施】

(一)减轻不适

1.遵医嘱指导患者滴用抗生素眼液。滴眼液前先用手指轻压泪囊处挤出泪囊内的分泌物。

2.遵医嘱应用生理盐水加抗生素行泪道冲洗。

3.泪道探道术,适用于泪道部分狭窄及泪道冲洗无效者。在泪囊内脓液消失后方可行泪道探通术。

4.手术护理,按外眼手术护理常规准备。术前3天冲洗泪道,手术当日指导患者用滴鼻药滴鼻,手术后遵医嘱换药,冲洗泪道。

(二)减轻焦虑

耐心向患者解释病情及相关知识,特别是手术治疗的必要性,并告之本病的潜在危害性,缓解患者焦虑、恐惧心理,使其积极配合治疗、护理工作。

(三)病情观察,防止并发症

观察患者泪囊区如出现红、肿、疼痛及压痛,则提示有慢性泪囊炎急性发作。手术后注意伤口是否出现感染迹象,鼻腔有无出血及吻合口通畅情况等。如有异常及时报告医生并配合处理。

(四)健康指导

1.嘱患者患病期间以清淡饮食为主,多饮水,给予营养丰富、易消化食物,忌烟、酒、辛辣刺激性食物,保持大便通畅。

2.做好有关预防知识宣教,及早治疗沙眼和鼻炎、鼻中隔偏曲等鼻部疾病,预防慢性泪囊炎的发生。

3.向患者介绍慢性泪囊炎的知识,使其对本病有一个正确的认识,预防本病的发生。

4.向患者解释慢性泪囊炎是眼部的感染病灶,如发生角膜外伤或施行内眼手术,可导致细菌性角膜溃疡或化脓性眼内炎,应高度重视本病的潜在危害,并指导其积极治疗,预防并发症。

5.指导患者滴眼液时先用手指挤压泪囊部排空泪囊内分泌物后,再滴抗生素眼液。

二、急性泪囊炎

急性泪囊炎多发生在慢性泪囊炎的基础上,原发性者少见。由于细菌侵袭力强,或因探通、挤压使感染扩散到泪囊周围组织引起。

【护理评估】

(一)健康史

1.感染   致病菌为链球菌、金黄色葡萄球菌等。

2.诱因   疾病的发生与侵入细菌毒力强大或机体抵抗力降低有关。

(二)临床表现

1.症状   泪囊区疼痛,严重时可伴有发热、乏力等全身不适症状。

2.体征   泪囊区皮肤红、肿、热,局部压痛明显,严重时炎症可波及上、下睑鼻根部和面颊部等部位,甚至引起眶蜂窝织炎,伴耳前淋巴结肿大,数日后炎症局限形成脓肿,可自行破溃排脓而炎症减轻,有时也可形成泪囊瘘管长期不愈合。

(三)实验室及辅助检查

1.血常规检查可见中性粒细胞计数升高。

2.分泌物做细菌培养以及药物敏感试验。

(四)心理–社会状况

患者因患眼长期泪溢,治疗效果不佳转为急性发作,引起面部及全身不适,出现焦虑、烦躁、紧张心理。

(五)治疗原则

早期可行局部热敷或理疗,以促进血液循环,全身和局部使用足量抗生素,控制炎症。脓肿形成后应及时切开排脓,并放置引流条,待炎症完全消退,伤口愈合后,按慢性泪囊炎处理。

【护理诊断及合作性问题】

1.舒适改变:疼痛等 与泪囊感染有关。

2.焦虑 与急性起病、疼痛及担心预后有关。

3.潜在并发症:眼眶蜂窝织炎等。

4.知识缺乏 缺乏急性泪囊炎相关治疗、护理的知识。

【护理目标】

1.患者疼痛消除或程度减轻。

2.患者焦虑程度减轻、配合治疗及护理。

3.患者未发生相关并发症,或并发症发生后能得到及时治疗与处理。

4.患者能掌握急性泪囊炎治疗、护理的相关知识。

【护理措施】

(一)减轻疼痛

1.早期指导患者进行局部热敷。注意避免温度过高烫伤患者,注意观察热敷部位皮肤情况。

2.禁止泪道冲洗和泪囊区挤压。

3.按医嘱局部及全身应用敏感的抗生素药物。

4.手术后注意观察伤口处引流条及敷料有无渗血、渗液,保持局部清洁与干燥,如有污染应及时报告医生并更换敷料等处理。

(二)减轻焦虑

耐心向患者讲解急性泪囊炎的相关知识及治疗护理的方法,特别是施行手术治疗的必要性。避免本病潜在危害性的发生,使其积极配合医护人员的治疗和护理工作。

(三)健康指导

1.嘱患者患病期间保持安静舒适的环境及个人卫生,清淡饮食,多饮水,忌烟、酒及辛辣刺激性食物。

2.提高患者对急性泪囊炎的认识,尽早治疗原发病,预防本病的发生。

3.向患者及其家属解释急性泪囊炎的潜在危害,指导其积极配合治疗。

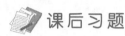 **课后习题**

A 型题

1.慢性泪囊炎对眼球构成潜在威胁是由于( )

A.泪道探通损伤角膜　　B.分泌物有大量细菌　　C.沙眼

D.可继发白内障　　　E.泪溢

2.急性泪囊炎的临床表现( )

A.泪囊区皮肤红肿、压痛　B.疼痛可累及鼻根及颊部

C.可形成脓肿　　　　D.结膜充血且有大量分泌物　　E.以上全是

3.泪囊炎的首要症状是

A.泪囊区局部疼痛　　B.泪囊区局部脓肿　　C.流泪及有分泌物

D.发热　　E.全身症状明显

4.泪道冲洗时清水从下泪点注入,清水从上泪点流出时,则表现( )

A.泪小管阻塞　　B.泪小点阻塞　　C.泪总管阻塞

D.鼻泪管阻塞或泪总管阻塞　　　E.鼻泪管阻塞合并慢性泪囊炎

5.慢性泪囊炎最严重的并发症是( )

A.泪溢　　B.匐行性角膜溃疡　　C.黏液囊肿

D.眼球受伤或内眼术后致眼内炎　　E.结膜炎

6.急性泪囊炎治疗原则( )

A.局部热敷　　B.全身用药　　C.切开排脓　　D.局部滴抗生素眼液

E.以上全是

第三节　结膜病患者的护理

 学习目标

1.掌握急性细菌性结膜炎、病毒性结膜炎的临床表现及护理措施。

2.熟悉免疫性结膜炎临床表现以及沙眼的护理要点。

3.了解干眼病、翼状胬肉的病因。

一、急性细菌性结膜炎

急性细菌性结膜炎是由细菌引起的急性结膜炎的总称。发病极为迅速,具有传染性和流行性。本病为自限性疾病,传播途径主要是接触传染。临床上最常见的是急性卡他性结膜炎和淋球菌性结膜炎。

【护理评估】

(一)健康史

1.急性卡他性结膜炎　俗称"红眼病"。常见致病菌为肺炎双球菌、科-韦(Koch-Weeks)杆菌、金黄色葡萄球菌等。多在春秋季节发病,散发或流行于学校、公共场所等集体生活的地方。

2.淋球菌性结膜炎　是由淋球菌感染引起的传染性极强的化脓性结膜炎。成人主要为淋球菌性尿道炎的自身感染,单眼多于双眼。新生儿则在通过患有淋球菌性阴道炎的母体产道时被感染,常双眼同时发病。

(二)临床表现

1.症状　自觉眼部异物感、灼热感、发痒、畏光、流泪等,分泌物增多时有视物模糊。

2.体征　①急性卡他性结膜炎:起病急、潜伏期短。结膜充血、水肿。结膜囊内有大量的浆液性、黏液性或脓性分泌物,常使上、下睑睫毛粘在一起,晨起时睁眼困难。②淋球菌性结膜炎:病情发展急速,传染性极强,破坏性很大。眼睑、结膜高度水肿和充血,结膜囊分泌物很快由病初的浆液性、黏液性转为大量黄色脓性分泌物溢出,又称"脓漏眼",常伴有耳前淋巴结肿大和压痛,严重者可并发角膜炎。

(三)实验室及辅助检查

分泌物涂片或结膜刮片检查,可见多形核白细胞和细菌。

(四)心理-社会状况

患者多因眼痒、异物感、灼热感、流泪、分泌物增多,结膜充血、水肿等不适而出现焦虑、紧张心理反应。

(五)治疗要点

根据致病菌选择抗生素滴眼液或眼药膏控制炎症,以眼局部用药为主,必要时全身给予抗感染治疗。分泌物多时可给予结膜囊冲洗,切勿包盖患眼。

【护理诊断及合作性问题】

1.舒适改变:异物感、灼热感等　与结膜急性炎症有关。

2.焦虑　与担心预后有关。

3.潜在并发症:细菌性角膜溃疡等。

4.知识缺乏　缺乏急性细菌性结膜炎的相关防治和护理知识。

【护理目标】

1.患者的眼部不适症状有所缓解。

2.患者能积极配合治疗和护理,焦虑程度减轻。

3.患者眼部未发生相关并发症,或并发症发生后能得到及时治疗与处理。

4.患者能掌握结膜炎的相关防治及护理知识。

【护理措施】

(一)减轻不适

1.冲洗结膜囊　眼部分泌物较多时,应及时清除,以保持清洁。常用生理盐水或3%硼酸溶液冲洗结膜囊,有假膜时,先除去假膜后冲洗。冲洗时,嘱患者头部须偏向患侧,防止冲洗液流入健眼,同时避免冲洗液溅入操作者眼部。

2.遵医嘱用药　常用眼药液有 0.3%氧氟沙星、0.5%新霉素、0.1%利福平等,白天用抗生素滴眼液频繁滴眼,每 15～30 分钟滴眼 1 次,睡前涂眼药膏。分泌物多时,先清除再用药。

(二)减轻焦虑

耐心向患者解释病情,介绍急性细菌性结膜炎治疗和护理的方法,积极配合治疗和护理工作,克服紧张、焦虑心理,早日康复。

(三)病情观察,防止并发症

密切观察患眼病变情况,如眼痛等刺激症状加重,疑有角膜浸润时,立即告知医生配合处理,防止并发症。

(四)健康指导

1.嘱患者注意休息,以清淡饮食为主,忌烟、酒及辛辣刺激性食物。

2.做眼部检查处置时,先健眼,后患眼,操作完后立即洗手消毒以防交叉感染。

3.注意个人卫生和勤洗手,不用脏手或不洁手帕揉眼。生活用品单独使用,提倡一人一巾一盆。睡眠时采用患侧卧位,防止分泌物流入健眼。

4.自我隔离,不能去公共场所、防止传染及造成流行。

5.患有淋球菌性尿道炎患者应积极治疗,避免生殖器→手→眼接触,要注意便后立即洗手。

6.患眼禁忌包扎和热敷,以免分泌物排出不畅或提升结膜囊温度利于细菌繁殖生长,加剧炎症。

二、病毒性结膜炎

病毒性结膜炎是病毒感染引起的常见急性传染性结膜炎,好发于夏秋季节,可双眼同时或先后发病,本病传染性强,可散在或流行性发病,通常有自限性。临床上以流行性角结膜炎、流行性出血性结膜炎最常见。

【护理评估】

(一)健康史

1.病因　流行性角结膜炎由腺病毒 8 型、19 型、29 型及 37 型所引起,潜伏期多为 5～7天;流行性出血性结膜炎多由 70 型肠道病毒引起,潜伏期多为 18～48 小时。

2.诱因　主要通过手直接或间接接触患眼分泌物感染。

(二)临床表现

1.症状　自觉眼部异物感、疼痛、畏光、流泪、分泌物增多,并发角膜炎时视力下降。

2.体征　眼睑水肿,结膜充血明显伴水肿,睑结膜及结膜穹隆部出现大量滤泡,结膜囊分泌物增多呈水样,角膜常受侵犯呈白色点状浸润、混浊,加重者耳前或颌下淋巴结肿大、压痛。流行性出血性结膜炎患者伴有球结膜下点状或片状出血。

(三)实验室及辅助检查

分泌物涂片检查可分离到病毒,并可见单核细胞增多。

(四)心理-社会状况

患者因眼痛、眼红、畏光、流泪或结膜下出血等而出现紧张、恐惧心理,被隔离治疗后有孤独感。

(五)治疗要点

遵医嘱局部应用抗病毒滴眼液频繁滴眼或抗病毒、抗生素滴眼液交替滴眼,也可全身使用抗病毒药和中成药治疗。

【护理诊断及合作性问题】

1.舒适改变:异物感、眼痛等　与病毒侵犯角膜有关。

2.焦虑　与担心视力下降有关。

3.潜在并发症:点状角膜炎等。

4.知识缺乏　缺乏病毒性结膜炎的防治和护理的相关知识。

【护理目标】

1.患者不适症状有所缓解。

2.患者焦虑程度减轻,配合治疗及护理。

3.患者未发生相关并发症,或并发症发生后能得到及时治疗。

4.患者能掌握病毒性结膜炎的相关保健及防护知识。

【护理措施】

(一)减轻疼痛

1.生理盐水冲洗结膜囊,局部冷敷可减轻充血和疼痛。

2.遵医嘱用抗病毒滴眼液,如 0.1% 阿昔洛韦、0.1% 利巴韦林等,每 15～30 分钟滴眼 1 次,合并细菌感染者采用抗病毒滴眼液和抗生素滴眼液联合使用,交替进行。

3.眼部不宜涂眼膏。

4.教会患者正确操作滴眼方法。

(二)减轻焦虑

耐心向患者解释病情,介绍病毒性结膜炎治疗护理的方法,鼓励患者克服紧张、焦虑等心理,积极配合治疗护理工作。

(三)病情观察,防止并发症

严密观察患者的患眼症状,分泌物、视力、结膜充血或出血等变化,发现有异常,应及时告知医生。

(四)健康指导

1.传染期间患者实行接触性隔离护理,注意勿用手拭眼。

2.患者不能去公共场所,避免传染及造成流行。

3.患者生活用品要单独使用和存放,接触的医护用具要及时消毒隔离。

4.严格注意个人卫生,勤洗手,洗脸时注意先洗健侧再洗患侧。

5.严格消毒患者接触过的用具。

6.医护人员接触患者后应立即洗手消毒,避免交叉感染。

7.患者急性期间,为了避免引起流行,应对其隔离。

三、沙眼

沙眼是由沙眼衣原体感染结膜上皮引起的一种慢性传染性角结膜炎。因患眼睑结膜面粗糙不平呈沙粒状,故名沙眼。常双眼发病,起病缓慢,病程长,易复发。多发于儿童及少年时期,感染率和严重程度与当地卫生居住条件以及个人卫生习惯有密切关系。沙眼是世界上最常见且可预防的致盲眼病之一。

【护理目标】

(一)健康史

1.病因 由沙眼衣原体感染结膜、角膜引起。

2.诱因 通过手、毛巾、洗脸用水、玩具及公共场所用具等媒介把含有沙眼衣原体的分泌物传播给健康人。

(二)临床表现

1.症状 慢性期或轻症沙眼仅有眼干涩、异物感;急性期或重症沙眼可有眼红、眼痛、异物感、流泪及黏性分泌物,并发角膜混浊时视力下降,加重者伴耳前淋巴结肿大。

2.体征 急性期上睑结膜上部及穹隆部结膜充血明显、乳头增生,上下穹隆部结膜布满滤泡。慢性期结膜炎充血减轻,结膜肥厚,乳头及滤泡增生。病变过程中,结膜的病变逐渐为结缔组织所取代,形成瘢痕。角膜上可出现垂帘状的角膜血管翳,沙眼性角膜血管翳及睑结膜瘢痕为沙眼的特有体征。

(三)实验室及辅助检查

结膜刮片检查可见沙眼包涵体,应用荧光抗染色体法或酶联免疫法,可测定沙眼衣原体抗原。

(四)心理-社会状况

患者早期因症状轻不明显未引起重视,以后病症反复发作,病程长,久治不愈,且逐渐加重,而丧失治疗的信心,晚期因并发症导致角膜混浊、视力下降而出现焦虑、悲观失望的心理。

(五)治疗要点

沙眼以局部治疗为主,应用抗生素滴眼液,夜间涂抗生素眼药膏。急性期或重症患者,给予全身抗生素药物治疗。严重并发症及后遗症时可采用手术治疗。

【护理诊断及合作性问题】

1.舒适改变:眼异物感、眼痒、眼干涩等 与长期慢性结膜炎症有关。

2.焦虑 与视力下降及疾病反复发作等有关。

3.潜在并发症:睑内翻与倒睫、上睑下垂、睑球粘连、慢性泪囊炎、实质性结膜干燥症、角膜混浊等。

4.知识缺乏 缺乏沙眼防治及护理知识。

【护理目标】

1.患者不适症状有所缓解。

2.患者能积极配合治疗和护理。

3.患者未发生相关并发症,或并发症发生后能得到及时治疗。

4.患者能掌握沙眼的相关防治及护理知识。

【护理措施】

(一)减轻不适

1.遵医嘱局部或全身应用抗生素类药物。局部治疗白天滴用 0.1%利福平、0.3%氧氟沙星等滴眼液,每日 4～6 次,晚上涂红霉素类或四环素类眼膏。

2.教会患者正确使用滴眼药方法,嘱患者能坚持用药。

3.急性期或重症患者可遵医嘱连续用药 3～4 周。儿童及孕妇禁止使用四环素。

4.沙眼并发症要手术治疗时,按医嘱术前向患者解释手术的目的、方法,以缓解患者的紧张心理,使其配合治疗。

5.强调用药的重要性,加强宣传和用药指导,提高患者的依从性。

(二)减轻焦虑

耐心向患者解释病情,介绍沙眼的防治和护理的方法,使早期轻症的患者引起重视尽早治疗,鼓励重症患者克服焦虑、悲观失望的情绪,积极配合治疗和护理。

(三)病情观察,防止并发症

观察患眼病情变化,有无缓解,保持患眼的清洁,避免病情加重、发生交叉感染。安慰患者,减轻焦虑情绪。叮嘱患者自我观察,发现异常应及时报告医生。

(四)健康指导

1.饮食宜清淡,易消化,多食蔬菜及水果,避免辛、辣刺激性食物。

2.严格注意个人和环境卫生,勤洗手洗脸,洗脸时注意先洗健眼,再洗患眼。

3.告知患者沙眼的危害性,早诊断、早治疗,积极预防并发症的发生。

4.沙眼的预防重点是青少年,注意个人卫生。

5.培养良好的卫生习惯,不与他人共用洗脸用具,不用手揉眼,防止交叉感染。

6.定期对患者使用过的毛巾、脸盆等用肥皂清洗,后再用开水烫或煮沸消毒。沙眼衣原体不能在 70℃以上的环境中生长。

四、免疫性结膜炎

免疫性结膜炎又称变态反应性结膜炎,是结膜对外界过敏原的一种超敏性免疫反应。临床上常见春季角结膜炎和泡性角结膜炎两种。

【护理评估】

(一)健康史

1.春季角结膜炎 又名春季卡他性结膜炎,是一种季节性反复发作的免疫性结膜炎。春夏季节发作,秋冬季节缓解,有自愈倾向。真正病因尚不清楚,过敏原可能为各类植物的花粉、动物皮屑、羽毛等,与过敏体质等有关。

2.泡性角结膜炎 以结膜角膜疱疹结节为特征的迟发型免疫反应,本病易复发。最常见的微生物是结核杆菌、金黄色葡萄球菌,其他尚有白色葡萄球菌、球孢子菌属和沙眼衣原体血清型 L_1、L_2、L_3 等,多见于营养不良或身体抵抗力较差的儿童。

(二)临床表现

1.春季角结膜炎 按病变部位可分为睑结膜型、角膜缘型和混合型。

(1)症状:发作期眼部奇痒,伴有灼热感、畏光、流泪、异物感等轻微症状,视力无影响,分泌物为黏稠丝状但不多。

(2)体征:①睑结膜型:病变主要局限于上睑结膜,结膜充血且呈硬而扁平的粗大乳头,其排列如铺路石样,球结膜呈典型的暗红色。②角膜缘型:角膜缘充血、结节,外观呈黄褐色或污红色胶样增厚,病变好发于睑裂区。③混合型:上述两型病变同时存在。

2.泡性角结膜炎 根据病变部位分为泡性结膜炎、泡性角膜炎和泡性角结膜炎。

(1)症状:病变出现在球结膜上则仅有异物感或灼热感。如侵及角膜则有畏光、眼疼、流泪及眼睑痉挛等刺激症状。

(2)体征:①泡性结膜炎:球结膜上疱疹结节呈灰红色,易破溃,一周左右愈合,不留瘢痕。②泡性角膜炎:角膜上有灰白色点状浸润,可发展成溃疡并有血管侵入,溃破愈合后角膜遗留局限性薄翳。③泡性角结膜炎,在角膜缘及附近球结膜可见单个或多个灰白色小结节,周围膜充血。如有溃疡形成,愈合后可遗留浅淡瘢痕。

(三)实验室及辅助检查

结膜刮片显示嗜酸性粒细胞增多。

(四)心理-社会状况

免疫性结膜炎由于发病时眼部奇痒、反复发作,患者易产生焦虑和烦躁心理。

(五)治疗要点

春季角结膜炎是一种自限性疾病,目前尚无根治方法,短期用药可减轻症状;泡性角膜炎应寻找和治疗诱因。上述疾病均可采用糖皮质激素滴眼液来缓解眼部症状。

【护理诊断合作性问题】

1.舒适改变:眼痒、异物感、灼热感等 与结膜超敏性免疫反应有关。

2.焦虑 与担心愈后仍反复发作有关。

3.潜在并发症:角膜炎、青光眼等。

4.知识缺乏 缺乏对本病的相关防治知识。

【护理目标】

1.患者不适症状有所缓解或消失。

2.患者积极锻炼身体,提高自身免疫力并配合治疗和护理。

3.患者未发生相关并发症,或并发症发生后能得到及时治疗。

4.患者能够了解免疫性结膜炎的预防知识。

【护理措施】

（一）减轻不适

遵医嘱应用药物治疗：指导患者按医嘱正确使用抗过敏滴眼液，如血管收缩剂联合抗组胺药物、肥大细胞膜稳定剂、糖皮质激素等滴眼液等。如果过敏原明确，可遵医嘱使用脱敏疗法。提醒患者不能随意使用或停用糖皮质激素滴眼液，因为长期应用可引起糖皮质激素性青光眼的发生。还应注意观察有无眼痛、头痛和眼压变化等。

（二）减轻焦虑

耐心向患者介绍免疫性结膜炎的发生过程、治疗、护理及预防。积极配合治疗和护理工作，缓解焦虑心理，早日康复。

（三）病情观察，防止并发症

观察角膜变化，病变累及角膜，遵医嘱配合使用抗生素滴眼液，以预防继发感染。

（四）健康指导

1. 协助患者积极寻找病因，进行脱敏治疗。

2. 避免接触致敏源。

3. 患者外出配戴有色眼镜、减少与光线、花粉等接触。

4. 春季结膜炎是自限性疾病，长期使用糖皮质激素应警惕并发症发生。

5. 告知患者冷敷、空调房内工作或相对寒冷的环境可减少疾病的发生。

6. 加强营养，多补充维生素，改善自身体质。

五、翼状胬肉

翼状胬肉是睑裂区肥厚的球结膜及其下的纤维血管组织呈三角形向角膜侵入，因其形态酷似昆虫的翅膀，因而得名，俗称"攀睛"。常发生于鼻侧的睑裂区，可单眼或双眼同时发病。

【护理评估】

（一）健康史

发病原因不明，可能与长期的紫外线照射、接触风尘和慢性炎症等有关。

（二）临床表现

1. 症状　初期多无自觉症状。有些患者不定期出现充血、眼部仅有异物感等轻度不适；当胬肉伸展至角膜时可引起散光，遮盖瞳孔时会影响视力；肥厚的胬肉可不同程度地限制眼球运动。

2. 体征　初期球结膜充血、肥厚，以后发展成三角形的纤维血管性组织，尖端朝向角膜。翼状胬肉分三部分：三角形尖端称头部、角膜缘称颈部、球结膜部称体部。胬肉按其病变情况可分为进行期和静止期。进行期胬肉头部隆起、充血、肥厚，头部前段角膜灰色浸润，病变区前弹力层破坏；静止期胬肉头部平坦，角膜浸润吸收、体部薄而不充血或轻度充血，表面光滑、病变静止，但受到刺激时，可转为进行性。

（三）心理-社会状况

由于眼睑裂部的翼状胬肉既影响容貌，又因遮盖瞳孔影响视力，手术后的复发率又高，患者可有焦虑心理。

(四)治疗要点

小而静止的胬肉一般不需要治疗,当胬肉发展至瞳孔区影响视力或有碍容貌时可考虑施行手术切除治疗。

【护理诊断及合作性问题】

1.舒适改变:异物感等　与胬肉发展和肥厚有关。

2.焦虑　与担心手术后再次复发有关。

3.潜在并发症:角膜炎等。

4.知识缺乏　缺乏对本病的相关预防、治疗和护理知识。

【护理目标】

1.患者不适症状有所改观。

2.患者能正确对待术后的情况,配合治疗和护理。

3.患者未发生相关并发症,或并发症发生后能得到及时治疗。

4.患者能掌握对本病的防护和保健知识。

【护理措施】

(一)减轻疼痛

小而静止的胬肉不需治疗,嘱患者定期复查。大而影响容貌、视力以及眼球运动受限的,需要做手术治疗。遵医嘱按外眼手术常规护理准备,术后嘱患者注意眼部卫生,一般术后 7～10 天拆除缝线。

(二)减轻焦虑

耐心疏导,介绍病情,使患者对本病有一个正确的认识,树立正常生活信心,积极配合医护人员的治疗和护理。

(三)病情观察,防止并发症

观察是否有胬肉复发,据文献报导复发率可高达 20％～30％。

(四)健康指导

1.对翼状胬肉小而静止期无需治疗的患者,做好病情解释工作,应尽量避免对结膜的不良刺激,并定期观察。

2.避免接触有关致病因素,户外活动应戴防护眼镜。

3.定期复查,观察有无复发。

六、干眼症

干眼症又称为角结膜干燥症,是泪液质量改变和泪液分泌量下降及眼表组织病变,伴有眼部不适症状的一组眼病。临床上常分为两类:泪液生成不足型和蒸发过强型。

【护理评估】

(一)健康史

1.泪液生成不足型　由于泪腺疾病或者功能不良导致的干眼,即为水样液缺乏性干眼。

2.泪流蒸发过强型　主要由睑板腺功能障碍、睑外翻暴露等原因引起。

3.其他　沙眼瘢痕期、结膜烧伤、长期戴结膜接触镜以及长时间注视电脑、电视、书籍或常在空调环境中等。

(二)临床表现

1.症状　眼部有干涩感、异物感、畏光、视疲劳、烧灼感、眼痒、刺痛、眼红等,程度轻重不一。

2.体征　球结膜充血、水肿、无光泽、皱褶、泪河变窄或中断,可在下穹隆见微黄色黏丝状分泌物,睑裂区角膜上皮不同程度点状脱落,角膜缺损区荧光素钠弥漫性着色。

(三)实验室及辅助检查

1.泪液分泌试验　正常 10～15 mm/5 分钟,低于 10 mm/5 分钟为低分泌,低于 5 mm/5 分钟为干眼。

2.泪膜破裂时间　正常为 10～45 秒,低于 10 秒为泪膜不稳定。

3.角膜荧光素染色　角结膜虎红染色,可观察角膜上皮破损和判断泪河的高度,观察干燥失活的上皮细胞。

4.泪液溶菌酶含量测定　如溶菌区低于 21.5 mm^2 或含量低于 1200 μg/L,则提示干眼症。

5.泪液的渗透区　大于 312 mOms/L,可诊断干眼症。

(四)心理-社会状况

患者在工作、学习、生活中容易产生视觉疲劳,本病由于是慢性病,病程长、疗效差,需长期用药,所以导致焦虑、烦躁不安的心理。

(五)治疗要点

1.消除病因　积极寻找并消除病因,避免各种诱发干眼症的因素,是提高干眼症治疗效果的关键。

2.对症治疗　使用人工泪液,增加泪液分泌,保留泪液,减轻干眼症状。

3.手术治疗　重症干眼症患者可行泪小点栓塞术封闭泪点,以延长泪液在眼表停留时间,或自体颌下腺移植术等。

【护理诊断及合作性问题】

1.舒适改变:眼干涩、异物感、视疲劳等　与泪液减少有关。

2.焦虑　与病程长、疗效差有关。

3.潜在并发症:角膜炎、角膜溃疡等。

4.知识缺乏　缺乏干眼症相关知识。

【护理目标】

1.患者的眼部不适感得到减轻及消除。

2.患者焦虑程度减轻,树立坚持治疗的信心,积极配合治疗护理。

3.患者未发生相关并发症,或并发症发生后能及时得到治疗与处理。

4.患者能掌握干眼症的相关保健知识及滴眼方法。

【护理措施】

(一)减轻不适

1.嘱患者患病期间停戴角膜接触镜,尽量避免长时间使用电脑、阅读、驾车、看电视等,增加身处环境的湿度。

2.指导患者眼部湿热敷和按摩有利于泪膜脂层的形成。每天早、晚各 1 次进行眼部湿热敷,每次 10~20 分钟。按摩方法是用手指在眼睑表面近睑缘处做旋转性按摩。

3.对严重干眼症患者,遵医嘱做好术前术后护理,并配合医生行泪点封闭或颌下腺移植术。

(二)减轻焦虑

耐心和患者沟通,了解病情变化,积极帮助寻找病因,并解释病情,说明干眼症是慢性病需坚持用药,介绍配合治疗和自我护理的方法,鼓励其树立治愈的信心。

(三)病情观察,防止并发症

注意观察患者眼部症状、分泌物、视力、结膜充血及角膜缺损等变化,若发现异常及时报告医生。

(四)健康指导

1.协助医生和患者共同寻找病因并针对病因进行治疗和护理。

2.指导患者遵医嘱使用滴眼液,并教会正确的滴眼方法。

3.向患者讲述干眼症的基本知识,提高对干眼症的认识。

4.屈光不正者,配戴合适度数的框架眼镜,尽量少戴或选择质量好的角膜接触镜和护理液。

5.增加阅读环境的湿度,应尽量避免长时间使用电脑,少接触空调及烟尘环境。

 练习题

A 型题

1.细菌性结膜炎患者结膜的分泌物( )

A.浆液性、黏液性和脓性　　　　B.浆液性或水样

C.浆液性、黏液性和黏稠丝状　　D.浆液性、黏稠丝状和脓性

E.水样、黏液性和脓性

2.病毒性结膜炎患者结膜的分泌物( )

A.浆液性、黏液性和脓性　　　　B.浆液性或水样

C.浆液性、黏液性和黏稠丝状　　D.浆液性、黏稠丝状

E.黏液性

3.出现"奇痒"难忍症状的是( )

A.春季角结膜炎　B.慢性结膜炎　C.沙眼　D.流行性角结膜炎

E.流行性出血性结膜炎

4.沙眼局部用药的疗程最少的为( )

A. 10～12 周　B. 1～2 月　C. 3～6 周　D. 7～8 天　E. 1～2 年

5. 结膜炎最常见的症状是（　　）

A. 疼痛　　　B. 畏光　　　C. 流泪　　　　D. 发痒　　　E. 异物感

6. 下列哪项可导致结膜干燥综合征（　　）

A. 沙眼衣原体感染　　　　B. 慢性结膜炎　　　C. 自身免疫性因素

D. 维生素 A 缺乏　　　　　E. 长期的屈光不正未经矫正

第四节　角膜病患者的护理

学习目标

> 1. 掌握细菌性角膜疾病的临床表现及护理措施。
> 2. 熟悉单纯疱疹病毒性角膜炎的病因及护理要点。
> 3. 了解真菌性角膜炎的辅助检查。

一、细菌性角膜炎

细菌性角膜炎是角膜病中最常见的眼病之一，是由细菌感染引起的角膜炎症，外伤是最常见的诱因。通常起病急，发展也迅速、病情多较危重，属于对视力危害大的致盲性眼病。根据致病菌的不同，临床上常见的有匐行性角膜炎和铜绿假单胞菌（绿脓杆菌）性角膜炎。

【护理评估】

（一）健康史

1. 病因　常见葡萄球菌、铜绿假单胞菌（绿脓杆菌）、肺炎双球菌、链球菌感染等。

2. 诱因　①局部因素：多为角膜擦伤、异物伤或某些疾病如干眼（睑外翻）、泪道阻塞、倒睫以及戴角膜接触镜诱发感染。②全身因素：如糖尿病、营养不良、长期使用免疫抑制剂者等，也可造成角膜感染。

（二）临床表现

1. 症状　发病急，表现为眼痛、畏光、流泪、异物感、眼睑痉挛等症状。

2. 体征　眼睑肿胀，球结膜呈睫状充血或混合性充血伴水肿，结膜炎内有较多黏液脓性分泌物，角膜水肿、病区呈灰白色浸润灶，边界不清，若浸润灶继续迅速发展，组织坏死脱落形成角膜溃疡甚至角膜穿孔。同时房水混浊或前房积脓，并发虹膜睫状体炎时角膜后可有沉着物（KP）、瞳孔缩小，虹膜后粘连等。

（1）匐行性角膜炎：角膜溃疡呈灰白色或黄白色、匐行性边缘、深达角膜基质层，常伴有前房积脓。

（2）铜绿假单胞菌性角膜炎：伤后数小时或 1～2 日内发病，症状严重，发展迅猛，剧烈眼痛，混合性充血，眼睑及球结膜水肿，结膜囊内有大量黄绿色黏液分泌物。角膜出现浸润及坏死灶，前房积脓严重。若不能及时控制，24 小时至数日内可导致全角膜坏死穿孔，眼球内容物脱出或全眼球炎。

(三)实验室及辅助检查

1.角膜溃疡刮片染色镜检查,可发现致病菌。

2.细菌培养和药物敏感试验,可确诊病因和指导临床用药。

3.角膜荧光素染色检查,可见角膜溃疡区。

(四)心理-社会状况

角膜炎发病急,进展快,症状重,以及对视力危害大。患者表现为焦虑、紧张、恐惧心理。

(五)治疗要点

积极控制感染,眼部或全身应用抗生素药物,配合对症支持疗法,减轻炎症反应,促进溃疡愈合,防止角膜穿孔,减少瘢痕形成。角膜穿孔或角膜瘢痕者,施行治疗性角膜移植术。

【护理诊断及合作性问题】

1.舒适改变:眼痛、畏光、流泪等　与角膜急性炎症刺激有关。

2.焦虑　与眼痛及视力下降有关。

3.潜在并发症:角膜穿孔、化脓性眼内炎及眼球萎缩等。

4.知识缺乏　缺乏角膜外伤及细菌性角膜炎的防治知识。

【护理目标】

1.患者眼痛减轻或消失。

2.患者视力恢复或稳定。

3.患者排除并发症发生或发生时及时处理。

4.患者获得角膜外伤及角膜炎的防治和护理知识。

【护理措施】

(一)减轻疼痛

1.局部护理　患眼结膜囊冲洗,消除分泌物。热敷以促进血液循环,有利于角膜炎症消退。患眼包盖,避免强光刺激。必要时绷带加压包扎患眼,用于角膜已穿孔或即将穿孔者。

2.药物护理　指导患者遵医嘱应用抗生素眼药水及眼药膏,匐行性角膜炎使用0.3%氧氟沙星滴眼液等广谱抗生素,铜绿假单胞菌性角膜炎多用0.25%多粘菌素B眼液、0.3%妥布霉素眼液等,在炎症急性期,每10~15分钟滴眼1次,炎症控制后减少滴药次数。必要时进行结膜下注射药物。注意观察用药反应。

3.手术护理　角膜穿孔或角膜瘢痕严重影响视力的患者施行角膜移植术,按内眼手术护理常规准备。①术前半小时快速静脉液注20%甘露醇250 mL以降低眼压。②缩瞳滴眼液滴眼,使瞳孔保持在2 mm,避免手术损伤晶状体。③遵医嘱做好术后护理。

(二)减轻焦虑

加强心理护理,耐心向患者介绍细菌性角膜炎的病变特点、转归过程及治疗与护理的方法,鼓励患者表达自己的感受并给予安慰和理解。尽可能帮助解决患者的实际问题,使患者的情绪保持稳定,配合治疗和护理。

(三)病情观察,防止并发症

严密注意患者的眼部症状、视力、结膜充血、分泌物、角膜溃疡等变化。关注有无角膜溃疡穿孔的征兆及表现,发现异常及时报告医生处理。

(四)健康指导

1.注意眼部保护,避免角膜外伤的发生。一旦发生角膜外伤,应立即到医院就诊。

2.嘱患者应保证充足的休息,包盖患眼,避免强光刺激。加强营养,补充多种维生素,促进新陈代谢,提高机体抵抗力,增进溃疡面愈合。

3.角膜接触镜配戴者应该注意操作及正确配戴的方法,避免划伤角膜,如有眼痛等不适症状,应立即停止佩戴并及时到医院就诊。

4.积极治疗沙眼、慢性泪囊炎、睑内翻、倒睫、干眼症等眼疾,以防眼分泌物中有大量致病菌。

二、单纯疱疹病毒性角膜炎

单纯疱疹病毒性角膜炎是由单纯疱疹病毒引起的角膜炎,简称单疱角膜炎,是角膜病中最主要的致盲性疾病。本病的临床特点是反复发作,最终使角膜混浊加重,而导致失明。

【护理评估】

(一)健康史

1.病因　常由Ⅰ型单纯疱疹病毒初次感染后,病毒长期潜伏在三叉神经节内。

2.诱因　当机体抵抗力下降时、全身应用糖皮质激素或免疫抑制剂时,病毒可以活化,使角膜感染复发。

(二)临床表现

1.症状　轻微的眼痛、畏光、流泪、异物感、眼部疼挛及不同程度的视力下降。

2.体征　睫状充血、角膜混浊、角膜知觉减退。临床上根据角膜病变的形态特征,分为以下炎症。

(1)树枝状和地图状角膜炎:最常见类型。早期角膜上皮呈点状浸润,继而形成树枝状角膜上皮溃疡。随着病情发展,炎症逐渐向角膜病灶四周扩展可形成不规则的地图状角膜溃疡。角膜知觉减退是本病典型特征。

(2)神经营养性角膜病变:溃疡局限于角膜的上皮面及基质浅层,呈圆形或椭圆形,多位于睑裂区。

(3)基质型角膜炎:含免疫性和坏死性两种亚型。免疫性是盘状角膜炎,角膜中央基质盘状水肿,后弹力层皱褶。不伴炎症细胞浸润和新生血管。坏死性角膜基质炎,角膜基质层内出现单个或多个白色坏死浸润灶,胶原溶解坏死及上皮广泛性缺损,常诱发基质层新生血管,少数病例可穿孔。

(4)角膜内皮炎:中央或旁中央角膜基质水肿,呈毛玻璃样外观,水肿区内皮面有沉积物。严重者出现大泡性角膜病变。

(三)实验室及辅助检查

1.角膜上皮刮片可见多核巨细胞、病毒包涵体或活化性淋巴细胞。

2.角膜病灶分离培养出单纯疱疹病毒。

3.分子生物方法如 PCR 技术等敏感性效高,可以明确诊断。

(四)心理-社会状况

单纯性疱疹病毒性角膜炎病程长,疗效差且易反复发作,严重影响视功能。患者因担心失明和角膜手术,易出现焦虑、紧张、烦躁和悲观等心理。

(五)治疗要点

遵医嘱积极抗病毒治疗,抑制病毒在角膜内复制,减少角膜损害。树枝状和地图样角膜溃疡禁用激素。盘状角膜炎要慎重使用激素,必要时施行治疗性角膜手术。

【护理诊断及合作性问题】

1.舒适改变:眼痛、畏光、流泪等 与角膜炎症刺激有关。

2.焦虑 与角膜炎反复发作、病程较长以及视力障碍有关。

3.潜在并发症:继发细菌或真菌感染、角膜穿孔、角膜瘢痕形成等。

4.知识缺乏 缺乏单纯疱疹病毒性角膜炎的相关知识。

【护理目标】

1.患者眼痛症状减轻或消失。

2.患者视力得到提高或稳定,消除不良心理。

3.患者无并发症发生或得到积极治疗。

4.患者获得单纯疱疹病毒性角膜炎的相关防治及护理知识。

【护理措施】

(一)减轻疼痛

1.遵医嘱及时正确给药,常用抗单纯疱疹病毒药如阿昔洛韦、环胞苷三氟胸腺嘧啶滴眼液。急性期每 1～2 小时滴眼 1 次,晚上涂眼膏。

2.对使用糖皮质激素眼药的患者,要严格按照医嘱用药,不能随便增加使用次数或停用,并告知其危险性。

3.应用散瞳药的患者,嘱其滴药后需指压泪囊区 3～5 分钟。外出戴有色眼镜,减少强光刺激。

4.需要手术治疗的患者,遵医嘱按角膜移植手术护理常规准备,并做好术后护理。

(二)减轻焦虑

多与患者沟通,耐心向患者解释该病的病情及相关治疗和护理知识,增强患者对治愈疾病的信心,能积极配合治疗护理。

(三)病情观察,防止并发症

观察角膜炎的眼部症状,分泌物、结膜充血、角膜溃疡及视力等变化,发现异常及时报告医生并积极配合处理。

(四)健康指导

1.嘱患者充分休息,减少用眼时间,避免眼疲劳,多饮水,以清淡易消化饮食为主。外出时戴有色眼镜,避免强光刺激。

2.向患者讲授该病的特点,患病要尽早治疗,坚持治疗,防止角膜炎及其并发症的复发。

3.积极锻炼身体,提高机体免疫力,避免疲劳、感冒和精神过度紧张,降低复发率。

4.告知患者严格遵医嘱应用糖皮质激素眼药,以防病情加重。

三、真菌性角膜炎

真菌性角膜炎是由真菌引起的感染性角膜病变。本病发病率逐年升高,可能与糖皮质激素或抗生素的广泛使用有关,多见于有植物外伤史的人群。本病起病缓慢,病程长,致盲率极高,预后较差。

【护理评估】

(一)健康史

1.病因　常见真菌感染,多为镰刀菌、曲霉菌、念珠菌属、青霉菌属、酵母菌等所致。

2.诱因　多发于角膜植物性外伤、长期应用糖皮质激素或抗生素,以及其他原因引起的角膜上皮损伤后,如角膜接触镜损伤或角膜手术后等。

(二)临床表现

1.症状　眼痛、异物感、畏光、流泪等症状较轻,但视力下降明显。

2.体征　球结膜充血明显,角膜浸润灶呈白色或灰色,表面微隆起,干燥而粗糙,边界清楚但不规则,外观似"舌苔"或"豆渣"样,溃疡周围可出现浅沟或抗原抗体反应形成的免疫环。有时在角膜病灶旁可见"伪足"或"卫星灶",病灶后可有斑块状纤维脓性沉着物。前房积脓,呈灰白色,黏稠或糊状。真菌穿透性强,进入前房或角膜穿破时引起真菌性眼内炎。

(三)实验室及辅助检查

角膜溃疡刮片可发现菌丝或孢子。角膜共焦显微镜检查,可直接发现角膜溃疡病灶内的病原体。

(四)心理-社会状况

因病程长,疗效差,影响视功能,患者因担心失明或角膜手术而出现抑郁、悲观、紧张、焦虑等心理。

(五)治疗要点

遵医嘱局部用抗真菌滴眼液或眼药膏。病情严重者,也可全身使用抗真菌药。药物治疗无效时,角膜即将穿孔或已穿孔者,配合医生施行结膜瓣遮盖术或角膜移植术等。

【护理诊断及合作性问题】

1.舒适改变:眼痛、畏光、流泪等　与角膜炎症刺激有关。

2.焦虑　与病程长、疗效差、视力下降、预后不佳有关。

3.潜在并发症:角膜溃疡穿孔、真菌性眼内炎、继发性青光眼等。

4.知识缺乏　缺乏真菌性角膜炎的防治和护理知识。

【护理目标】

1.患者眼痛症状减轻或消失。

2.患者视力得到稳定或提高,消除焦虑心理。

3.患者积极配合治疗,无并发症发生。

4.患者获取角膜外伤后预防和护理知识。

【护理措施】

(一)减轻疼痛

1.药物护理　遵医嘱及时正确给药并观察用药反应。抗真菌药物联合使用,有协同作用,可减少药量和降低毒副作用。目前临床上较推荐的使用方案:氟胞嘧啶联合二性霉素 B 或氟康唑,利福平联合二性霉素 B。对于病情严重者可进行结膜下注射二性霉素 B 或咪康唑,或同时静脉滴注抗真菌药如咪康唑。给药方法:每 1 小时滴眼 1 次,白天用滴眼液滴眼,睡前用眼膏。症状严重者,可结膜下注射抗真菌药。临床治愈后仍要坚持用药一段时间,以防复发,禁用皮质类固醇激素。

2.手术护理　手术治疗按角膜移植手术常规护理准备。

(二)减轻焦虑

与患者多沟通,耐心向其讲解病情以及本病的防治与护理知识,由于病程长且顽固需长时间的治疗。使患者有充分的心理准备,接受现实,增强其战胜疾病的信心。

(三)病情观察,防止并发症

注意角膜刺激征、结膜充血、分泌物、角膜溃疡以及视力等变化,关注有无角膜溃疡穿孔的征兆及表现。观察使用抗真菌药物治疗的患者有无不良反应,有无二重感染。发现异常及时报告医生处理。

(四)健康指导

1.嘱患者充分休息,清淡饮食,保持大便通畅。切忌用手揉眼,避免全身用力及咳嗽,预防眼压突然升高而导致角膜溃疡穿孔。

2.预防眼外伤,发生植物性角膜损伤应立即就诊。

3.合理使用糖皮质激素和广谱抗生素,避免真菌感染。

4.锻炼身体,增强免疫力。

 练习题

A 型题

1.细菌性角膜炎治疗的关键是(　　　)

A.全身大剂量的抗生素　　　　B.散瞳　　　　C.胶原酶抑制剂

D.高浓度抗生素眼液频点患眼　　E.治疗性角膜移植

2.引起病毒性角膜炎最常见的原因为(　　　)

A.麻风　B.先天性梅毒　C.单纯疱疹　D.带状疱疹　E.结核

3.单纯性疹性角膜炎的并发症为

A.虹膜睫状体炎　　　　　　B.前房积脓　　　　C.严重者可发生角膜穿孔

D.以上均对　　　　　　　　E.以上均不对

4.真菌性角膜炎最可能的诊断依据是(　　)

A.病史　　B.角膜刮片找到菌丝　　C.根据患者主诉　　D.药物治疗效果

E.荧光素染色

5.感染性角膜溃疡一旦穿孔或即将穿孔,其最好的治疗方法是(　　)

A.治疗性角膜移植术　　B.烧灼溃疡面　　C.包扎患眼

D.药物保守治疗　　E.眼球摘除术

(廖志敏)

第五节　青光眼患者的护理

学习目标

1.掌握急性闭角型青光眼的健康史、临床表现及护理措施。

2.熟悉青光眼的概念及原发性开角型青光眼的临床表现。

3.了解眼压正常值及先天性青光眼治疗原则。

青光眼(glaucoma)是一组以眼压病理性升高、视乳头血液灌注不良,导致视神经萎缩和视野缺损为共同特征的眼科常见致盲性眼病。发病急缓不一,预后差,需予以积极治疗和护理。

眼压是指眼球内容物对眼球壁所施加的压力,我国人正常眼压范围为 10～21 mmHg,双眼眼压差均应≤5 mmHg,24h眼压波动范围均应≤5 mmHg。正常而稳定的眼压对保护视功能至关重要,眼压过高或过低,对眼组织和视功能都将产生严重影响。但是,高眼压并非都是青光眼,而正常眼压也不能排除青光眼;病理性眼压增高是青光眼的主要危险因素。因此,认识正常眼压和病理性眼压增高对青光眼的防治及护理具有重要的临床意义。

根据前房角形态、病因机制及发病年龄,将青光眼分为原发性青光眼、继发性青光眼和先天性青光眼三大类。根据眼压升高时前房角开放状态,原发性青光眼分为闭角型青光眼和开角型青光眼。原发性闭角型青光眼又可分为急性和慢性闭角型青光眼。

一、急性闭角型青光眼

急性闭角型青光眼(acute angle-closure glaucoma)是指一种以眼压急剧升高并伴有相应典型症状及眼前段组织改变为特征的眼病,俗称"气矇眼"。多发生于 50 岁以上的中老年女性,可双眼同时或先后发病,预后较差。

【护理评估】

(一)健康史

1.解剖因素　前房浅、房角窄、眼轴较短、角膜较小、晶状体相对较厚且位置相对靠前等。

2.诱发因素　情绪激动、阅读疲劳、暗处停留时间过长、局部或全身应用抗胆碱药物、疼痛以及滴用散瞳剂等均可使瞳孔散大,增加瞳孔阻滞,并使虹膜周边与小梁网相贴,导致房角关闭,眼压急剧升高。

(二)临床表现

按发病经过及疾病归转可分为六期。

1.临床前期　有前房浅、房角窄等闭角型青光眼发作的解剖因素,但眼压正常,无自觉症状,在一定诱因下发生急性闭角型青光眼者;或一眼已发生急性闭角型青光眼,另一眼虽无症状也称为闭角型青光眼临床前期。

2.先兆期　在急性发作之前间歇性的小发作,表现为一过性头痛、眼胀、恶心、视朦、虹视,睡眠或休息后可自行缓解。

3.急性发作期

(1)症状:发病急,表现为剧烈的眼球胀痛及同侧头痛,伴恶心、呕吐等全身症状。视力急剧下降、有虹视。

(2)体征:①眼压升高,可高达 50 mmHg 以上;指测眼压时,眼球坚硬如石。②球结膜水肿、睫状充血或混合充血。③角膜水肿,呈雾状混浊。④前房变浅,房角关闭。⑤瞳孔散大,呈竖椭圆形,对光反应消失。⑥眼压恢复后,眼前段可遗留角膜后色素沉着、虹膜节段性萎缩、晶状体前囊下点状或片状灰白色混浊(青光眼斑),临床上称为青光眼三联征。

4.间歇期　急性发作的患者,经过治疗或未经治疗,眼压下降,视力恢复,房角重新开放。这种病情缓解是暂时的,随时有再次发作的可能。

5.慢性期　急性大发作或反复小发作之后,房角广泛粘连,眼压中度升高,瞳孔散大,眼底视神经萎缩,视野缺损。

6.绝对期　高眼压持续过久,视神经萎缩,视功能丧失称绝对期青光眼。

(三)实验室及辅助检查

眼压检查、眼底检查、视野检查、暗室试验及房角镜检查,有助于青光眼的诊断和病情观察。

(四)心理-社会状况

青光眼患者因突然剧烈的眼痛、头痛,视力明显下降,害怕失明而深感恐惧、悲观;担心手术治疗术后效果及并发症而焦虑。

(五)治疗原则

首先使用药物迅速降低眼压,挽救视力和解除痛苦,眼压下降后及时选择适当手术以防止再次发作。

【护理诊断及合作性问题】

1.急性疼痛:眼痛、偏头痛　与眼压升高有关。

2.感知紊乱:视力障碍　与眼压升高致角膜水肿、视网膜及视神经损害有关。

3.焦虑　与担心青光眼术后有关。

4.潜在并发症:创口裂开、出血或眼压再次升高等。

5.知识缺乏　缺乏急性闭角型青光眼相关知识。

【护理目标】

1.疼痛减轻或消失。

2.视力逐渐恢复。

3.减轻焦虑,情绪稳定。

4.及时发现或避免并发症发生。

5.掌握青光眼的防治知识。

【护理措施】

(一)减轻疼痛

1.药物护理　遵医嘱用药并观察用药反应。

(1)缩瞳剂:缩小瞳孔,开放房角,增加房水的排出。常用药物为1%～4%毛果芸香碱滴眼液,青光眼急性发作时每5～10分钟滴眼一次,每次1滴;3～6次后改为每1～2小时一次,眼压降至正常后改用维持量。该药副作用有头痛、胃肠道反应及暂时性近视等;滴药后应嘱患者立即压迫泪囊区3～5分钟,以免药液流入鼻腔吸收中毒。

(2)β-肾上腺素受体阻滞剂:抑制房水产生。常用药物为0.25%噻吗洛尔或0.5%卡替洛尔(美开朗)滴眼液滴眼,每天2次。药物有减慢患者心率的副作用,故对心脏房室传导阻滞、窦性心动过缓和支气管哮喘者应禁用。

(3)碳酸酐酶抑制剂:减少房水生成。常用药物为乙酰唑胺或醋甲唑胺口服,副作用主要有患者口周和手脚麻木,久服可出现代谢性酸中毒等;滴用0.5%布林唑胺(派立明)滴眼液,每天2～3次,常见副作用为短暂性视物模糊及口苦感等。

(4)前列腺素衍生物:增加葡萄膜巩膜途径房水排出。常用药物为0.005%拉坦前列素(适利达)滴眼液滴眼,每天1次,副作用有睫毛长度及密度增加、眼睑皮肤及虹膜色素沉着等。

(5)高渗脱水剂:提高血浆渗透压,导致眼内水分进入血管,降低眼压。常用药物为20%甘露醇注射液,1.0～1.5 g/kg,快速静脉点滴。对年老体弱或有心血管疾病者,应注意其呼吸及脉搏变化,以防意外发生。

2.手术护理

(1)术前护理:①向患者说明青光眼的手术目的及方法,使患者消除恐惧心理,积极配合治疗。②按内眼术前常规准备,冲洗结膜囊,冲洗泪道,测量生命体征。③告知患者术后视力可能改善或欠佳的原因。

(2)术后护理:①体位:患者术后24小时卧床休息;有前房出血者应采取半卧位,减少头部运动。②按摩:保证患者滤过手术后的滤道通畅,促进房水排出;具体方法是嘱患者向上注视,操作者以拇指或示指指腹置于患者下睑,手指自下向上轻轻作半圆形按摩,每次3～5分钟,每日2～3次,速度先慢后快,但切勿用力过大。③出院:嘱患者术后3～4个月内,每周测眼压1次,每月检查眼底1次,6个月复查视野1次;告知患者遵医嘱用药,教会患者正确滴眼及按摩眼球的方法。

(二)提高视力

遵医嘱及时应用降低眼压的药物,并及时采取手术治疗,有效控制患者的眼压,使角膜恢复透明,积极挽救患者眼底视网膜和视神经,尽可能使患者视力有不同程度的恢复。

(三)减轻焦虑

1.青光眼患者性情急躁、容易激动,应耐心细致地与患者进行语言沟通,做好心理疏导工作。

2.认真讲解青光眼的发病诱因、病程经过、危害程度及防治措施,使患者了解疾病的相关知识,减轻其对疾病预后的恐惧感和焦虑心理。

3.告知患者情绪激动、过度紧张可导致眼压升高,病情加剧,故应保持良好平和的心态和稳定的情绪,积极配合治疗。可指导患者应用放松术,消除其焦虑心理。

4.对视功能严重障碍的患者,应给予支持、鼓励、疏导,使其心理保持平衡,正确面对现实。

(四)预防并发症

密切观察患者术后全身及术眼情况,监测患者眼压、视力、视野、瞳孔等情况,特别注意观察手术切口及滤过泡的变化,并做好记录,有异常及时报告医生,并配合医生采取及时有效的措施,以防意外发生。

(五)健康指导

1.指导患者注意避免引起眼压升高的因素。如一次饮水量不应超过300 mL,不宜长时间在暗处停留,避免用力大便、咳嗽、打喷嚏、长时间低头或弯腰等动作,忌烟、酒、浓茶等刺激性食物,禁用阿托品类滴眼剂或口服药等。

2.指导患者及家属学会自我监测,如出现眼胀痛、头痛、虹视、雾视、恶心、呕吐等,提示为青光眼的先兆,应立即就医,及时采取措施,降低眼压。

3.积极宣传青光眼防治的意义,指导社区内40岁以上有青光眼家族史者应定期进行检查,做到青光眼早发现、早治疗,尽可能保护其视功能。

【护理评价】

1.疼痛减轻或消失。

2.视力逐渐恢复。

3.减轻焦虑,情绪稳定。

4.及时发现或避免并发症发生。

5.说出青光眼的防治知识。

二、原发性开角型青光眼

原发性开角型青光眼(primary open-angle glaucoma,POAG),又称慢性单纯性青光眼,是指在前房角始终开放的情况下,眼压升高引起视乳头萎缩和视野缺损的一种眼病。

【护理评估】

(一)健康史

1.多有青光眼家族史。

2.多双眼发病、双眼先后或同时发病,发病症状隐蔽,进展缓慢,容易漏诊,危害很大。等到部分患者单眼发病,视力或视野损害影响到正常生活时,才引起重视。

(二)临床表现

1.症状　多数患者无任何自觉症状;少数患者眼压升高时,可出现眼胀、雾视等症状;晚期双眼视野损害时,则出现行动不便和夜盲等。

2.体征　①眼压:早期表现为不稳定,呈波动性升高。②眼底:早期正常;后期出现青光视神经损害时,表现为视乳头凹陷进行性扩大和加深,是青光眼发展到一定阶段后的共同特征。③视功能:主要是视野缺损(图 3-5-1),是开角型青光眼的诊断和病情评估的重要指标。④房角:宽而开放。

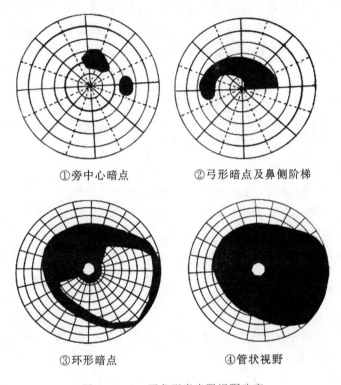

①旁中心暗点　　　　　②弓形暗点及鼻侧阶梯

③环形暗点　　　　　　④管状视野

图 3-5-1　开角型青光眼视野改变

(三)实验室及辅助检查

24h 眼压曲线、视野检查、房角检查、眼电生理检查、共焦激光眼底扫描系统对视盘行定量分析、OCT(光学相干涉断层成像技术)、视神经分析仪检查等,利于诊断。

(四)心理-社会状况

由于早期无任何自觉症状,致使视力下降,视野受损时,患者及家属均未给予重视;常因视野受损严重,眼底有改变时到医院就诊,视功能难以恢复而感到焦虑和悲观。

(五)治疗原则

控制眼压升高,防止或延缓视功能进一步损害。

1.药物治疗:可首选 β-肾上腺素受体阻滞剂或联合用药。

2.手术治疗:滤过性小梁切除术,也可使用激光小梁成形术。

【护理诊断及合作性问题】

1.感知紊乱:视野缺损　　与眼压升高导致视神经纤维受损有关。

2.焦虑　　与担心预后有关。

3.知识缺乏　　缺乏青光眼疾病的防治及护理知识。

【护理措施】

(一)维持视野

1. 药物治疗　可根据病情选择一种或不同类几种药物联合使用,控制眼压。

2. 手术治疗　当药物控制眼压效果欠佳或无法坚持长期药物治疗时,可选择小梁切除术、非穿透小梁术等手术治疗,也可使用氩激光小梁成形术。手术患者按内眼术前准备及术后护理常规。严禁使用散瞳药物。

(二)减轻焦虑

1. 耐心向患者讲解病因、病情及预后,积极疏导,消除顾虑,积极配合治疗和护理。

2. 使患者树立信心,面对现实,保持心态平衡。

(三)健康指导

1. 向患者及家属介绍该病早期诊治和护理的意义。

2. 若出现不明原因的头痛、眼胀、虹视等症状,应及时到医院诊治。

3. 指导患者在治疗阶段,及时观察眼压变化,坚持定期到医院复查。

4. 指导患者制定治疗、护理和生活计划,学会自测视力、视野,也可适当参加室外活动等。

三、先天性青光眼

先天性青光眼(congenital glaucoma)是由于胚胎发育时期,前房角发育异常,引起小梁网及 Schlemm 管系统房水引流功能下降,导致眼压升高的一类青光眼。根据发病年龄的早晚分为婴幼儿型青光眼和青少年型青光眼。

【护理评估】

(一)健康史

病因尚不完全清楚。一般认为,先天性青光眼系常染色体或多因素遗传病,多伴有虹膜缺如、白内障和心脏病等其他先天异常。患者前房角发育异常,虹膜根部附着靠前导致小梁网通透性下降、Schlemm 管闭塞等。多双眼发病,具有遗传性,男性多见。

(二)临床表现

1. 婴幼儿型青光眼

(1)症状:3 岁以内患儿表现为畏光、流泪、眼睑痉挛、视力障碍等,强光下症状加重;约半数患儿出生时即有症状,而 80% 患儿 1 岁内出现症状。

(2)体征:①眼球扩大,前房变深,出现轴性近视。②角膜横径常超过 12 mm,上皮水肿,外观呈雾状混浊。③早期眼底可见视乳头萎缩和视杯凹陷扩大,进展迅速。④眼压升高,需在全麻下测量。

2. 青少年型青光眼

6～30 岁发病,临床表现与原发性开角型青光眼相似。

(三)心理-社会状况

患儿自幼出现眼部异常,较为痛苦,且需要手术治疗,致使家属对患儿的未来感到担心和焦虑;年龄较大的患者常会出现恐惧、孤单的心理。

(四)治疗原则

一旦确诊,尽早手术,以挽救患者的视功能。常用的手术方式有小梁切开术、房角切开术及小梁切除术。术后应及时进行矫正屈光不正、治疗弱视等视功能恢复治疗。

【护理诊断及合作性问题】

1.感知紊乱:视力障碍 与眼压升高致视神经损害有关。

2.家庭应对无效 与患儿家属缺乏对该病的防治知识有关。

【护理措施】

(一)提高视力

1.积极配合医生实施抗青光眼手术,尽早有效控制眼压,保护视神经和视网膜,挽救视功能。

2.认真做好围手术期的护理指导工作,严格按照内眼手术和全麻护理常规进行,做好术前准备、术中配合及手术后观察和护理工作。

(二)提高家庭应对能力

1.向家庭主要成员讲解本病的相关知识,告知家长:①婴幼儿出现畏光、流泪时,应尽早就诊。②眼球明显增大的患儿,应注意保护眼部,避免外伤致眼球破裂。③提倡优生优育,避免近亲结婚。

2.因患儿缺乏对疾病症状的正常反应,家长应注意观察患儿眼球大小的变化、注视能力以及跟随运动。

3.对年龄较大的患者做好心理护理,正确给予引导,消除自卑心理,多与朋友进行正常交往。

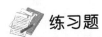 练习题

A 型题

1.急性闭角型青光眼的发病因素不包括( )

A.前房浅 B.房角窄 C.眼轴短 D.大角膜 E.晶状体厚

2.急性闭角型青光眼的早期诊断有意义的是( )

A.自觉症状　　　　　　　　B.眼压测量

C.暗室试验　　　　　　　　D.前房角检查

E.24h眼压曲线

3.引起手、脚麻木的降眼压药是( )

A.1%毛果芸香碱眼药水　　　　B.0.25%噻吗心安眼药水

C.乙酰唑胺(醋氮酰胺)　　　　D.20%甘露醇溶液

E.以上都不是

4.对急性闭角型青光眼患者健康教育正确的是( )

A.眼压升高和情绪无关　　　　B.适宜配戴有色眼镜

C.手术以后不需要再测量眼压　　D.长时间的近距离工作和眼压无关

E.保持和平的心态、清淡的饮食、劳逸结合

5.关于先天性婴幼儿型青光眼的描述正确的是（　　）

A.确诊后早期手术治疗　　　　　　B.眼压升高，眼球外观正常

C.与房角的发育无关　　　　　　　D.一般角膜直径小于 10 mm

E.确诊后主要用药物治疗

6.患者女性，55 岁，前房较浅，散瞳检查眼底数小时后出现双眼雾视、虹视、头痛与呕吐。该病最可能的诊断是（　　）

A.结膜炎　　　　　　　　　　　　B.角膜炎　　　　　C.开角型青光眼

D.闭角型青光眼急性发作　　　　　E.以上都不对

7.对急性闭角型青光眼急性发作患者需立即采取的护理措施是（　　）

A.卧床观察　　　　　　　　　　　B.生理盐水洗眼睛

C.1%毛果芸香碱滴眼液滴眼　　　　D.1%阿托品眼药点

E.广谱抗生素眼药水滴眼

第六节　白内障患者的护理

➤ 学习目标

1.掌握年龄相关性白内障的临床表现及护理措施。

2.熟悉白内障的概念及糖尿病性白内障的治疗原则。

3.了解先天性白内障的治疗原则。

白内障（cataract）指晶状体混浊，是眼科最常见的致盲性眼病。其主要分类有：①根据病因可分为：年龄相关性、外伤性、代谢性、并发性、药物及中毒性白内障等。②根据发生时间可分为：先天性、后天性白内障。③根据混浊部位可分为：皮质性、核性、后囊膜下白内障。

一、年龄相关性白内障

年龄相关性白内障（age-related cataract）是最常见的后天性白内障，多发生在 50 岁以上的中老年人，随着年龄增长，发病率增高，为晶状体老化过程中逐渐出现的退行性改变。多为双眼发病，可一眼先发病。

【护理评估】

(一)健康史

发病与年龄、营养、代谢、紫外线和遗传等多种因素有关，是机体内、外各种因素对晶状体长期综合作用的结果。

(二)临床表现

1.症状　双眼或单眼呈渐进性无痛性视力下降，或有单眼复视或多视。眼前可出现固定不动的黑影。

2.体征 晶状体混浊。皮质性白内障按其发展过程分为四期。

(1)初发期:晶状体周边皮质出现楔状混浊。早期晶状体瞳孔区未累及,视力一般不受影响。

(2)膨胀期或未成熟期:晶状体混浊逐渐加重,视力明显下降。晶状体吸收水分急剧肿胀,体积变大,将虹膜向前推,使前房变浅,可诱发闭角型青光眼急性发作。此期晶状体皮质层尚未完全混浊,虹膜瞳孔缘部与混浊的晶状体皮质之间尚有透明皮质,用斜照法检查时,光线投照侧的虹膜阴影投照在深层的混浊皮质上,在该侧瞳孔区内出现新月形投影,称虹膜投影。

(3)成熟期:晶状体完全混浊,呈乳白色,视力仅剩光感或手动。皮质水肿减退,前房深度恢复正常,虹膜投影消失,眼底不能窥及。

(4)过熟期:成熟期持续时间过长,晶状体皮质溶解液化,晶状体核下沉,视力有所提高。上方前房变深,虹膜失去支撑可出现虹膜震颤。液化的皮质渗漏入房水,可引起晶状体过敏性葡萄膜炎;皮质沉积在前房角可引起晶状体溶解性青光眼;因晶状体悬韧带发生退行性变,可引起晶状体脱位。

(三)实验室及辅助检查

检眼镜或裂隙灯显微镜检查;视力、色觉、视觉电生理检查;角膜曲率和超声检查。

(四)心理-社会状况

视功能障碍可严重影响患者的生活、工作、学习,易产生焦虑、孤独感。手术患者因惧怕手术及术后复明效果,而产生焦虑心理。

(五)治疗原则

目前尚无疗效肯定的药物。如视力下降影响了患者的生活、工作和学习,可考虑手术治疗。主要手术方法有白内障超声乳化及人工晶状体植入术、小切口白内障摘除及人工晶状体植入术。

【护理诊断及合作性问题】

1.感知紊乱:视力下降 与晶状体混浊有关。

2.焦虑 与担心手术及术后视力是否能恢复有关。

3.潜在并发症:继发性闭角型青光眼、晶状体溶解性青光眼、晶状体脱位、人工晶状体脱位、创口出血等。

4.知识缺乏 缺乏白内障自我保健的相关知识。

【护理目标】

1.术后视力提高。

2.减轻焦虑,情绪稳定。

3.及时发现或无并发症发生。

4.掌握白内障的相关知识。

【护理措施】

(一)提高视力

1.药物护理 白内障发病早期,遵医嘱局部应用白内停、谷胱甘肽或障翳散等滴眼液,口服维生素 C、维生素 B_2 等药物,可延缓白内障的进展。

2.手术护理

(1)术前护理:①按照内眼术前常规准备,冲洗泪道、冲洗结膜囊,监测生命体征、血糖等。②咳嗽患者术前遵医嘱给予口服或口含止咳药。③遵医嘱术前术眼散瞳。④术前排空大小便,嘱患者不要紧张以免引起眼压升高。

(2)术后护理:①患者不要用力挤眼,避免剧烈活动,有咳嗽或呕吐者要服用镇咳或止吐药。②术眼一般无疼痛,如有明显疼痛,应注意有无眼压升高、伤口裂开,前房积血等。应及时报告并配合医生做出相应的检查和处理。③清淡、易消化饮食,禁食辣椒等刺激性食物。④对术中因故未植入人工晶状体的患者应做好心理护理。⑤遵医嘱全身及局部应用抗生素、激素类药物。⑥本病多为年老体弱者,全身常合并有多种疾病,需用其他药物治疗时,请专科医生协助治疗。

(二)减轻焦虑

根据患者的病情、心理特点及文化层次,耐心启发、引导,讲解白内障的产生原因、治疗手段、术后处理、预防措施和护理保健的基本知识,消除患者的焦虑、恐惧心理,积极配合治疗和护理。

(三)密切观察病情,预防并发症

观察患者晶状体混浊及视力下降的程度、眼压变化。如出现头痛、眼痛、混合性出血、瞳孔散大、恶心、呕吐等,提示可能发生青光眼,应立即告知医生并协助处理。

(四)健康指导

1.及早发现,积极治疗,控制或延缓晶状体混浊的发展。

2.合并患有高血压、糖尿病、心脏病等全身性疾病者,应首先积极控制和治疗全身病,而后择期施行白内障手术。

3.讲解白内障相关的护理常识,告知患者及其家属注意合理饮食,加强营养,防护紫外线的照射。

4.慎用散瞳剂如阿托品、以免诱发急性青光眼。

【护理评价】

1.视力得到提高。

2.减轻焦虑,情绪稳定。

3.及时发现或无并发症发生。

4.掌握白内障相关知识。

二、糖尿病性白内障

糖尿病性白内障(diabetic cataract)是指与糖尿病有直接关系的白内障。临床上分为两大类,即真性糖尿病性白内障和糖尿病患者年龄相关性白内障。

【护理评估】

(一)健康史

糖尿病患者血糖增高,进入晶状体内的葡萄糖增多,转化为山梨醇,山梨醇不能透过晶状体囊膜,在晶状体内大量积聚,使晶状体内渗透压增加吸收水分,使纤维变热而肿胀变性导致混浊。

(二)临床表现

1.症状 眼部表现为视力不同程度的下降、视物变形、闪光感等;多数患者全身表现有多饮、多尿、多食、消瘦及乏力等。

2.体征 严重的糖尿病患者晶状体混浊多为双眼,前后囊下有点状或雪片状混浊,混浊发生较早,进展较快,易成熟。当血糖升高时,房水进入晶状体内使之肿胀变凸导致屈光力增强,出现近视。血糖降低时,晶状体内水分渗出,晶状体变扁平,出现远视。

(三)实验室及辅助检查

血糖和尿糖检查显示血糖升高、尿糖阳性。

(四)心理-社会状况

糖尿病为终身性疾病,晚期出现严重的并发症和视力障碍,又由于治疗困难,漫长的病程严重影响患者的生活质量,对疾病治疗失去信心,因此有较重的焦虑不安、悲观情绪。

(五)治疗原则

尽可能将血糖控制在正常范围内,然后行白内障摘除联合人工晶体植入术。

【护理诊断及合作性问题】

1.感知紊乱:视力下降 与血糖升高导致晶状体混浊有关。
2.焦虑 与病程漫长、视力下降有关。
3.潜在并发症:术后感染、视网膜病变等。
4.知识缺乏 缺乏本病及糖尿病的治疗、护理知识。

【护理措施】

(一)提高视力

1.指导患者用药、饮食、运动及生活自理的方法,防止意外发生。
2.手术参照内眼手术护理常规,观察术后病情变化。

(二)减轻焦虑

进行心理疏导,帮助患者树立战胜疾病的信心。耐心介绍糖尿病性白内障的病因、预防措施、治疗手段、术前和术后的护理保健方法,缓解患者的焦虑心理,积极配合治疗。

(三)密切观察病情,预防并发症

观察患者的血糖、尿糖,并注意术后有无眼部感染,有异常及时告知医生并协助处理。

(四)健康指导

向患者进行健康指导,说明减少糖尿病并发症有极其重要的意义。向患者及其家属传授糖尿病的有关知识,提高其自我护理能力和技巧,如自我血糖、尿糖监测和饮食护理等。

三、先天性白内障

先天性白内障(congenital cataract)指胎儿在发育过程中,晶状体发育障碍,在出生时或出生后一年内发生的晶状体混浊。可单眼或双眼发病。

【护理评估】

(一)健康史

1.内源性 约1/3先天性白内障患者具有遗传性,以常染色体显性遗传多见。

2.外源性 ①病毒感染:母亲孕期尤其是前3个月受到病毒感染,如风疹、麻疹、单纯疱疹、腮腺炎、水痘等。②药物:糖皮质激素、一些抗生素特别是磺胺类药物的影响。③接触放射线。④母亲孕期患有糖尿病、甲状腺功能减退、代谢性疾病或营养与维生素缺乏等。

(二)临床表现

1.症状 视力障碍或正常,与晶状体混浊的部位及程度有关。多为静止性,少数出生后继续进展。因患者年龄幼小,不能自诉,常为父母观察所发现。

2.体征

(1)先天性白内障按晶状体混浊的形态、部位不同,分为前极、后极、绕核、核性、膜性、冠状、点状和全白内障,以绕核性白内障最为常见。

(2)患者常伴有眼部或全身其他先天异常,如斜视、弱视、眼球震颤、先天性小眼球等。

(三)辅助检查

染色体检查,有助于筛查遗传性疾病。

(四)心理-社会状况

由于年幼即存在视力障碍,患儿父母及家庭成员对治疗效果有迫切期待;对手术有紧张、恐惧心理;对孩子的人生未来感到焦虑。

(五)治疗原则

1.对视力影响不大的静止性白内障,一般不需治疗,定期观察。

2.明显影响视力者,一般宜于3～6个月,最迟不超过2岁,尽早选择晶状体吸出术或白内障囊外摘除术。但风疹病毒引起者不宜过早手术,以免潜伏在晶状体内的病毒因手术而释放,引起虹膜睫状体炎、眼球萎缩。

【护理诊断及合作性问题】

1.感知紊乱:视力障碍 与晶状体混浊有关。

2.家庭应对无效 与家庭主要成员对该病缺乏防治知识有关。

【护理措施】

(一)提高视力

婴幼儿先天性白内障手术患者,按年龄相关性白内障手术及全麻手术常规护理。术后头侧位,床边准备吸引器及氧气,嘱家长必须在清醒6h后方可给患儿进食,以免未清醒前进食发生窒息甚至死亡;术后尽早除去眼垫,以免引起弱视。

(二)提高家庭应对能力

1.护理婴幼儿患者要适应其身心特点,动作轻柔,精心呵护,保持患儿的安静与合作。要注意防止因哭闹、挠抓等影响术眼康复。

2.如术后视力极差,手术效果不佳或已发生弱视者,尽早进行低视力康复训练,如遮盖疗法、精细动作训练等。定期随访,适时调整康复训练计划。

3.宣传优生优育,防止先天性疾病的发生。

4.重视孕期卫生保健,均衡营养膳食;避免胎儿受到病毒、药物、放射线的影响。

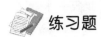 **练习题**

A 型题

1.年龄相关性白内障患者的主要症状是(　　)

A.眼胀　　　　　B.眼痛　　C.视物变形　　　　D.分泌物增多

E.视力逐渐下降

2.年龄相关性白内障患者的最佳治疗方法是(　　)

A.饮食疗法　　　　　　　B.戴镜疗法

C.药物疗法　　　　　　　D.手术疗法

E.保守疗法

3.年龄相关性白内障患者术后护理错误的是(　　)

A.避免术眼受伤　　　　　　B.活动不受任何限制

C.滴散瞳剂　　　　　　　　D.滴含激素抗炎眼药水

E.遮盖眼罩

4.2 岁女婴,检查发现双眼晶状体混浊,诊断为双眼先天性白内障,尽早手术的目的是预防(　　)

A.遗传　　　B.病毒感染　　　　C.弱视　　　　D. 代谢性疾病

E.年龄相关性白内障

5.70 岁男性,因左眼年龄相关性白内障入院,行左眼白内障囊外摘除术联合人工晶体植入术,术后护理指导错误的是(　　)

A.按摩术眼　　　　　　　B.避免低头弯腰

C.勿让脏水入眼　　　　　D.清淡易消化饮食

E.学会点眼药水

（王　震）

第七节　葡萄膜病与视网膜病患者的护理

学习目标

1.掌握葡萄膜炎的概念、分类和临床表现;视网膜动脉阻塞的临床表现、急救护理措施;视网膜静脉阻塞的临床表现;糖尿病性视网膜病变的治疗要点;视网膜脱离的定义、分类。

2.熟悉葡萄膜炎的护理诊断、治疗要点;视网膜动脉阻塞的概念、护理诊断;视网膜静脉阻塞的护理诊断;糖尿病性视网膜病变的护理诊断;视网膜脱离的临床表现、护理诊断。

3.了解葡萄膜炎的健康史特点、视网膜静脉阻塞的健康史、糖尿病性视网膜病变的概述、视网膜脱离的健康史和治疗要点。

一、葡萄膜炎

葡萄膜炎(uveitis)是一类由多种原因引起的眼内炎症的总称,包括葡萄膜、视网膜血管和玻璃体的炎症。多见于青壮年人,易合并全身性自身免疫性疾病,病因复杂,常反复发作,可引起一些严重并发症,是一类常见而又重要的致盲性眼病。按其发病部位可分为前葡萄膜炎、中间葡萄膜炎、后葡萄膜炎和全葡萄膜炎。其中,前葡萄膜炎即虹膜睫状体炎,是葡萄膜炎中最常见的类型,占我国葡萄膜炎总数的 50% 左右。根据病程分为:急性葡萄膜炎(短于 3 月)、慢性葡萄膜炎(长于 3 月)。下面主要讲述急性虹膜睫状体炎。

【护理评估】

(一) 健康史

虹膜睫状体炎经常反复发作,需要详细了解有无全身性自身免疫性疾病病史,如强直性脊柱炎和炎症性肠病等。

(二)身体状况

急性虹膜睫状体炎的常见症状有眼痛、畏光、流泪和视力减退。常见体征有:①睫状充血或混合充血是重要特征。②角膜后沉着物(keratic precipitate,KP)(图 3-7-1):房水中炎性细胞、渗出物沉积于角膜内皮形成。③房水闪辉或称 Tyndall 现象是活动性炎症表现,严重者可出现前房积脓。④ 虹膜水肿、纹理不清、粘连、膨隆,瞳孔缩小、光反射迟钝或消失。⑤可出现并发性白内障、继发性青光眼、低眼压及眼球萎缩等并发症。

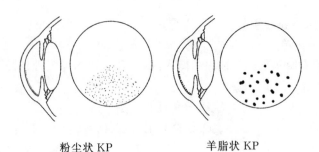

粉尘状 KP   羊脂状 KP

图 3-7-1　角膜后沉着物

(三) 心理-社会状况

虹膜睫状体炎起病常较急,并且反复发病,严重影响患者的工作、学习和生活,因此患者常焦虑不安,心理负担重。

(四)实验室及辅助检查

实验室检查血常规、抗核抗体、血沉等均可提示伴有的全身性疾病,有助于诊断和鉴别诊断。

(五)治疗要点

关键是散瞳,积极防止并发症,同时进行病因治疗。可选用睫状肌麻痹剂、糖皮质激素、非甾体类抗炎药和抗感染药。

【护理诊断及合作性问题】

1.舒适改变:眼痛、畏光、流泪等　与炎症刺激睫状神经有关。

2.感知改变:视力障碍　与房水混浊、角膜后沉着物、晶状体色素沉着及黄斑水肿等有关。

3.焦虑　与视力障碍、疾病反复发作及担心预后有关。

4.潜在并发症:继发性青光眼、并发性白内障、眼球萎缩等。

5.知识缺乏　缺乏疾病防治及用药的知识。

【护理目标】

1.眼痛、畏光、流泪等不适感减轻或消失。

2.视力得到恢复或稳定。

3.患者情绪稳定。

4.患者未出现并发症或并发症及时发现并处理。

5.说出疾病防治及用药的相关常识。

【护理措施】

(一)减轻不适

1.湿热敷　患眼湿热敷可促进炎症吸收,减轻炎症反应和疼痛。每次 15 分钟,2～3次/天。

2.散瞳　告知患者局部应用散瞳剂可防止或拉开虹膜后粘连,避免并发症,同时可解除睫状肌、瞳孔括约肌的痉挛,以减轻充血、水肿及疼痛,促进炎症恢复,以使患者配合治疗、坚持治疗。

(二)提高视力

遵医嘱用药:

1.睫状肌麻痹剂　减轻虹膜、睫状体充血,抑制炎性渗出,预防虹膜后粘连和解除睫状肌痉挛,减轻疼痛,促进炎症恢复。根据医嘱应用阿托品或混合散瞳剂(阿托品＋肾上腺素＋可卡因)时,要注意药物浓度,滴用后按压泪囊区 3～5 分钟。阿托品的副作用为口干、心跳加快、面色潮红、烦躁不安等,让患者卧床,多饮水,一旦出现上述症状加重伴头晕、胡言乱语等,要立即停药,同时通知医师。心脏病患者要特别观察病情变化。

2.糖皮质激素滴眼液　常用 0.2% 醋酸氢化可的松、0.1% 地塞米松眼药水等。炎症减退后应逐渐减少点眼次数。

3.非甾体消炎药　通过阻断前列腺素、白三烯等花生四烯酸代谢产物而发挥其抗炎作用。可用双氯酚酸钠滴眼液,3～5 次/天。

4.抗生素药　若有细菌感染,可应用抗生素如氧氟沙星滴眼液,3～5 次/天。如感染严重、前房积脓较多时可选择抗生素口服或静脉给药。

(三)减轻焦虑

此类患者病情常有反复,患者情绪波动较大,多关心体贴患者,多与患者交流沟通,协助患者寻找病因,使患者树立信心,积极配合治疗,防止复发。

(四)密切观察病情,预防并发症

1.观察视力、眼压、瞳孔、睫状充血、房水、角膜后沉着物、虹膜等变化。

2.观察使用糖皮质激素后有无体形改变、胃出血及骨质疏松等不良反应。

(五)健康指导

1.嘱患者注意休息,不要过度用眼,保证充足的睡眠。告知患者戒烟酒,锻炼身体,提高机体的抵抗力。

2.指导患者正确的防治方法,如热敷、点眼药水等。

3.散瞳期间为了减少强光的刺激,可佩戴有色眼镜。

4.定期复查并介绍葡萄膜炎预防措施和预后,用药方法和副作用的观察。

5.本病易反复发作,告诉患者按时定量服用药的重要性,避免随意停用或加减药物。

【护理评价】

1.患者眼痛、畏光、流泪等不适感逐步减轻或消失。

2.患者视力逐步提高或稳定。

3.患者积极配合治疗,情绪稳定。

4.患者未出现严重并发症。

5.患者及家属掌握一定的疾病防治及用药常识。

二、视网膜动脉阻塞

案例导入

男性,66岁,右眼突然无痛性失明1小时,既往高血压病史15年。检查:右眼视力光感(＋),左眼视力1.0。右眼瞳孔散大,直接对光反射消失,间接对光反射存在;眼底视乳头水肿、边界模糊;视网膜苍白、水肿;视网膜动脉狭窄;黄斑区呈樱桃红斑。请问该患者首先考虑的诊断是什么? 应进行哪些急救措施?

视网膜动脉阻塞(retinal artery occlusion,RAO)是指由多种原因引起的视网膜中央动脉或其分支阻塞,出现相应视网膜急性缺血、缺氧,视细胞迅速坏死,患者视力急剧下降的眼科致盲性急症(图3-7-2)。因其预后极差,一旦确诊应立即对患者进行扩张血管、降低眼内压等急救措施。

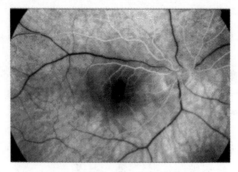

图3-7-2 视网膜动脉阻塞

【护理评估】

(一)健康史

视网膜动脉阻塞多见于有高血压、糖尿病、心内膜炎、颈动脉粥样硬化的老年人。主要为血管硬化、栓塞、痉挛、血管壁的改变和血栓形成，以及血管外部的压迫等，导致视网膜血管发生阻塞。

(二)身体状况

视网膜中央动脉阻塞患者的典型症状为突发一眼视力无痛性丧失。某些病例发病前有阵发性黑矇史。大多数患眼初诊视力在指数至光感之间。视网膜分支动脉阻塞者患者一眼视力可有不同程度的下降，视野某一区域有阴影。眼科检查可见患眼瞳孔散大，直接对光反射消失，间接对光反射存在。眼底视网膜缺血后呈苍白色或乳白色混浊水肿，后极部尤为明显，黄斑区可透见脉络膜红色背景呈"樱桃红斑"。视网膜动、静脉变细，严重阻塞病例，视网膜动脉和静脉均可见节段性血柱。数周后，视网膜水肿消退，遗留苍白色视盘和细窄的视网膜动脉，黄斑中心凹樱桃红斑也消失。

(三)心理-社会状况

本病发病急，患者视力突然丧失且不易恢复，多数患者有严重的焦虑、紧张心理。此外，有的病因无特殊药物治疗，难以治愈，患者失去治疗信心，情绪低落，不能面对现实。

(四)实验室及辅助检查

眼底荧光素血管造影显示视网膜循环时间延长，动脉无灌注。

(五)治疗要点

应争分夺秒积极挽救患者视功能。急诊对患者进行扩张血管、降低眼内压、吸氧等急救措施。

【护理诊断及合作性问题】

1.感知改变:视力下降　与视网膜缺血有关。

2.自理缺陷　与患眼视力下降、感知能力下降有关。

3.焦虑　与视力下降、难以治愈等因素有关。

4.知识缺乏　缺乏疾病防治及用药的知识。

【护理目标】

1.视力恢复或稳定。

2.生活自理能力增强。

3.患者情绪稳定，对治疗生活有信心。

4.说出疾病防治及用药的相关常识。

【护理措施】

(一)提高视力

急诊挽救视力:①降低眼压:立即进行眼球按摩，重复数次，每次 2～5 分钟;或前房穿刺，使眼压降至 5～10 mmHg 并维持 30～60 分钟。也可遵医嘱使用降眼压药物，如甘露醇 250 mL,30 分钟内滴完。②血管扩张剂:遵医嘱立即吸入亚硝酸异戊酯 0.2 mL 或舌下含服硝酸甘油 0.5 mg;球后注射盐酸妥拉唑啉。③吸氧:每小时吸入 10 分钟的 95% 氧及 5% 二氧化碳混合气体。④全身应用抗凝剂,如口服阿司匹林等,维生素 B_{12}、B_1 营养视神经;并协助患者寻找病因积极治疗。

(二)提高生活自理能力

做好生活护理,加强或协助患者的生活自理能力,防止因视力障碍导致外伤。

(三)减轻焦虑

患者视力突然丧失且不易恢复,情绪低落,多关心体贴患者,多与患者交流沟通,使患者树立信心,积极配合治疗。

(四)健康指导

嘱患者进行系统检查,寻找病因,积极治疗原发病。告知患者戒烟酒,锻炼身体,定期进行眼底检查,家中常备有扩血管急救药物。

【护理评价】

1.患者视力逐步提高或稳定。

2.患者生活自理能力增强。

3.患者积极配合治疗,情绪稳定。

4.患者及家属掌握一定的疾病防治及用药常识。

三、视网膜静脉阻塞

视网膜静脉阻塞(retinal vein occlusion,RVO)是常见的致盲性视网膜血管病。根据阻塞的部位不同,分为视网膜中央静脉阻塞和视网膜分支静脉阻塞两种,多发生在中老年人。

【护理评估】

(一)健康史

视网膜静脉阻塞病因较复杂,多与患者的高血压、动脉硬化、颈动脉供血不足、糖尿病、青光眼、低血压、血液黏度增高、视网膜血管炎、远视等疾病有关。

(二)身体状况

发病急,病程长,多为单眼发病,视力不同程度下降。眼底可见各象限的视网膜静脉扩张、迂曲,视网膜内出血呈火焰状,沿视网膜静脉分布(图 3-7-3)。视盘和视网膜水肿,黄斑区尤为明显,根据临床表现和预后可分为非缺血型和缺血型,缺血型视力下降明显,有新生血管,易并发青光眼,预后不良。非缺血型危害较小,预后良好。

(三)心理-社会状况

由于发病急,病程长,视力不同程度下降等使患者产生焦虑、抑郁心理。

(四)实验室及辅助检查

眼底荧光血管造影、视网膜电生理检查有助于本病的分型。

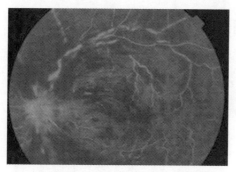

图 3 - 7 - 3　视网膜静脉阻塞

(五)治疗要点

目前尚无有效治疗药物,眼部治疗重点在预防和治疗并发症。

【护理诊断及合作性问题】

1.感知改变:视力下降　与视网膜出血及渗出有关。

2.自理缺陷　与视力下降有关。

3.焦虑　与发病急、病程长、视力下降、难以治愈等因素有关。

【护理目标】

1.视力不再下降。

2.生活自理能力增强。

3.患者情绪稳定,对治疗生活有信心。

【护理措施】

(一)维护视力

目前尚无有效治疗药物,眼部治疗重点在预防和治疗并发症。但应积极查找病因,治疗全身系统性疾病。常进行溶栓抗凝治疗、血液稀释疗法等。如有黄斑水肿,可进行视网膜激光格子状光凝,有广泛毛细血管无灌注区或新生血管形成的,应进行全视网膜激光光凝。保存现有的视功能。

(二)提高自理能力

做好生活护理,加强或协助患者的生活自理能力,防止因视力障碍导致外伤。

(三)减轻焦虑

做好心理护理。患者视力突然丧失,病程长,难以治愈,多关心体贴患者,多与患者交流沟通,使患者树立信心,积极配合治疗。

【护理评价】

1.患者视力稳定或未继续下降。

2.患者生活自理能力增强。

3.患者积极配合治疗,情绪稳定。

四、糖尿病性视网膜病变

糖尿病性视网膜病变(diabetic retinopathy，DR)是指在糖尿病的病程中引起的视网膜循环障碍，造成一些毛细血管无灌注区的局限性视网膜缺氧症，是最常见的视网膜血管病。早期无自觉症状，病变发展到黄斑后出现不同程度的视力减退。

【护理评估】

(一)健康史

糖尿病性视网膜病变确切的发病机制不清楚。主要是高血糖对微小血管的损伤，导致毛细血管失去正常的屏障功能，出现渗漏现象，造成周围组织水肿、出血，继而毛细血管的闭塞引起视网膜缺血，导致新生血管的产生，引起视网膜出血、玻璃体积血，产生增殖性玻璃体视网膜病变。

(二)身体状况

多数患者有多饮、多尿、多食和体重下降等糖尿病的全身表现，眼部症状表现为视力不同程度的下降、视物变形、闪光感等。

眼底检查可见视网膜微动脉瘤、大小不等出血斑、硬性渗出、棉绒斑、黄斑水肿、视网膜前出血、玻璃体积血及牵拉性视网膜脱离等。

(三)心理-社会状况

晚期视力障碍明显，甚至失明，严重影响患者的生活、工作，可出现焦虑、悲观情绪。

(四)实验室及辅助检查

眼底荧光血管造影、OCT 检查有助于糖尿病性视网膜病变的诊断、治疗观察等。

(五)治疗要点

早期通过饮食及药物严格控制血糖水平，眼部主要采取视网膜光凝或玻璃体切割手术。

【护理诊断及合作性问题】

1.感知改变:视力下降　与视网膜出血及渗出有关。

2.焦虑　与病程长、视力下降、难以控制等因素有关。

3.潜在并发症:玻璃体积血、增殖性玻璃体视网膜病变等。

【护理目标】

1.患者视力不再下降。

2.患者情绪稳定，对治疗生活有信心。

3.患者不出现并发症或者并发症能及时得到发现及处理。

【护理措施】

(一)提高视力

1.目前本病没有特殊有效的治疗药物，激光光凝是目前治疗本病的有效措施。

2.指导监督患者合理饮食，并定期检查眼底情况。

(二)减轻焦虑

耐心解释控制血糖的意义，增强信心，主动配合治疗，客观认识疾病，家属也要给予理解和支持。

(三)密切观察病情,预防并发症

观察患者视力及病情变化,如出现眼痛、头痛、雾视、虹视、视力突然下降、视野突然缺损,应及时报告医生并协助护理。

(四)健康指导

为防止视力的进一步下降,告知患者控制血糖和减少糖尿病并发症有极其重要的意义,向患者及其家属传授糖尿病的有关知识,提高其自我护理能力。

【护理评价】

1.患者视力稳定或未继续下降。

2.患者积极治疗,情绪稳定。

3.患者未出现严重并发症。

五、视网膜脱离

视网膜脱离(retinal detachment,RD)是指视网膜的神经上皮层与色素上皮层之间的分离。可分为裂孔性、牵拉性和渗出性三大类。裂孔性视网膜脱离是由于视网膜变性或玻璃体的牵拉使视网膜神经上皮层发生裂孔,液化的玻璃体经裂孔进入视网膜的神经上皮层与色素上皮层之间,导致视网膜脱离;牵拉性视网膜脱离是由于增生性膜牵拉引起的视网膜脱离;渗出性视网膜脱离是由于脉络膜渗出所致的浆液性视网膜脱离。临床上最多见的是裂孔性视网膜脱离。

【护理评估】

(一)健康史

裂孔性视网膜脱离多见于高度近视眼、内眼手术后无晶体眼和眼外伤患者;牵拉性视网膜脱离见于糖尿病视网膜病变、视网膜静脉阻塞等引起的新生血管膜的牵拉或眼内纤维组织增生的牵拉;渗出性视网膜脱离见于中心性浆液性视网膜病变、葡萄膜炎、恶性高血压等。

(二)身体状况

视网膜脱离初发时患者有"飞蚊症"或眼前漂浮物,某一方位有"闪光"感。眼前有固定的阴影,与视网膜脱离区相对应。累及黄斑时视力明显下降。眼底检查可见脱离的视网膜呈灰色波浪状,上有暗红色的视网膜血管。散瞳检查多可找到视网膜裂孔,眼压常偏低。

(三)心理-社会状况

因视力的突然下降,生活自理能力下降,害怕失明等,患者易出现恐惧、焦虑情绪。

(四)实验室及辅助检查

眼部 B 超、OCT 检查可见脱离的视网膜。

(五)治疗要点

视网膜脱离的治疗原则是手术封闭裂孔。常用激光光凝、透巩膜光凝、电凝或冷凝,使裂孔周围产生炎症反应闭合裂孔;再根据情况在裂孔对应的巩膜处作外垫顶压术、巩膜环扎术;复杂的视网膜脱离需作玻璃体腔内气体或硅油充填术,使视网膜复位。

【护理诊断及合作性问题】

1.感知紊乱:视力下降及视野缺损　与视网膜脱离有关。

2.恐惧　与视功能损害及担心预后有关。

3.知识缺乏　缺乏疾病防治及用药的知识。

【护理目标】

1.视力不再下降。

2.恐惧、忧虑心理减轻,对治疗生活有信心。

3.患者及家属掌握视网膜脱离的预防和护理知识。

【护理措施】

(一)提高视力

配合医生手术,做好手术护理。①术前护理:视网膜脱离患者术前患眼充分散瞳,安静卧床休息。协助医生检查所有的视网膜裂孔。向患者解释病情,让患者理解视网膜脱离手术复位后的视力取决于是否侵犯黄斑部。应尽早治疗以保持良好的视力。②术后护理:术后双眼包扎,按医嘱指定头位安静休息,必要时用沙袋固定。

(二)减轻恐惧

做好心理护理。患者短期内视力下降,情绪低落,多关心体贴患者,多与患者交流沟通,使患者积极配合治疗。

(三)健康指导

术后3个月内避免重体力劳动,短期内不要做低头持重物动作,禁止进行高空作业及体育运动,如跑步、跳水、跳远、终身不参与剧烈运动,定期复查。

【护理评价】

1.患者视力逐步提高。

2.患者积极配合治疗,情绪稳定。

3.患者及家属掌握一定的疾病防治及用药常识。

 练习题

A1 型题

1.下列哪项不是虹膜睫状体炎的体征(　　)

A. 睫状充血　　　　　　　　B. 房水混浊　　　　　　　C. 角膜后沉着物

D. 虹膜纹理不清　　　　　　E. 瞳孔散大

2.患者,男性,40岁,诉右眼红痛,视力下降2天,查右眼睫状充血,瞳孔较左眼缩小,光反射迟钝,你的初步印象是(　　)

A. 急性结膜炎　　　　　　　B. 病毒性角膜炎　　　　　C. 急性青光眼

D. 急性虹膜睫状体炎　　　　E. 化脓性葡萄膜炎

E. 并发性白内障

3.视网膜中央动脉栓塞的主要指征是(　　)

A.视力障碍,视物变形变小　　C.视力障碍,视野弓形缺损

B.视力骤减,出现虹视　　　　D.视力骤减或消失

E.视力障碍,出现复视

4.视网膜静脉阻塞的常见病因除了(　　)

A.高血压病　　　　　　　B.糖尿病

C.血液黏度增高　　　　　D.高度远视眼

E.高度近视患者

5.关于糖尿病视网膜病变的治疗正确的是(　　)

A.降低血压　　　　B.降低眼压　　　　C.控制血糖水平

D.降低血液黏度　　E.降低血脂

6.裂孔性视网膜脱离多见于(　　)

A.高度近视眼　　　　　B.急性虹膜睫状体炎　　C.急性青光眼

D.白内障　　　　　　　E.结膜炎

第八节　屈光不正患者的护理

学习目标

1.掌握屈光不正的类型、近视眼及远视眼的定义。

2.熟悉近视眼、远视眼、散光眼的矫正原则。

3.了解近视眼、远视眼的临床表现。

眼为视觉器官,通过感受外界光线刺激并在视网膜上成像,因此,从光学角度可将眼作为一种复合光学系统。眼的屈光系统由外向内依次为:角膜、房水、晶状体、玻璃体。

当眼看远目标(5 m以外)时,睫状肌处于松弛状态,外界的平行光线通过眼的屈光系统屈折后,聚焦视网膜上并形成清晰的物像,这种状态的眼称为正视眼(emmetropia)(图3-8-1),如不能聚焦在视网膜上的状态称为屈光不正(ametropia),屈光不正包括近视、远视和散光。眼的屈光力大小的单位是屈光度(diopter,D)。屈光不正的发病原因目前尚不完全清楚,其发生受遗传和环境等多种因素的综合影响。

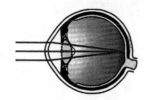
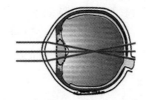

图3-8-1　正视眼的屈光状态　　　　图3-8-2　近视眼的屈光状态

一、近 器 眼

近视眼(myopia)指眼在调节松弛状态下,平行光线经过眼的屈光系统屈折后,焦点聚集在视网膜之前的屈光状态(图3-8-2)。

【分类】

1. 根据屈光程度分为:轻度近视:<-3.00D;中度近视:-3.00D～-6.00D;高度近视:>-6.00D。

2. 根据调节作用参与分类

(1) 调节性近视:指长时间近距离用眼导致睫状肌痉挛、调节过度而引起的近视,又称假性近视。此类近视眼使用睫状肌麻痹剂散瞳后验光,表现为为正视或轻度远视,多见于儿童或青少年。

(2) 真性近视:小瞳孔验光和散瞳验光的视力相差不大,需用负镜片对其进行矫正。

(3) 混合性近视:散瞳验光后远视力有所提高,但不能达到正常,需用负镜片矫正。

3. 按屈光成分分类

(1) 轴性近视:眼的屈光力正常,眼球前后径较正常人长所致。高度近视多为轴性近视。眼轴每延长1mm,可增加3D的近视。

(2) 屈光性近视:眼球前后径正常,眼的屈光力较强所致。常见的原因有:角膜弯曲度增大如圆锥角膜;晶状体弯曲度增大,如晶状体变厚。

【护理评估】

(一)健康史

近视眼有一定的遗传性,要了解家族中有无高度近视眼的人;询问用眼是否得当,特别是长时间近距离阅读、字迹模糊或太小、姿势不正确、照明不足等情况;此外要了解户外活动时间、营养状况等。

(二)身体状况

1. 视力 近视最突出的症状是远视力下降,但近视力正常。

2. 视疲劳 患者常有眼球胀痛、头痛、头晕及恶心呕吐等视疲劳症状,休息后可缓解。

3. 眼位 表现为隐形外斜视或外斜视。中、高度近视看近时调节不用或少用,集合也相应减弱所致。

4. 眼球 前后径变长,眼球向前突出,高度近视者明显。

5. 眼底检查 高度近视者眼底退行性变化,有豹纹状眼底、近视弧形斑、脉络膜萎缩甚至巩膜后葡萄肿、黄斑出血等变化。周边部视网膜可出现格子样变性,易导致视网膜脱离。

(三)心理-社会状况

担心屈光度的增加、外观的改变、工作的限制、长期佩戴眼镜等易出现焦虑、不配合治疗的心理。

(四)辅助检查

1. 验光 包括客观验光法和主觉验光法,前者包括检影验光法、电脑验光法,后者包括插片验光法、雾视法、散光表法、交叉圆柱镜法等。滴用1%阿托品眼液或眼膏、0.5%～1%托吡卡胺滴眼液等睫状肌麻痹剂,进行散瞳检影验光可获得较为准确的度数。

2.角膜曲率计 用于测定角膜前表面弯曲度,判定角膜中央两条主要子午线的屈光力,以确定角膜散光的度数和轴位。

(五)治疗要点

1.验光配镜 准确验光确定屈光度;选择合适的凹透镜矫正,包括框架眼镜、角膜接触镜(图3-8-3),等,其中框架眼镜是目前最常用、最安全的治疗方法。镜片度数原则上以矫正视力达到1.0的最低度数为准。

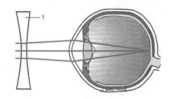

图3-8-3 凹透镜片矫正近视眼的屈光状态(1-凹透镜片)

2.屈光性手术 包括放射状角膜切开术(RK)、准分子激光角膜表面切削术(PRK)、准分子激光原位角膜磨镶术(LASIK)、准分子激光角膜上皮下磨镶术(LASEK)、机械法准分子激光角膜上皮下磨镶术(Epi-LASIK)等。

【护理诊断及合作性问题】

1.感知改变 与远视力下降与眼轴过长或屈光力过强有关。

2.潜在并发症:视网膜裂孔、视网膜脱离等。

3.知识缺乏 缺乏近视眼防治知识。

【护理目标】

1.视力得到恢复。

2.患者不出现并发症或者并发症能及时得到发现及处理。

3.通过健康教育使患者及家属获取近视眼的预防和护理知识。

【护理措施】

(一)提高视力

1.配戴眼镜

(1)向患者讲解近视发生的原因;解释正确戴镜不仅可有效阻止近视度数的加深,还可起到美观的作用,以消除患者对眼镜的误解。

(2)框架眼镜矫正:矫正配镜原则是选择最佳视力、最低度数的凹透镜。同时教会患者双手摘、戴眼镜,经常进行镜片超声清洁或清水冲洗,清洁后用拭镜布擦干。

(3)角膜接触镜矫正:角膜接触镜分为软镜、硬镜。戴镜前应剪短指甲,洗手并擦干,确认镜片正反面、清洁度及有无破损;不能戴镜洗澡、游泳,如需化妆,应戴镜后化妆,取镜后卸妆;每日佩戴时间不宜过长,睡前必须取下并用护理液清洁、消毒;如有眼部不适,应停戴并及时就诊。

2.屈光手术矫正

屈光手术是指通过改变角膜表面的形态改变眼的屈光状态的一种矫正方法。手术方式有:放射状角膜切开术(radial keratotomy,RK)、准分子激光屈光性角膜切削术(photorefractive keratectomy,PRK)、准分子激光原位角膜磨镶术(laser in-situ of keratomileusis,LASIK)、准分子激光上皮下角膜磨镶术(laser epithelial keratomileusis,LASEK)等。在进行屈光手术前后应注意:全面的眼部检查,准确验光。配戴角膜接触镜者,手术前检查需在停戴2~3天后进行;长期配戴者需停戴1~2周;配戴硬镜者需停戴4~6周。冲洗结膜囊和泪道,感染灶要先治疗后再进行手术。按医嘱滴用抗生素滴眼液。注意充分休息,以免眼调节痉挛。术后应注意:3天避免洗头,洗脸、洗头时,不要让脏水进入眼内。1周内不要揉眼睛,避免看书、报等。遵医嘱用药和复查,外出戴太阳镜、避免碰伤。使用激素时应监测眼压。

(二)密切观察病情,预防并发症

1.观察患者视力和屈光度的变化,戴镜后有无眼胀、眼痛等视疲劳症状,有问题应及时查找原因,予以纠正。

2.配戴角膜接触镜者,应观察其有无角膜损伤、感染、结膜炎等并发症;术后使用糖皮质激素滴眼液者,应观察其角膜上皮愈合情况、眼压是否升高;有问题应及时报告医生并协助护理。

3.观察角膜屈光手术后患者眼球有无外斜视、视网膜脱离的征兆,有问题应及时就诊。

(三)健康指导

1.注意用眼卫生

(1)距离:眼距读物 30~35 cm 左右;眼距电脑屏幕 60 cm 以上;眼距电视屏幕 5~7 倍电视对角线。

(2)时间:一般用眼 45 min 后,应休息 10 min 并远眺。

(3)光线:亮度、对比度要适宜,勿在阳光直射或昏暗的光线下阅读,晚上看电视应开一盏柔和的小灯。

(4)姿势:养成良好读写姿势,正确坐姿应做到"三个一"(眼与书本相距一尺、手指与笔尖相距一寸、胸与桌缘相距一拳),不要躺在床上或趴在桌上看书,不要在晃动的汽车上或行走时阅读。

2.合理饮食

(1)多食胡萝卜、干果、黄豆、水果等耐嚼的硬质食品,增加咀嚼的机会。咀嚼运动被誉为眼的保健操。

(2)多食一些五谷杂粮,注意食物搭配,饮食不要过于精细,以防止铬元素的缺乏。

(3)多食牛奶、豆类、虾皮等含钙丰富的食物,可消除眼睛紧张。

(4)多食富含蛋白质和维生素食物,如动物肝脏、鱼、蛋、水果、蔬菜等,做到均衡营养膳食。

3.高度近视者要避免剧烈运动、外伤,以免引起眼底出血、视网膜脱离。

4.屈光手术后应遵医嘱使用眼药,避免污水溅入眼内,不要揉眼,外出时可戴太阳镜以减少强光刺激,定期随访。

5.保持良好的生活规律,锻炼身体,增强体质,并定期进行视力检查。

【护理评价】

1.患者视力及屈光度稳定。

2.患者未出现严重并发症或并发症及时发现并处理。

3.患者及家属掌握一定的近视眼防治常识。

二、远视眼

远视眼（hyperopia）是眼在调节松弛状态下，平行光线经眼的屈光系统屈折后形成的焦点聚集在视网膜后面的屈光状态（3-8-4）。

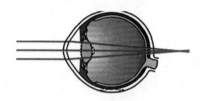

图 3-8-4　远视眼的屈光状态

远视眼根据屈光程度分为：轻度远视＜＋3.00D、中度远视：＋3.00D～＋6.00D、高度远视：＞＋6.00D。根据病因分为：①轴性远视：眼的屈光力正常，眼球前后径较正常人短所致。眼球发育受影响时，眼轴不能达到正常长度即成为轴性远视，易发生青光眼或弱视。②屈光性远视：眼球前后径正常，眼的屈光力较弱所致，如扁平角膜、无晶状体眼等。

【护理评估】

（一）健康史

了解有无与用眼有关的视疲劳症状，儿童注意有无内斜视。

（二）身体状况

1.视力　高度远视远、近视力都下降。

2.视疲劳　视物模糊、头痛、眼球胀痛、眉弓部胀痛、畏光、流泪等。

3.隐形内斜视或内斜视　过度使用调节，伴随过度集合，因而产生调节性内斜视。

4.眼底检查　视乳头较正常小而色红，边界较模糊，稍隆起，称之为假性视乳头炎。

（三）心理-社会状况

担心外观的改变，工作的限制，长期佩戴眼镜等易出现焦虑、抑郁心理。

（四）实验室及辅助检查

验光检查，眼位检查。

（五）治疗要点

准确验光确定远视度数，配戴合适的凸透镜（图 3-8-5）。

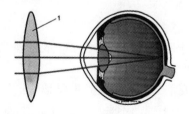

图 3-8-5　凸透镜片矫正远视眼的屈光状态（1-凸透镜片）

【护理诊断及合作性问题】

1.感知改变:视力下降 与眼轴过短或屈光力过弱有关。

2.知识缺乏 缺乏远视眼防治知识。

3.焦虑 与视力下降、影响外观、工作受限等因素有关。

4.潜在并发症:青光眼、内斜视等。

【护理目标】

1.视力得到提高。

2.患者及家属能说出远视眼的防护知识。

3.患者情绪稳定,对生活、工作有信心。

4.患者不出现并发症。

【护理措施】

(一)提高视力

1.验光 准确验光确定近视度数。14岁以下者原则上第一次都要散瞳验光。散瞳验光时,向家长说明散瞳目的是准确验光、区分真假近视。

2.框架眼镜矫正 矫正配镜原则是选择最佳视力、最高度数的凸透镜。轻度远视如无症状则不矫正,如有视疲劳和内斜视,虽然远视度数低也应戴镜。中度远视或中年以上患者应戴镜矫正以增进视力,消除视疲劳以及防止眼位变化。

(二)健康指导

加强学龄前儿童、中小学生的定期视力检查,及时更换眼镜。

(三)减轻焦虑

做好心理护理,告知患者及时验光配镜,随着年龄的增长,屈光度数的变化趋势。

(四)密切观察病情,预防并发症

观察患者视力和屈光度的变化,注意其有无眼位的改变,戴镜后有无眼胀、眼痛等视疲劳症状。

【护理评价】

1.患者视力提高及屈光度降低。

2.患者及家属掌握一定的远视眼常识。

3.患者积极配合治疗,情绪稳定。

4.患者未出现严重并发症或并发症及时发现并处理。

三、散 光

散光(astigmatism)是指由于眼球屈光系统各子午线的屈光力不同,从而平行光线进入眼内不能在视网膜上形成清晰物像的一种屈光状态。

散光包括规则散光和不规则散光。规则散光主要是角膜和晶状体各径线曲率半径大小不一致;不规则散光主要由于角膜表面凹凸不平所致的乱折射,如角膜瘢痕、翼状胬肉等。

【护理评估】

(一)健康史

了解有无与用眼有关的视疲劳症状,儿童注意有无内斜视。

(二)身体状况

1.视力　远近视力都下降,常出现视物模糊、重影、串行。

2.视疲劳　较明显,可能与视物模糊、喜眯眼有关。

(三)心理-社会状况

担心外观的改变,长期佩戴眼镜等易出现焦虑、抑郁心理。

(四)实验室及辅助检查

电脑验光和检影验光可很快查出散光的度数和轴向。

(五)治疗要点

准确验光确定散光度数和轴向,配戴圆柱镜。

【护理诊断及合作性问题】

1.感知改变:视物模糊、变形等　与散光导致光线不能聚焦有关。

2.知识缺乏　缺乏散光防治知识。

【护理目标】

1.视力得到恢复。

2.通过健康教育使患者及家属获取散光眼的防护知识。

【护理措施】

(一)提高视力

1.验光　准确验光确定散光度数和轴向。

2.配镜矫正　规则散光选择圆柱镜。不规则散光可试用硬性高透氧性角膜接触镜(RGP)矫正,准分子激光屈光性角膜手术可以矫正散光。

(二)健康指导

1.观察患者戴镜后视力是否提高,有无眼胀、眼痛等视疲劳症状,有无眯眼表现,有问题及时查明原因并予以矫正。

2.重视眼的卫生保健,积极防治角膜疾病,避免因角膜疾病而导致不规则散光。

3.配戴较高度数的散光眼镜,常需要一个适应过程,可先使用较低度镜片,逐渐予以全部矫正。应坚持戴镜,定期检查。

【护理评价】

1.患者视力提高。

2.患者及家属掌握一定的散光眼常识。

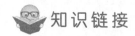

知识链接

老 视

  随着年龄增长,晶状体弹性逐渐下降,睫状肌和悬韧带功能也逐渐变弱,从而引起眼的调节功能减弱,近点逐渐远移,近距离阅读或工作感觉困难,这种由于晶状体老化所致的调节减弱称为老视,俗称老花眼。远视眼老视出现较早,近视者老视出现较晚。老视的主要表现为:近距离工作或阅读困难,阅读时不自觉地把书本拿到更远的距离;喜欢更强的照明度提高视力,且不能持久阅读。

  老视最常用的矫正方法是佩戴凸透镜,目前有三种配镜方式,即单光镜、双光镜和渐变多焦点镜。一般正视眼的老视度数和年龄关系如下:45 岁配戴＋1.50D,50 岁配戴＋2.00D,55岁配戴＋2.50D,60 岁＋3.00D。渐变多焦点镜能满足远、中、近不同距离的视觉需求,有全程清晰的视觉,美观自然。

练习题

A1 型题

  1.屈光不正不包括( )

A.近视   B.远视   C.散光

D.斜视   E.低度近视

  2.近视眼的视力表现为( )

A.近视力好,远视力差 B.远视好   C.近视力差

D.远近视力均好   E.远近视力均差

  3.近视眼应该配戴的眼镜是( )

A.放大镜 B.凸透镜 C.凹透镜 D.圆柱镜 E.以上都不是

  4.远视眼的视力表现为( )

A.近视好,远视力差 B.远视好   C.近视力差

D.远近视力均好   E.远近视力均差

  5.散光眼应该佩戴的眼镜是( )

A.凹透镜 B.凸透镜 C.圆柱镜 D. 放大镜 E.以上都不是

第九节 斜视与弱视患者的护理

学习目标

  1.掌握斜视、弱视的临床表现及其治疗要点。

  2.熟悉斜视的分类、护理诊断及弱视的护理诊断。

  3.了解共同性斜视、麻痹性斜视的特点。

一、斜视

在正常双眼注视状态下,一物体在双眼视网膜对应部位(对应点)所形成的像,经大脑视觉中枢融合成一完整的立体形态功能,称为双眼单视。在异常情况下,双眼不协同,在双眼注视状态下出现眼位的偏斜,称为斜视(strabismus)。斜视可分为共同性斜视与麻痹性斜视两大类。

【护理评估】

(一)健康史

1.共同性斜视　了解患者的出生史和家族史;斜视发生的时间,是否经过治疗;目前的视力状况。

2.麻痹性斜视　了解患者眼部有无炎症、外伤史或颅内及全身因感染、肿瘤、脑血管意外等病史。

(二)身体状况

1.共同性斜视　由于某一对拮抗肌力量不平衡引起的眼位偏斜,在向不同方向注视或更换注视眼时,其偏斜度相等。患者无复视,无头晕,无头位偏斜(代偿性头位)。当一只眼注视时,另一眼的视线偏向目标之一侧。偏于内侧者为内斜视,偏于外侧者为外斜视。可引起视功能障碍,包括视力下降和双眼单视功能障碍。

2.麻痹性斜视　由于支配眼外肌运动的神经核、神经和眼外肌本身器质性病变引起,故眼球向麻痹肌作用方向运动时有不同程度的限制,出现向不同方向注视时斜视角不相等。患者有明显的复视、头晕、恶心等不适,头位偏向麻痹肌运动方向,以消除复视。

(三)心理-社会状况

常因视功能有明显障碍和外观的改变而焦虑不安,甚至产生自卑心理。

(四)实验室及辅助检查

常用的有遮盖试验、角膜映光法、三棱镜法、同视机检查、复像检查和牵拉试验等。

(五)治疗要点

共同性斜视以手术治疗为主;麻痹性斜视以病因治疗为主。

【护理诊断及合作性问题】

1.自我形象紊乱　与屈光不正导致眼位偏斜有关。

2.焦虑　与眼位偏斜影响自我形象有关。

3.知识缺乏　缺乏斜视相关防治知识。

【护理目标】

1.眼位恢复正常。

2.消除患者焦虑、自卑情绪,积极配合治疗,对生活、工作有信心。

3.通过健康教育使患者及家属获取斜视防护知识及双眼单、立体觉的知识。

【护理措施】

(一)恢复正常眼位

1.保守治疗护理　①共同性斜视患者进行散瞳验光及视功能检查,酌情配合适的眼镜。

对于斜视角已稳定,或经非手术疗法后仍有偏斜应尽早手术。术后加强视功能训练。②麻痹性斜视针对病因进行治疗和护理。遵医嘱进行肌内注射维生素 B_1 和维生素 B_{12},针灸及理疗,以促进麻痹肌的恢复。用三棱镜或遮盖疗法,以消除因复视引起的全身不适。

2.手术护理　上述治疗未能充分奏效者可考虑手术治疗,手术治疗后进行双眼视功能训练。

(二)减轻焦虑

介绍视功能训练方法和有关治疗知识,增强治疗信心,消除患者焦虑、自卑心理。

(三)健康指导

1.共同性斜视治疗的目的不单是为了美容,更重要的是手术后通过视功能训练,能提高斜视眼的视力,增加获得双眼单视功能及立体视功能的机会。

2.麻痹性斜视针对病因进行积极治疗。

【护理评价】

1.患者眼位恢复正常。

2.患者积极配合治疗,情绪稳定。

3.患者及家属掌握一定的斜视防治护理常识。

二、弱视

弱视(amblyopia)指视觉系统在发育过程中受到某些因素干扰,无法使视觉细胞获得充分刺激,视觉发育受到影响所致。眼球本身无器质性病变,矫正视力达不到正常水平。

【病因分类】

1.斜视性弱视　是最常见的类型,好发在共同性斜视患者。由于患者物像不在两眼的正常视网膜对应点上,引起复视和视混淆,大脑主动抑制斜视眼传入的视冲动,长期被抑制而形成弱视。

2.屈光参差性弱视　两眼屈光度数相差较大,致使两眼视网膜成像大小不等、融合困难,屈光不正较重一侧功能受到抑制,形成弱视。

3.形觉剥夺性弱视　眼屈光间质混浊、上睑下垂或遮盖一眼过久等,妨碍了视觉的充分输入,干扰了视觉正常发育。

4.屈光不正性弱视　未经过及时矫正的屈光不正无法使影像成焦在视网膜上,引起弱视。

【护理评估】

(一)健康史

了解患者的出生史和家族史、目前的视力状况、屈光矫正情况、是否经过治疗及治疗效果。

(二)身体状况

患者最佳矫正视力差达不到该年龄段的正常视力,中重度弱视者常伴有斜视和眼球震颤;对排列成行的视标分辨力较单个视标差称为拥挤现象;固视不良,多为旁中心注视;双眼单视功能障碍。

(三)心理-社会状况

常因视功能有明显障碍,长期佩戴眼镜及训练时间长而焦虑不安,甚至产生自卑心理。

(四)实验室及辅助检查

验光、视觉诱发电位、同视机检查等。

(五)治疗要点

做到早发现、早治疗。

【护理诊断及合作性问题】

1.感知改变:视力低下　与视觉细胞的有效刺激不足有关。

2.焦虑　与视力差,长期训练等因素有关。

3.知识缺乏　缺乏弱视的防治知识。

【护理目标】

1.视力逐渐提高或达到正常水平,视功能能得到恢复。

2.消除患者焦虑情绪,积极配合治疗,对生活、工作有信心。

3.患者及家属能掌握弱视防护知识及弱视对工作、生活的影响等知识。

【护理措施】

(一)提高视力

①原发疾病的治疗,如先天性白内障、上睑下垂等应尽早手术矫正。②准确验光,通过配戴眼镜等矫正屈光不正,中心注视性弱视。③采用健眼遮盖、光栅疗法、红光闪烁刺激疗法、后像疗法、视标图形训练及精细作业训练等提高视觉功能。遮盖疗法是遮盖视力较好眼强迫弱视眼注视,鼓励患者用弱视眼进行精细目力操作,如写字、描画、串珠子等。

(二)减轻焦虑

做好心理护理,介绍弱视对工作、生活的不良影响,增强治疗愿望,介绍视功能训练方法和有关治疗知识,消除患者焦虑、自卑心理。

(三)健康指导

弱视的治疗效果和患者开始治疗年龄密切相关,年龄越小,效果越好,一般 6 岁以前效果较好,12 岁以后效果差,因此,应早发现、早治疗。

【护理评价】

1.患者视功能能得到改善。

2.患者积极配合治疗,情绪稳定。

3.患者及家属能说出一定的弱视防治护理常识。

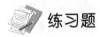 练习题

A1 型题

1.共同性斜视的主要特点是(　　)

A.有复视　　　　　　　　　B.代偿性头位

C.头晕　　　　　　　　　　D.视力正常

E.在向不同方向注视或更换注视眼时,其偏斜度相等

2.弱视的治疗要点是( )

A.早发现,早治疗　　　B.尽早治疗　　　C.及早发现

D.必要时治疗　　　　　E.以上均是

第十节　眼外伤患者的护理

 案例导入

男性,16岁,2小时前在打篮球时,被他人击伤左眼,出现眼痛、视物模糊。检查:左眼视力0.02,眼睑肿胀,结膜充水血肿,角膜轻度混浊,前房积血,瞳孔呈"D"字形。

该患者可能诊断是什么? 应如何进行治疗?

 学习目标

> 1.掌握酸碱化学伤的特点、眼外伤的护理措施。
>
> 2.熟悉眼外伤的临床表现、护理诊断要点。
>
> 3.了解交感性眼炎的概念。

机械性、物理性和化学性等因素直接作用于眼部,引起眼的结构和功能损害,统称为眼外伤(ocular trauma)。眼球的结构精细、脆弱、复杂,一经损伤,很难修复。眼外伤往往造成视力障碍甚至眼球破裂,是致盲的主要原因之一。眼外伤根据致伤原因可分为机械性眼外伤和非机械性眼外伤两大类。机械性眼外伤包括眼表面异物、眼钝挫伤、眼球穿通伤及眼内异物。非机械性眼外伤包括眼化学伤、热烧伤和辐射伤等。

【护理评估】

(一)健康史

眼外伤患者多数有明确的外伤史、异物溅入史等,仔细询问致伤的过程、受伤的时间、地点及外力的作用方式;异物的种类、性质;并详细了解患者受伤前眼的状态及视力、受伤后诊疗经过等。

(二)身体状况

1.眼表面异物　患者眼疼痛、畏光、流泪、异物感、眼睑痉挛、视物模糊等。眼部检查可见结膜充血或混合充血。结膜异物常隐藏于睑板下沟、穹隆部及半月皱襞处;角膜异物多见于睑裂暴露处角膜,铁质异物常在角膜上形成锈斑,植物性的异物容易引起感染。

2.眼钝挫伤　患者可有不同程度的视力下降、眼部疼痛等,根据患者受伤情况不同,眼部有不同表现。①眼睑挫伤:眼睑水肿、皮下淤血、眼睑裂伤、泪小管断裂以及眶壁骨折与鼻窦相通而致眼睑皮下气肿;②结膜挫伤:结膜水肿、淤血及结膜裂伤;③角膜挫伤:角膜上皮擦伤、角膜基质层水肿、增厚及混浊,角膜裂伤甚至角膜破裂;④巩膜挫伤:角巩膜缘或赤道部裂伤;

⑤虹膜睫状体挫伤:前房积血、虹膜根部断离呈"D"字形瞳孔可出现单眼复视、外伤性瞳孔散大、外伤性虹膜睫状体炎、继发性青光眼;⑥晶状体挫伤:晶状体脱位或半脱位、外伤性白内障;⑦其他:如玻璃体积血、脉络膜破裂、视网膜出血、震荡或脱离、视神经挫伤等。

3.眼球穿通伤及眼内异物　患者有不同程度的视力下降及眼痛、出血。房水外流时,常有"热泪"涌出的感觉。眼部检查可见有穿通伤口及穿通伤痕迹,可伴有眼内异物存留和眼内组织嵌顿于创口。如葡萄膜组织受到损伤,可引起交感性眼炎,即一眼受穿通伤后炎症反应持续不退,经过一段潜伏期后另一眼也出现葡萄膜炎,使眼球遭到严重破坏。受伤眼称为诱发眼,另一眼称为交感眼,一般多见于伤后 2~8 周。

4.眼化学伤　指化学物品的溶液、粉尘、气体进入或接触眼部,引起的眼部烧伤。其中酸性和碱性烧伤最为常见。酸对蛋白质有凝固作用,能阻止酸性物质继续向深层渗透,组织损伤相对较轻。碱能溶解脂肪和蛋白质,与组织细胞结构中的脂类结合后,很快渗透到组织深层和眼内,因而能引起持续性的破坏,导致角膜溃疡、穿孔及眼内炎症。因此,碱烧伤的后果比酸烧伤的后果要严重得多。患者可有不同程度的畏光、流泪、眼睑痉挛、眼痛和视力下降。眼部检查可见眼睑及结膜充血、水肿、角膜上皮部分脱落或完全脱落,严重的可出现角膜溃疡、角膜穿孔等。

5.电光性眼炎　由电焊、紫外线灯、雪地及水面反光等发出的紫外线被组织吸收,产生光化学反应,引起眼部损伤。一般在照射后 3~8 小时发病,主要表现为双眼异物感、疼痛、畏光、流泪、眼睑痉挛,眼睑皮肤充血,结膜水肿,角膜散在点状或片状上皮脱落。

(三)心理-社会状况

眼外伤多为意外伤害,患者及家属没有心理准备,害怕失明而恐惧;剧烈的疼痛不适感而焦虑;生活不能自理及经济负担而忧虑;伤后损害形象而悲哀。

(四)实验室及辅助检查

可行 B 超、X 线、CT、MRI 等检查,以确定有无眼内异物,异物的性质,大小、位置及其与周围组织的关系。

(五)治疗要点
迅速安排急诊和急救措施。

【护理诊断及合作性问题】

1.疼痛　与眼组织外伤、异物刺激有关。

2.感知改变:视力下降　与眼内积血、眼组织损伤导致光线进入受阻有关。

3.自理缺陷　与视力下降、活动受限有关。

4.知识缺乏　缺乏眼外伤的防护教育知识。

5.焦虑　与患者外伤后视力下降、一时难以接受事实并担心预后有关。

6.潜在并发症:角膜溃疡、眼内炎、交感性眼炎,继发性青光眼、白内障,视网膜脱离、眼球萎缩、外观畸形等。

【护理目标】

1.疼痛等不适感减轻或消失。

2.视力提高或恢复。

3.生活自理能力增强。

4.患者及家属掌握眼外伤的防治和康复知识。

5.消除患者焦虑、恐惧情绪,积极配合治疗,对生活、工作有信心。

6.避免并发症的出现。

【护理措施】

(一)减轻疼痛

眼外伤的患者需要卧床休息,保持环境舒适。遵医嘱给予镇静、止痛、止血、降眼压、抗感染等药物。眼部检查时动作应轻柔,避免造成再次损伤。

(二)提高视力

治疗及急救护理:①结膜异物可用棉签拭去;角膜异物在表面麻醉下予以剔除;眼表面大量异物可先行眼部冲洗后再取出。眼表面异物取出后,涂抗生素眼膏并包眼。②眼睑水肿及皮下淤血者,早期可冷敷。结膜水肿、球结膜下淤血及结膜裂伤者,用抗生素滴眼液预防感染。外伤性虹膜睫状体炎用散瞳剂滴眼。前房积血、视网膜出血应卧床休息,取半卧位,必要时使用止血剂。若眼压升高时,使用降眼压药物。眼睑皮肤裂伤、严重结膜撕裂伤者,应急诊手术清创缝合。③眼球穿通伤者应遵循的治疗原则是:先在显微镜下行次全层缝合闭合眼球,眼球内异物择期手术取出。④眼化学伤患者,强调争分夺秒、就地取材、彻底冲洗的现场急救原则。急诊再次给予冲洗,对于明确酸碱性质的异物,给予中和冲洗:酸烧伤者用3%碳酸氢钠,碱烧伤者用3%硼酸,石灰烧伤者用0.5%依地酸钠。严重者给予球结膜下注射治疗,酸烧伤者用5%磺胺嘧啶钠,碱烧伤者用维生素C。⑤电光性眼炎患者轻者不需特殊处理,剧痛者可滴0.5%丁卡因,涂抗生素眼膏,包扎双眼。

(三)提高自理能力

做好生活护理,协助或加强患者的生活护理,防止因视力下降引起外伤。

(四)健康指导

眼外伤重在预防,应加强卫生安全教育的宣传,儿童玩耍时要远离危险物品如鞭炮、弹弓等,注意安全;工作时严格执行操作规章制度,完善防护措施,包括防护服,防护眼镜,急救冲洗水及洗眼壶等设施;进行有关外伤的防护、急救等知识教育。一旦发生酸碱化学烧伤,不要急于送往医院,应立即进行彻底冲洗的现场自救措施。

(五)减轻焦虑

做好心理护理。眼化学烧伤为瞬间发生的意外事件,无心理准备,烧伤导致剧烈眼痛,视力障碍,患者身心受到极大打击,极易产生焦虑恐惧心理。我们应尽量满足患者的信息需求,多沟通,讲解药物治疗的必要性和重要性、药物的作用和目的。使患者对疾病有正确的认识,情绪稳定,积极配合检查、药物和手术治疗。

(六)加强病情观察,防止并发症

注意观察病情,患者有无眼痛、眼胀,术眼敷料有无松脱、移位、渗血、渗液等。嘱患者勿压迫术眼,保持大便通畅,避免用力排便导致术眼伤口裂开。一旦发现健眼畏光流泪、视力下降、充血疼痛,立即到医院就诊。

【护理评价】

1.疼痛等不适感减轻或消失。

2.视力提高或恢复。

3.生活自理能力增强。

4.患者及家属掌握眼外伤的防治和康复知识。

5.消除患者焦虑、恐惧情绪,积极配合治疗,对生活、工作有信心。

6.严密观察患者的病情,避免严重并发症的出现。

 练习题

A1 型题

1.前房积血患者合适的体位是(　　)

A.半卧位　　　B.健侧卧位　　　C.患侧卧位　　　D.仰卧位　　　E.俯卧位

2.给眼睑烧伤的患者行结膜囊中和冲洗时,应选用(　　)

A.生理盐水　　　B.注射用水　　　C.1:1000 升汞液

D.3%硼酸溶液　　　E.3%碳酸氢钠溶液

3.眼球穿通伤患者的护理原则(　　)

A.急诊手术取出眼球内异物　　　　B.先冲洗治疗,后手术

C.先行全层缝合闭合眼球　　　　　D.眼球内异物可不取出

E.以上都对

4.对于电光性眼炎说法正确的是(　　)

A.不需要治疗　　　　　　　　　B.卧床休息

C.抗生素点眼　　　　　　　　　D.症状出现在 1 天之后

E.剧痛者可滴表麻药,涂抗生素眼膏

第十一节　盲与低视力患者的护理

 学习目标

1.掌握 WHO 对低视力与盲的规定、盲与低视力的护理诊断。

2.熟悉盲与低视力疾病的防护措施、我国的爱眼日。

3.了解国人致盲的常见病因。

世界卫生组织(WHO)1973 年规定:低视力是指两眼中较好眼的最佳矫正视力低于 0.3;盲是指较好眼的最佳矫正视力低于 0.05,或视野小于 10°者亦为盲。根据这个标准,又将其分为五级,1 至 2 级属于低视力,3 至 5 级属于盲(见表 3－11－1)。我国于 1979 年第二届眼科学术会议上决定采用这一标准。

但从社会学角度讲,盲又是指不能胜任某些职业,甚至生活不能自理者,故又有职业性盲

和生活盲之称。

盲与低视力是世界范围内的严重公共卫生、社会和经济问题。目前估计全世界低视力的人群为1.8亿人,其中4千万至4.5千万是盲人。全世界盲人患病率为0.7%,我国估计盲人患病率为0.5%～0.6%,盲人数约为670万人。

表3-11-1 低视力和盲的分级标准(WTO,1973)

视力损伤		最佳矫正视力	
类别	级别	较好眼	较差眼
低视力	1级	<0.3	≥0.1
	2级	<0.1	≥0.05(指数/3 m)
盲	3级	<0.05	≥0.02(指数/1 m)
	4级	<0.02	光 感
	5级	无光感	

根据1987年的我国残疾人抽样调查结果,国人致盲原因有:①白内障是致盲的最主要原因,我国目前盲人中约有半数是由白内障引起的,每年新增白内障盲人约为40万。随着我国社会人口老龄化,这一数字还会增加。②角膜病是引起角膜混浊而致盲的主要原因,以细菌性、病毒性、真菌性等感染性角膜炎多见。③沙眼是最常见和可预防的致盲性眼病。④青光眼,由青光眼引起的视功能损伤是不可逆的,是我国主要致盲眼病之一。⑤糖尿病性视网膜病变可引起多种眼部疾病,如角膜病、青光眼、视神经病变等,其中,糖尿病视网膜病变最常见,是导致视力下降和失明的主要原因。⑥屈光不正、弱视、眼外伤等其他因素。

【护理评估】

(一)健康史

了解患者的出生史和家族史;眼部原发疾病史;全身性疾病的情况;目前的视力状况,是否经过治疗及治疗效果。

(二)身体状况

患者视力低下甚至不能独自行走,工作、生活自理能力下降,甚至丧失。可伴有听力障碍等。

(三)心理-社会状况

由于现代社会多以视觉的标准构建,视力残疾人常因工作、生活自理能力下降及社交障碍,易产生个性心理反应,如孤僻、自卑、情绪不稳定、有依赖性等。

(四)实验室及辅助检查

1.视力检查 是低视力患者检查中最基本也是最重要的检查,是反映低视力患者眼病严重程度的主要指标。

2.验光 应以检影验光为基础,插片主觉验光为主。一般不主张用综合验光仪。

3.视野检查 是了解患者病变程度和提供低视力助视器的依据。

4.对比敏感度 低视力患者常伴有对比敏感度降低,检查此情况有助于验配助视器。

5.其他检查　色觉、光觉、B超以及视觉电生理等检查。

(五)治疗要点

治疗基础疾病、使用合适的助视器及康复训练。

【护理诊断及合作性问题】

1.感知改变:视力低下　与眼部病变有关。

2.自理缺陷　与视力低下有关。

3.知识缺乏　缺乏盲与低视力的防护意识和康复训练知识。

4.自卑　与视力差,工作、社交障碍等因素有关。

【护理目标】

1.视力得到提高。

2.指导和协助低视力患者提高生活自理能力。

3.通过健康教育使患者及家属获取盲与低视力的防护知识及康复训练知识。

4.患者情绪稳定,对生活、工作有信心。

【护理措施】

(一)提高视力治疗防护措施

①白内障是一种可治性盲,因此大力开展白内障复明手术,是我国防盲治盲工作中最优先考虑的问题。②角膜移植术是治疗角膜病的有效手段。③对于沙眼的防治,只要加强注意,沙眼是可防治的。④积极开展青光眼的普查,早期发现,合理治疗,定期随访,大多数患者可以终生保持可用的视功能。⑤由于糖尿病发病率的上升,糖尿病性视网膜病变的发病率也越来越高,应普及糖尿病的筛查,早期发现,早期治疗,严格控制血糖,以挽救视力。

(二)提高自理能力

做好康复护理,向患者提供合适的助视器。光学性助视器是借助其光学性能来提高视力,常用的有:望远镜、手持放大镜、立式放大镜等。非光学性助视器包括大号字体印刷品、照明改善、阅读支架电脑软件等。使其最大限度地利用残存的有用视力,提高患者的生活自理能力。

(三)健康指导

指导低视力患者学会日常生活技巧,生活用品放置要固定,取放要方便,以提高生活自理能力;低视力残疾人的生活、居住环境应安全和无障碍物,以免受伤。1996年,国家卫生部、国家教育部、团中央、中国残联等12个部委联合发出通知,将爱眼日活动列为国家节日之一,并重新确定每年6月6日为"全国爱眼日",向全国人民普及更多的爱眼、护眼知识。

(四)减轻自卑

做好心理护理。视力丧失是情感上最难以接受的躯体障碍之一,涉及的心理和社会问题较多,对视力丧失者、整个家庭及其他相关人员都有影响。因此,应予以足够重视,和患者及家嘱多交流、多了解,耐心解释病情及治疗情况,倾听其心理感受,安慰和开导患者接受视力残疾现实,提供有效的治疗和康复帮助。使其坚持进行低视力康复,树立生活自信心。

【护理评价】

1.视力得到提高或恢复。

2.低视力患者生活自理能力,甚至可以参加一定的社会工作。

3.患者及家属获取盲与低视力的防护知识及康复训练知识。

4.患者情绪稳定,对生活、工作有信心。

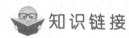 **知识链接**

"视觉2020,享有看见的权利"行动

1999年,世界卫生组织、国际防盲机构和国际非政府组织提出"视觉2020,享有看见的权利"的防盲治盲全球性战略目标,到2020年要在全球消灭包括白内障、沙眼、儿童盲、低视力与屈光不正等导致的可避免盲,我国政府做出承诺并积极参与实现这一目标。

1.在白内障的治疗中,"视觉2020"行动将强调:①获得恢复视力和生活质量的高成功率;②提供可负担的和可接近的服务,特别在缺医少药的人群中;③采取措施提高手术设备的利用率。所采用的策略包括协调工作、培训人员和加强管理、监察和评价服务质量。

2.对于沙眼国际上制订了称为"SAFE"(即手术、抗生素、清洁脸部及改善环境)的防治策略,并已在发病地区应用。可以预料,通过实施"SAFE"防治策略,到2020年在全球范围内有可能根治作为致盲眼病之一的沙眼。

3."视觉2020"行动对儿童盲采取以下三方面的防治措施:①在初级卫生保健项目中增加初级眼病保健内容,以便消除可预防的致病原因;②进行治疗和手术服务,有效地处理"可治疗的"眼病;③建立光学和低视力服务设施。

4.屈光不正和低视力:向屈光不正者提供矫正眼镜和解决低视力矫正问题已包括在"视觉2020"行动中。WHO估计目前有3500万人需要低视力保健服务,当人口老龄化时,这一数字将会迅速增加。"视觉2020"行动将通过初级保健服务、学校中视力普查和提供低价格的眼镜,努力向大多数人提供能负担得起的屈光服务和矫正眼镜,以及提供低视力服务。

5.我国防盲治盲工作正以多样化形式向前发展:建立县、乡、村三级防盲治盲网络是开展眼病防治工作的最常见形式之一。这种形式可将防盲工作纳入到我国初级卫生保健工作中,以发挥各级眼病防治人员的作用。

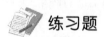 **练习题**

A1 型题

1.盲的标准是较好眼矫正视力低于(　　　)

A.0.1　　　B.0.08　　C.0.06　　　D.0.05　　　E.0.02

2.目前我国致盲率最高的眼病是(　　　)

A.白内障　　B.青光眼　　C.沙眼　　　D.角膜病　　E.屈光不正

3.我国爱眼日是(　　　)

A.5月12日　　　　　　B.3月3日　　　　　　C.8月20日

D.10月15日　　　　　E.6月6日

(刘艳芳)

第二篇　耳鼻咽喉科护理学

第四章 耳鼻咽喉的应用解剖及生理

学习目标

1. 掌握外鼻静脉回流特点、易出血区的定义、上颌窦的解剖特点、咽的组成、喉腔的分区、中耳的组成、咽鼓管的概念。
2. 熟悉耳鼻咽喉的生理功能、上颌窦穿刺进针的最佳位置、鼻咽癌的好发部位。
3. 了解气管、支气管及食管的应用解剖及生理。

第一节 鼻的应用解剖及生理

鼻(nose)分为外鼻、鼻腔和鼻窦三部分。鼻及鼻窦居于面部中央，其上为颅前窝和颅中窝，两侧为眼眶，其下则是口腔和鼻咽，相互间仅以薄骨板相隔。外鼻突出于颜面中央，鼻腔是两侧面颅之间的腔隙，鼻窦则是两侧面颅骨内的含气空腔，共4对，分别居鼻腔的上方、上后方和两侧。

一、鼻的应用解剖

(一)外鼻

外鼻(external nose)形似一个基底向下的三棱锥体，突出于面部中央，由骨、软骨构成支架，外覆以软组织和皮肤(图4-1-1)。前棱最高处为鼻根(nasal root)，向下依次为鼻梁(nasal bridge)、鼻尖(nasal apex)，鼻梁两侧为鼻背(nasal dorsum)，鼻尖两侧为鼻翼(alae nasi)，鼻底上有两个前鼻孔(anterior nares)，两前鼻孔间的软组织分隔是鼻小柱(columella nasi)。外鼻的骨部支架由额骨鼻部、鼻骨及上颌骨额突和上颌骨腭突组成，鼻骨上端窄而厚，下端宽而薄，故外伤时下2/3处易骨折。软骨则主要由隔背软骨和大翼软骨组成。外鼻部皮肤厚薄不一，鼻根、鼻梁及其他面皮肤较薄而松弛，可移动，易出现皱纹。鼻尖及鼻翼部皮肤较厚，与深部组织粘着较紧，富有皮脂腺和汗腺，是鼻疖的好发部位，疖肿炎症肿胀时，疼痛较剧。外鼻的静脉主要经内眦静脉和面静脉汇入颈内静脉。内眦静脉经眼上、下静脉与颅内海绵窦相通(图4-1-2)。

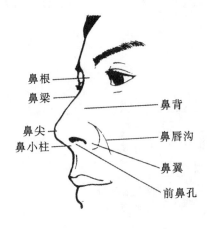

图 4-1-1　外鼻形态

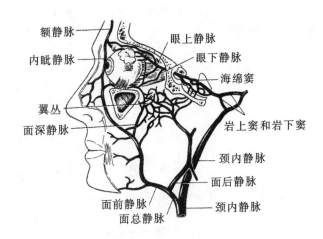

图 4-1-2　外鼻静脉与眼静脉及海绵窦的关系

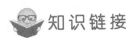 知识链接

"危险三角区"

临床上提到的"危险三角区"是指鼻根与两侧嘴角之间的三角形区域。由于面部静脉无瓣膜,血液可双向流动。当鼻面部感染或疖肿时,若治疗不当或用力挤压,则可引起海绵窦血栓性静脉炎等严重颅内并发症。

(二)鼻腔

鼻腔(nasal cavity)由鼻中隔分隔为左右两腔,为一顶窄底宽、前后径大于左右径的不规则狭长腔隙,前起自前鼻孔,后止于后鼻孔并与鼻咽部相通。每侧鼻腔又分为位于最前部的鼻前庭和位于其后占鼻腔绝大部分的固有鼻腔。

1.鼻前庭　位于鼻腔最前部,由皮肤覆盖,长有粗硬的鼻毛,并富有皮脂腺和汗腺,较易发生疖肿,由于缺乏皮下组织,皮肤与软骨膜紧密相连,疖肿压迫刺激下,疼痛剧烈。鼻前庭与固有鼻腔以鼻阈为界。

2.固有鼻腔　简称为鼻腔,由黏膜覆盖,有内、外、顶、底四壁。鼻前庭皮肤与固有鼻腔黏膜交界处称为鼻阈(即鼻内孔)。

(1)内侧壁:即鼻中隔,由软骨和骨构成,外覆盖有黏膜,其前下部黏膜内动脉血管表浅而丰富,交织成网,称之为利特尔区(little area),是鼻出血最易发生的部位,又称为"易出血区"(图 4-1-3)。

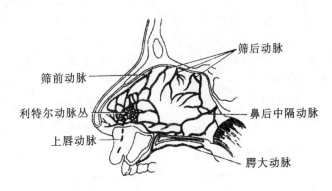

图 4-1-3　鼻中隔动脉

(2)外侧壁:由筛窦、上颌窦的内侧壁以及自上而下三个呈阶梯状排列的上、中、下鼻甲构成。上、中、下鼻甲大小皆依次缩小 1/3,前端位置也依次后退 1/3。各鼻甲下方均有一裂隙样间隙,称为鼻道,即上、中、下鼻道

（图 4-1-4）。各鼻甲与鼻中隔之间的空隙称为总鼻道。上、中两鼻甲与鼻中隔之间的腔隙称嗅裂或嗅沟。

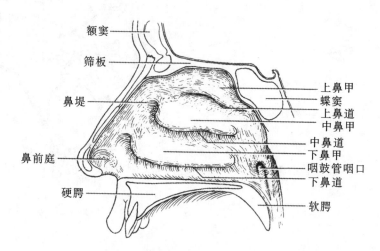

图 4-1-4　鼻腔外侧壁结构

上鼻甲位于鼻腔外壁的后上部，位置最高、最小，因前下方有中鼻甲遮挡，前鼻镜检查不易窥见。后组筛窦开口于上鼻道。上鼻甲后上方为蝶筛隐窝，蝶窦开口于此。

中鼻甲是鼻内窥镜手术重要的解剖标志，中鼻道外壁上有两个隆起，前下隆起名钩突，后上方隆起为筛泡，钩突与筛泡之间有一半月形裂隙，称为半月裂，半月裂向前下及后上扩大成漏斗状，称筛漏斗，额窦多开口于半月裂孔的前上部，其后为前组筛窦开口，最后为上颌窦开口。

下鼻甲最大，为一独立结构，前端距前鼻孔约 3 cm，后端距咽鼓管口约 1 cm，为鼻甲中最大者，故下鼻甲肿大时易致鼻塞或影响咽鼓管的通气引流。下鼻道前上方有鼻泪管开口，其外段近下鼻甲附着处骨壁较薄，是上颌窦穿刺的最佳进针部位。下鼻道外侧壁后部有鼻—鼻咽静脉丛，是老年人鼻腔后部出血的好发部位。

（3）顶壁：呈狭小的拱形，主要为筛骨水平板构成，此板菲薄而脆，板上多孔，即筛孔，嗅神经穿过这些筛孔进入颅内。外伤或手术时易骨折致脑脊液鼻漏，成为感染入颅的途径。

（4）底壁：即硬腭，与口腔相隔，由上颌骨腭突（前 3/4）和腭骨水平部（后 1/4）构成。

3.鼻腔黏膜　鼻腔黏膜与鼻窦的黏膜相连续，按其功能及位置分为嗅区黏膜和呼吸区黏膜两部分。嗅区黏膜主要分布于上鼻甲游离缘水平线以上，与鼻中隔之间的区域，范围较小，黏膜内的嗅细胞受到刺激时，可产生嗅觉。而呼吸区黏膜占鼻腔大部分，黏膜主要由纤毛柱状上皮构成，纤毛的规律摆动可将鼻腔内的尘埃、细菌等异物随分泌物排至鼻咽部；上皮内的杯状细胞具有分泌功能，能产生大量的分泌物，随着纤毛运动不断向鼻咽部移动。

（三）鼻窦

鼻窦（nasal sinuses）为鼻腔周围颅骨内的含气空腔，左右成对，共四对，按其所在骨命名，即上颌窦、额窦、筛窦及蝶窦（图 4-1-5）。各窦的形态不同、发育各异，均有窦口与鼻腔相通，窦内黏膜也与鼻黏膜相连续。按其解剖位置、窦口及引流部位，将鼻窦分为前、后两组：前组鼻窦包括上颌窦、前组筛窦和额窦，均引流于中鼻道。后组鼻窦包括后组筛窦和蝶窦，引流于上鼻道和蝶筛隐窝（图 4-1-6）。

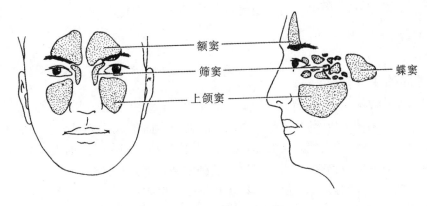

图 4 - 1 - 5　鼻窦面部投影

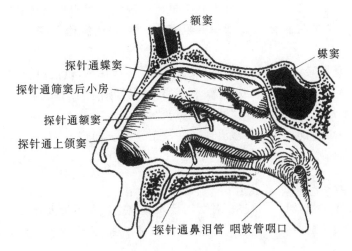

图 4 - 1 - 6　鼻腔外侧壁切除鼻甲之后各窦开口

1.上颌窦　为鼻窦中最大者,平均容积约 13 mL,有 5 个壁。上壁即眶底,外伤时常导致眶内容物下垂到上颌窦内,引起眼球活动障碍、眼球内陷。前壁中央最薄并略凹陷,称"尖牙窝",上颌窦手术多经此进入。后外壁与翼腭窝相隔,上颌窦肿瘤破坏此壁侵犯翼内肌时可导致张口困难。内壁为鼻腔外侧壁下部,有上颌窦窦口通中鼻道,因窦口较高,不易引流,是上颌窦易患炎症的重要原因。底壁为上颌骨牙槽突,常低于鼻腔底部,与上颌第二双尖牙及第一、二磨牙根部以菲薄骨板相隔,牙根感染可引起牙源性上颌窦炎,故上颌窦的发病率最高。

2.额窦　额窦介于额骨的内板、外板之间,左右各一。底壁为眶顶及前组筛窦之顶,其内侧相当于眶顶的内上角,急性额窦炎时该处有明显压痛。额窦开口于窦底内侧,经鼻额管通入中鼻道前端。

3.筛窦　筛窦位于鼻腔外上方和眼眶内壁之间的筛骨内,呈蜂房状小气房。筛窦以中鼻甲附着缘为界,位于其前下者为前组筛窦,开口于中鼻道。中鼻甲后上者为后组筛窦,开口于上鼻道。筛窦外壁菲薄如纸,为眶内侧壁的纸样板,故筛窦或眼眶炎症可相互感染。

4.蝶窦　蝶窦位于蝶骨体内,由蝶窦中隔分为左右两侧,两侧常不对称。顶壁凹陷形成蝶鞍底部,故可通过蝶窦行垂体肿瘤摘除术。外侧壁与视神经、颈内动脉、颅中窝和海绵窦毗邻。

后壁为蝶骨体。蝶窦开口于蝶筛隐窝,引流于上鼻道。

二、鼻的生理

(一)鼻腔的生理功能

1.呼吸功能　呼吸是鼻的主要功能,正常的鼻呼吸有赖于鼻腔适当的阻力,鼻阻力的存在有助于吸气时形成胸腔负压,使肺泡扩张以增大气体交换面积,呼气时使气体在肺泡内停留的时间延长,对肺泡内气体的交换是重要的,鼻腔的某些疾病改变鼻阻力的大小后,直接影响呼吸功能。鼻毛和黏液能阻挡空气中较大粉尘,起到清洁过滤作用。鼻黏膜下的血管和大量的腺体对吸入空气能发挥调温和保湿作用,以保护下呼吸道黏膜。

2.嗅觉功能　含气味的气体分子随吸入气流到达鼻腔嗅沟处,刺激嗅细胞产生神经冲动,经嗅神经到达嗅球、嗅束,再到达延髓和大脑中枢产生嗅觉。影响嗅觉功能的因素包括:性别与年龄、局部或某些全身性感染、局部机械性阻塞及其他(情绪波动、药物、外伤等)。嗅觉有明显的适应现象。

3.共鸣功能　鼻腔是重要的共鸣器官,发音在喉,共鸣在鼻,以使声音洪亮而清晰。若鼻腔因炎症肿胀(如鼻甲肥大、鼻息肉或肿瘤)而闭塞时,发音则呈"闭塞性鼻音"。若腭裂或软腭瘫痪时,发音时鼻咽部不能关闭,则呈"开放性鼻音"。

4.反射功能　鼻腔内神经丰富,常出现一些反射现象。如喷嚏,为一保护性反射,可将鼻腔内刺激物清除。

(二)鼻窦的生理功能

鼻窦也参与呼吸生理,但作用较微,对增加吸入鼻腔空气的温度及湿度、增强声音共鸣等有一定的作用,此外,鼻窦腔在减轻头颅重量、维持头部平衡、缓冲外来冲击和保温绝热方面起重要作用。

第二节　咽的应用解剖及生理

咽(pharynx)是呼吸道与消化道的共同通道,上起颅底,下达第 6 颈椎下缘平面,相当于食管入口平面,上宽下窄,前后扁平略呈漏斗形,成人全长约 12 cm。

一、咽的应用解剖

(一)咽的分部

咽自上而下可分为鼻咽部、口咽部和喉咽部三部分(图 4-2-1)。

1.鼻咽部　由颅底至软腭游离缘,下接口咽,又称上咽,向前经后鼻孔通鼻腔。在顶壁与后壁交界处的淋巴组织称腺样体(adenoid),又称增殖体(胚胎 4 个月发生,6～7 岁开始萎缩,10 岁逐渐退化),鼻咽的两侧距下鼻甲后方约 1 cm 处各有一漏斗状开口为咽鼓管咽口,与中耳鼓室相通。此口后上方有一唇状隆起称咽鼓管圆枕,在咽鼓管圆枕后上方有一凹陷称咽隐窝,是鼻咽癌好发部位,其上方紧邻颅底破裂孔,故鼻咽癌常可循此进入颅内。咽鼓管咽口周围有丰富的淋巴组织称咽鼓管扁桃体(图 4-2-2)。

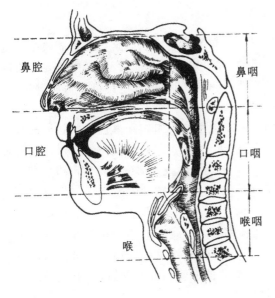

图 4-2-1　咽的分部

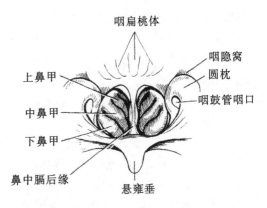

图 4-2-2　鼻咽部

　　2.口咽部　软腭游离缘水平至会厌上缘水平,又称中咽,习惯称咽部即指此区。前方借咽峡与口腔相通,咽峡为悬雍垂、腭舌弓、腭咽弓、软腭游离缘和舌背共同组成的环状狭窄部。腭舌弓和腭咽弓间的深窝称扁桃体窝,内有团块状淋巴组织称为(腭)扁桃体。腭咽弓的后方,有纵行条索状淋巴组织称咽侧索(图 4-2-3)。

　　3.喉咽部　咽部最狭窄处,由会厌上缘至环状软骨下缘,又称下咽,向下与食管连续,前部为喉。在舌根与会厌软骨之间,左右各有一浅凹称为会厌谷,常为异物存留的部位。杓会厌襞的外下方左右各有一较深的隐窝称梨状窝(图 4-2-4)。

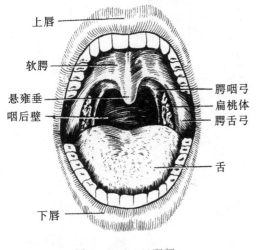

图 4-2-3　口咽部

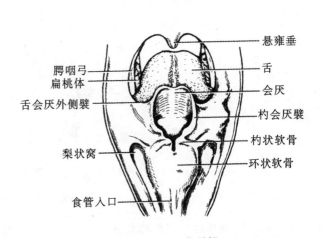

图 4-2-4　喉咽部

(二)咽的筋膜间隙

咽壁由内至外分为 4 层,即黏膜层、纤维层、肌肉层和筋膜层。咽筋膜与邻近筋膜之间构成许多疏松间隙,这些间隙有利于吞咽时咽腔的运动,并可协调头颈部活动,其中重要的有咽后间隙及咽旁间隙,咽间隙是颈筋膜之间的潜在间隙,只有在间隙内发生感染形成脓肿时,间隙的空腔才真正形成。

1.咽后间隙 位于椎前筋膜与颊咽筋膜之间,内有疏松结缔组织和淋巴组织。上起颅底枕骨部,下达第一、二胸椎平面,可通入食管后的纵隔,在正中由于咽缝前后壁连接较紧,将咽后间隙分为左右各一,鼻、鼻窦及咽部的淋巴都汇入其中,因此,这些部位的炎症可引起咽后淋巴结感染,形成咽后脓肿,由于婴幼儿咽后隙淋巴组织丰富,咽后脓肿常发生于三岁以内的婴幼儿。

2.咽旁间隙 又称为咽上颌间隙,位于咽后间隙两侧,左右各一,呈三角形漏斗状。茎突及其附着肌肉将此间隙分为咽旁隙前部和咽旁隙后部,前者较小,内侧与扁桃体窝毗邻,故扁桃体的炎症常扩散至此间隙;茎突后隙较大,其内有重要的血管和神经穿过,内有颈深淋巴结上群,因此咽部感染,可以从颈深淋巴结向此间隙蔓延。

(三)咽的淋巴组织

咽部有丰富的淋巴组织,呈环状排列,主要有腺样体、咽鼓管扁桃体、咽侧索、咽后壁淋巴滤泡、腭扁桃体及舌扁桃体,这些淋巴组织在黏膜下有淋巴管相连构成咽淋巴环的内环,其淋巴流向颈部淋巴结,颈淋巴结又互相联系交通构成外环,内环和外环统称为咽淋巴环(图 4-2-5)。

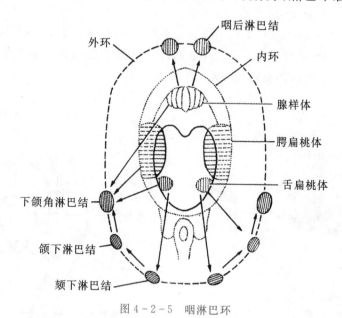

图 4-2-5 咽淋巴环

1.腭扁桃体 习惯称扁桃体(tonsil),位于咽部两侧舌腭弓与咽腭弓间的扁桃体窝中,为咽淋巴组织中最大者,左右各一,表面有 6～20 个内陷称为扁桃体隐窝。隐窝深入扁桃体内成为管状或分支状盲管,深浅不一,常有食物残渣及细菌存留而形成感染的"病灶"。

2.腺样体 又称咽扁桃体,位于鼻咽部顶后壁,形似半个剥皮桔子,表面不平,有 5～6 条纵行沟隙。腺样体出生即存在,6～7岁最显著,一般10岁以后逐渐萎缩。腺样体肥大可引起鼻阻塞、打鼾等,也可影响咽鼓管功能,导致中耳炎。

二、咽的生理

咽为呼吸和吞咽的通道,具有以下生理功能。

1.呼吸功能　正常呼吸时的空气经过鼻和咽腔,当鼻腔阻塞或呼吸量增加时,气流常常经口腔出入,都需要咽部黏膜完成一系列的处理过程:调节温度、增加湿度、清洁杀菌。

2.吞咽功能　吞咽是一种复杂的反射活动,食团需要经舌、颊、硬腭和颈部肌肉依次协同运动被迫进入口咽部,引起一系列的反射动作,通过食管进入胃内,完成消化和吸收的准备过程。

3.保护和防御功能　咽肌运动对机体起着重要的保护作用,在吞咽和呕吐时,咽肌收缩可暂时封闭鼻咽和喉部,使食物不致返流入鼻腔或吸入气管。若有异物进入咽部,可因咽肌收缩而阻止下行,产生呕吐反射,吐出异物。

4.言语形成　发音时咽腔可改变形状而产生共鸣,使声音清晰、悦耳。

5.扁桃体的免疫功能　扁桃体生发中心含有各种吞噬细胞,并可产生多种具有天然免疫力的细胞和抗体,可以吞噬消灭各种病原体。特别是3～5岁,其免疫功能较为活跃,扁桃体会显著增大,此时扁桃体肥大应视为正常生理现象。青春期后,扁桃体体积逐渐缩小。

第三节　喉的应用解剖及生理

喉(larynx)是呼吸和发声的主要器官,位于颈前正中,舌骨下方,上通喉咽,下接气管。成人喉的位置相当于第3至第6颈椎水平。喉以软骨为支架,间以肌肉、韧带、纤维组织及黏膜等构成的锥形管腔状器官(图4-3-1),前由皮肤、皮下组织、肌肉及筋膜覆盖;后与喉咽部毗邻;两侧有颈部重要的血管和神经及甲状腺侧叶等结构。

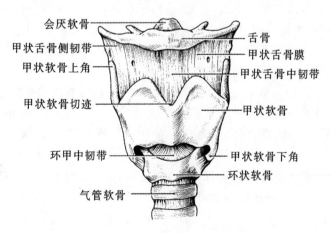

图4-3-1　喉的前面观

一、喉的应用解剖

(一)喉的软骨

喉软骨为喉的支架,单个而较大的有会厌软骨、甲状软骨及环状软骨,成对而较小的有构状软骨、小角软骨、楔状软骨及麦粒软骨等。甲状软骨、环状软骨和杓状软骨大部分为透明软骨,在 20 岁后渐骨化,65 时可完全骨化;会厌软骨、甲状软骨中央部、杓状软骨声带突和尖为弹性软骨;其余均属纤维软骨,可钙化但终身不骨化。

构成喉支架的软骨有单一较大的甲状软骨、环状软骨及会厌软骨。会厌软骨位于喉入口处,扁平形如树叶,分舌面和喉面,舌面组织疏松故感染时易肿胀。甲状软骨为喉支架中最大的一块软骨,两侧由左右对称的甲状软骨在颈前正中线汇合形成一定的角度,男性的甲状软骨切迹向前突出,称为喉结(图 4-3-2)。环状软骨是喉与气管环中唯一完整的环形软骨,是喉支架的基础,对支持喉腔通畅,保证呼吸甚为重要(图 4-3-3)。

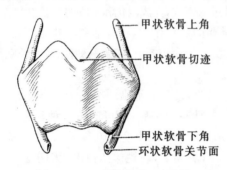

图 4-3-2 甲状软骨(正面观)

- 甲状软骨上角
- 甲状软骨切迹
- 甲状软骨下角
- 环状软骨关节面

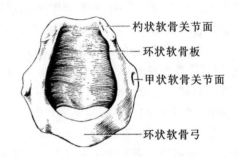

图 4-3-3 环状软骨(后面观)

- 杓状软骨关节面
- 环状软骨板
- 甲状软骨关节面
- 环状软骨弓

(二)喉的肌肉

喉肌是发声的动力器官,其形状、位置、起止及连接状况均与功能活动密切相关,主要由迷走神经的肌支支配,均为横纹肌,肌腹细小,分为喉内肌和喉外肌。喉外肌将喉与周围结构相连,可使喉体上升或下降,亦可使喉固定。喉内肌使声门开闭和声带张弛。

(三)喉腔

喉腔是由喉支架围成的管状空腔,上起喉口,下止环状软骨内壁下缘。以声带为界,可将喉腔分为声门上区(喉前庭)、声门区(喉中间腔)和声门下区(喉下腔)(图 4-3-4)。

1.声门上区　位于声带上缘与喉入口之间,声门上区前壁为会厌软骨,两旁为杓会厌襞,后为杓状软骨。声带上方与之平行的皱襞为室带,亦称假声带。介于喉入口与室带之间又称喉前庭又称喉前庭。声带与室带之间的腔隙称之为喉室,内有黏液腺分泌黏液,润滑声带。

2.声门区　位于两侧声带之间。声带位于室带下方,左右各一,在间接喉镜下呈白色带状,其游离缘薄而锐。声带张开时呈一等腰三角形裂隙,称声门裂,是喉腔中最狭窄部分。声门前端称前联合。

3.声门下区　声带下缘至环状软骨缘以上的喉腔,上部较扁窄,向下逐渐扩大为圆锥形并移行至气管,幼儿期此区黏膜表层与深层附着疏松,炎症时容易发生水肿,常引起喉阻塞。

(四)喉的神经

喉的神经为迷走神经的喉上神经(superior laryngeal nerve)和喉返神经(recurrent laryngeal nerve),两者均为迷走神经的分支。喉上神经于舌骨大角平面分为内、外支。外支为支配环甲肌的运动神经,维持声带张力。内支支配除环甲肌之外的喉内各肌,为感觉神经。左侧喉返神经的经路较右侧长,故易发生声带麻痹。凡在喉返神经的径路上侵犯和压迫神经的各种病变都可以引起声带麻痹,声音嘶哑。由于左侧径路较右侧长,故临床上受累机会较多,如两侧喉返神经同时受损,可发生失音或呼吸困难。

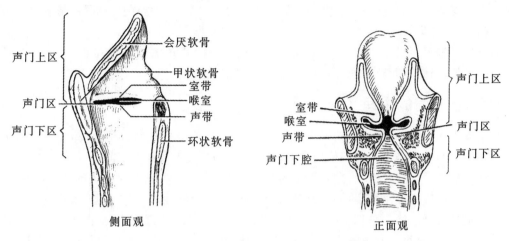

图 4 - 3 - 4　喉腔分区

二、喉的生理

喉既是发声器官,又是呼吸道的门户。其主要功能是呼吸、发声、保护和屏气。

1.呼吸功能　喉是呼吸通道的重要组成部分,喉的声门裂为呼吸通道最狭窄处,正常情况下中枢神经系统通过喉神经支配声带的运动,可调节声门裂的大小。吸气时声门裂稍增宽,呼气时声门裂稍变窄。剧烈运动时,声带极度外展,声门裂开大,使气流阻力将至最小。

2.发声功能　喉是发声器官,发声的主要部位是声带。正常人在发声时,先吸入空气,然后将声带内收、拉紧,并控制呼气。自肺部呼出的气流冲击靠拢的声带使之振动即发出声音。声音的强度取决于呼气时的声门下压力和声门的阻力。声调决定于振动时声带的长度、张力、质量和位置。

喉部发出的声音称为基音,受咽、口、鼻、鼻窦(共称上共鸣腔)、气管和肺(共称下共鸣腔)等器官的共鸣作用而增强和使之发生变化,成为日常听到的声音。至于构语则由舌、唇、牙及软腭等所完成。

3.保护功能　喉的杓会厌襞、室带和声带,类似瓣状组织,具有括约肌作用,能发挥保护下呼吸道的作用,吞咽时会厌向后下倾斜,盖住喉口,室带、声带关闭,食物沿两侧梨状窝下行进入食道,而不致误入下呼吸道。另外,喉的咳嗽反射能将误入下呼吸道的异物,通过防御性反射性剧咳,迫使异物排出。

4.屏气功能　喉通过关闭声门,提高胸腔和腹腔的压力来完成咳嗽、呕吐、排便、分娩和上肢用力的动作。

第四节　气管、支气管及食管的应用解剖及生理

一、气管、支气管的应用解剖

气管(trachea)位于颈前正中、食管的前方,由软骨和膜性组织构成,气管壁自内向外由黏

膜层、黏膜下层、肌肉层和外层构成。上端起自环状软骨下缘,下端在相当第 5 胸椎上缘处分成左右两主支气管,分叉处称气管隆嵴。气管软骨由 16～20 个缺口朝后的马蹄形软骨环为支架,以气管环韧带将其互相连接。

右支气管较短而粗,与气管纵轴的延长线约成 20°～25°角;左支气管细而长,与气管纵轴成 40°～45°角,因此气管异物进入右侧的机会较左侧多见。

二、气管、支气管的生理

1.清除吸入颗粒、保护机体功能 气管、支气管覆以假复层柱状纤毛上皮,纤毛运动呈波浪式,方向向上,向外排出带有细菌的分泌物或异物,以净化和保护呼吸道。

2.免疫功能 气管、支气管黏膜层内的浆细胞能分泌多种与抗感染有关的免疫球蛋白,发挥免疫功能。呼吸道分泌物中,还含有溶菌酶和补体,与分泌性 IgA 共同起溶菌作用。

3.防御性呼吸功能 包括咳嗽反射和屏气反射。气管、支气管内壁黏膜下有丰富的神经末梢,刺激神经末梢可引起咳嗽发射。咳嗽时先作深吸气,接着声门关闭,继之强烈呼气,胸内压增高,声门突然开放,呼吸道内气体急速咳出,异物和分泌物随气流排出。

三、食管的应用解剖

食管(esophagus)为一肌性的消化管道,起于环状软骨的下缘,止于第 10、11 胸椎水平的胃的贲门,成人长约 25 cm。

食管自上而下有 4 个生理性狭窄:第 1 狭窄是食管入口部,由环咽肌收缩所致,距上切牙约 16 cm 处,是食管最狭窄处,为食管异物最易嵌顿处,食管镜最难通过此处,检查时用力不当,可致食管穿孔。第 2 狭窄为主动脉弓处狭窄,由主动脉弓压迫食管所产生,距上切牙约 23 cm 处,食管镜检查时局部可见搏动。第 3 狭窄由左主支气管横越食管前壁压迫食管所致,位于第 2 狭窄下方 4 cm 处。第 4 狭窄是由于食管穿过横膈裂孔时因受到横膈肌收缩所致处,距上切牙约 40 cm 处。这四个比较狭窄的部位是食管最易受伤和异物最易停留的部位,尤其第一狭窄处更为突出。

四、食管的生理

食管上接咽部,下通贲门,是一个排泄引流管,主要生理功能是通过蠕动将咽下的食团和液体从下咽运送到胃。吞咽的开始是一种随意动作,经咀嚼的食团由舌送至咽部,随咽部肌肉的收缩蠕动,将食团送至食管入口处。由于食物的刺激引起咽下反射,使环咽肌开放松弛,食团进入食管上端。随食管的蠕动,食团逐渐进入食管下端,直至贲门。当食团通过食管时,刺激了该部位的感受器,产生传入冲动,而使贲门张开,食团进入胃内。

此外,食管黏膜下层的黏液腺所分泌的黏液,对黏膜起湿润和保护作用。

第五节　耳的应用解剖及生理

一、耳的应用解剖

耳(ear)分为外耳、中耳和内耳三部分组成,是位置和听觉感受器,除耳廓外,主要结构隐藏于颞骨内(图 4 - 5 - 1)。

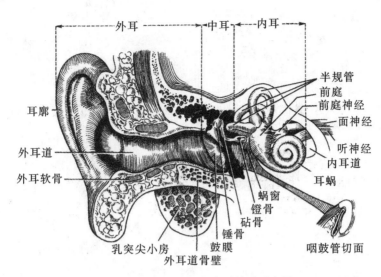

图 4 - 5 - 1　外耳、中耳、内耳关系示意图

(一)外耳

包括耳廓和外耳道两部分组成。

1.耳廓　耳廓借韧带、肌肉、软骨和皮肤附着于颅侧面,一般与头颅约成 30°夹角。大部分由软骨构成支架,被覆软骨膜和皮肤,仅耳垂由脂肪与结缔组织构成。耳廓软骨膜与皮肤粘着紧密,皮下组织少,炎症时易出现压迫,疼痛剧烈,引起软骨膜炎可导致软骨坏死,导致耳廓变形。

2.外耳道　起自外耳道口,向内止于鼓膜,成人长约 2.5～3.5 cm,由软骨部(外 1/3)和骨部(内 2/3)组成。外耳道略呈 S 形弯曲,外耳道皮下组织少,皮肤几乎与软骨和骨膜相贴,发生感染引起肿胀时容易压迫神经末梢产生剧痛。软骨部皮肤富有毛囊和皮脂腺,并含有耵聍腺,能分泌耵聍;而骨部皮肤缺乏毛囊等结构,因此耳疖易发生于外耳道外 1/3 处。

(二)中耳

中耳包括鼓室、咽鼓管、鼓窦及乳突 4 部分。

1.鼓室　为鼓膜和内耳外侧壁之间的空腔,以鼓膜紧张部上下缘为界,将其分为上、中、下 3 部。鼓室向前借咽鼓管鼓口与鼻咽部相通,向后借鼓窦入口与鼓窦相通,内有听骨、肌肉、韧带和神经。鼓室黏膜和咽鼓管、鼓窦黏膜相连续(图 4 - 5 - 2)。

鼓室形似一竖立的小火柴盒,有 6 个壁。①外壁:主要由鼓膜构成(图 4 - 5 - 3)。鼓膜为一向内凹入、半透明的椭圆形薄膜。正常鼓膜有鼓膜脐、锤骨柄、锤骨短突、光锥等解剖标志。②内壁:即内耳外侧壁,有鼓岬、前庭窗、蜗窗、外半规管凸、面神经管凸等重要解剖标志。③前壁:有咽鼓管的鼓室口。④后壁:面神经垂直段在此通过,上部有鼓窦入口。⑤上壁:又称鼓室盖,与颅中窝的大脑颞叶相隔。婴幼儿时期此壁的岩鳞裂未闭合,中耳炎可循此途径感染颅内。⑥下壁:为一薄骨板,将鼓室与颈静脉球分开。

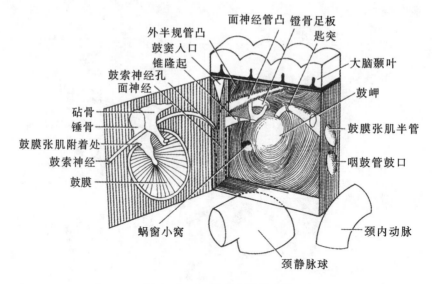

图 4-5-2 鼓室六壁模式图

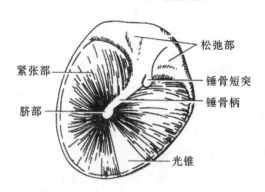

图 4-5-3 正常鼓膜像（右）

鼓室内有 3 块听骨，为人体最小一组骨，由锤骨、砧骨和镫骨借韧带与关节相连构成听骨链。外侧以锤骨柄与鼓膜相接，镫骨足板借周围韧带连于前庭窗（图 4-5-4）。

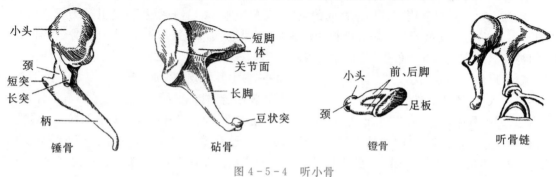

图 4-5-4 听小骨

2.咽鼓管　起于鼓室前壁,止于鼻咽侧壁。其外 1/3 为骨部,内 2/3 为软骨部,成人全长约 3.5 cm。软骨部在静息状态时闭合,仅在张口、吞咽、打呵欠时开放,空气进入鼓室,调节中耳腔与外界气压的平衡,维持中耳正常的生理功能。咽鼓管黏膜为假复层纤毛柱状上皮,纤毛运动朝向鼻咽部,以排除鼓室内分泌物。小儿咽鼓管接近水平位,且较成人短而宽,因此,婴幼儿的鼻咽部感染容易经咽鼓管向中耳蔓延引起化脓性中耳炎。

3.鼓窦　为上鼓室后上方的含气空腔,向后通乳突气房,上方以鼓窦盖与颅中窝相隔。

4.乳突　为许多大小不等、形态不一、相互连通的气房。根据乳突气房发育程度不同分为气化型、板障型、硬化型和混合型。

(三)内耳

内耳又称迷路,为听觉和平衡觉感受器的位置,位于颞骨岩部之内,分为骨迷路和膜迷路,二者形态相似,膜迷路借助纤维束固定于骨迷路内,二者之间充满外淋巴,膜迷路内充满内淋巴,内外淋巴互不相通。

1.骨迷路　由致密的骨质构成,分为前庭、半规管和耳蜗(图 4-5-5)。

(1)前庭(vestibule):位于耳蜗和半规管之间,略呈椭圆形。后上部于 3 个骨半规管的 5 个开口相通。其外壁即鼓室内壁的一部分,有前庭窗为镫骨足板所封闭。

(2)骨半规管(osseous semicircular canals):位于前庭的后上方,3 个骨管均呈弓状弯曲,互为直角。依其所在部位,分别称外(水平)、前(垂直)、后(垂直)半规管(lateral、anterior and posterior semicircular canals)。每个半规管的两端均开口于前庭,其一端膨大称壶腹(ampulla)。前半规管内端与后半规管上端合成一总脚通向前庭,因此 3 个半规管共有 5 孔通入前庭。

(3)耳蜗(cochlea):位于前庭的前面,形似蜗牛壳,由中央的蜗轴(modiolus)和周围的骨蜗管(osseous cochlear duct)构成。

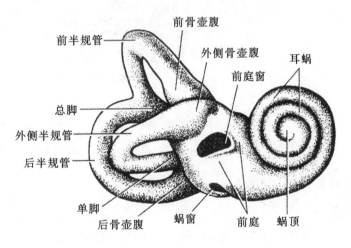

图 4-5-5　骨迷路(右)

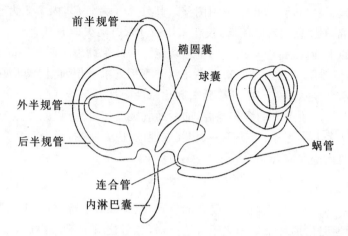

图 4-5-6 膜迷路

2.膜迷路(membranous labyrinth) 由椭圆囊、球囊、膜半规管及膜蜗管构成,含内淋巴,各部相互连通(图 4-5-6)。椭圆囊与球囊内分别有椭圆囊斑和球囊斑,感受位觉,亦称位觉斑。膜蜗管内基底膜上有螺旋器,又名 Corti 器,是听觉感受器(图 4-5-7)。

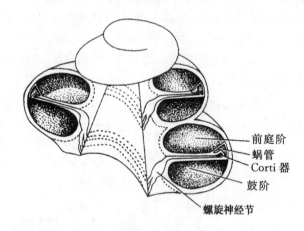

图 4-5-7 耳蜗横切面

二、耳的生理

耳有听觉及平衡觉两大生理功能。

(一)听觉功能

声音通过空气传导和骨传导两种途径同时传入内耳。正常情况下,以空气传导为主。

1.空气传导 其过程如下:

声波　　　　　　　　镫骨→砧骨
↓　　　　　　　　　　↑　　↓
耳廓→外耳道→鼓膜→锤骨　前庭窗→外、内淋巴→螺旋器→听神经→听觉中枢
空气振动　　　传声变压　　　　　液体波动　　感音　神经冲动　综合分析
(外耳集音)　　(中耳传音)　　　　　(内耳感音)　　　　(迷路后)　(大脑皮层)

2.骨传导　声波直接经颅骨使外、内淋巴产生相应波动,并激动耳蜗的 Corti 器产生听觉神经冲动,传到听中枢形成听觉。

(二)平衡功能

前庭系统是人体最重要的平衡系统。人体主要依靠前庭觉、视觉和本体感觉这三个系统的外周感受器感受身体运动、位置以及外界刺激,向中枢传送神经冲动,通过各种反射性运动维持平衡。前庭系统能感知头位及其变化,其中半规管主要感受角加速度的刺激,球囊斑和椭圆囊斑主要感受直线加速度的刺激,维持身体的平衡。

 练习题

1.上颌窦穿刺进针点在哪个位置(　　　)

A.上鼻道　　　　　　　B.嗅裂　　　　　　　C.下鼻道

D.下鼻甲　　　　　　　E.鼻底

2.鼻咽癌的好发部位是(　　　)

A.咽隐窝　　　　　　　B.扁桃体窝　　　　　C.咽后壁

D.咽鼓管口　　　　　　E.蝶筛隐窝

3.有关咽的生理功能,不包括以下哪一项(　　　)

A.吞咽功能　　　　　　B.免疫功能　　　　　C.反射功能

D.调节中耳气压功能　　E.屏气功能

4.有关喉的应用解剖,上呼吸道最狭窄的部位是(　　　)

A.喉入口　　　　　　　B.声门裂　　　　　　C.喉室

D.喉前庭　　　　　　　E.声门下区

5.下列哪一项不是婴幼儿喉的解剖特点(　　　)

A.声门下区组织疏松　　B.喉腔相对较大　　C.淋巴组织丰富

D.易发生水肿　　　　　E.会厌呈卷叶状

6.下列哪一项是小儿咽鼓管的解剖特征(　　　)

A.鼓室口高于咽口,管腔长,内径窄　　　　B.鼓室口低于咽口,管腔长,内径窄

C.鼓室口与咽口水平,管腔短,内径宽　　　D.鼓室口低于咽口,管腔短,内径宽

E.鼓室口高于咽口,管腔短,内径宽

（王建平）

第五章　耳鼻咽喉科护理概述

 学习目标

1. 掌握耳鼻咽喉科患者的护理评估、常用护理检查及常用护理诊断；培养现代护理理念，提高其责任感和职业素养。
2. 熟悉耳鼻咽喉科手术患者的常规护理。
3. 了解耳鼻咽喉科的护理管理。

案例导入

天气炎热，中学生鹏鹏约了几位好友一起去游泳，回来后感觉耳内胀痛，听力有所下降，两天后发现外耳道有少量分泌物流出。随后同家长一起到医院就诊。

请问：

1. 鹏鹏需要做哪些护理？
2. 作为护士我们应该为鹏鹏提供哪些帮助？

第一节　耳鼻咽喉科患者的护理评估

耳鼻咽喉科疾病发病部位较为特殊，均在头面部，而发病器官功能的改变均会严重影响患者的心理健康，对患者的生活、学习、工作影响较大，因此对耳鼻咽喉科患者的护理就显得尤为重要。对耳鼻咽喉科患者进行正确、有效的护理前提是对患者进行全面、准确地护理评估。即对患者患病前后的各种临床资料，进行科学的分析与判断，以评估患者的身体、心理、社会、文化、经济等状况，并提出护理问题、制定护理计划。

一、健康史

1. **现病史**　评估患者此次发病的病因、经过、有无明显诱因、患病后的诊断及治疗过程。

2. **既往病史**　了解患者既往健康状况，有无高血压、心脏病、血液病、营养不良、机体抵抗力低下等一些全身性疾病，有无外伤史及手术史。重点了解可能成为耳鼻咽喉科疾病发病原因的疾病，如多种急性传染性疾病可导致感音神经性耳聋。而耳鼻咽喉局部疾病又可成为全身性疾病的病灶，如扁桃体炎可并发风湿热、关节炎、心脏病、肾炎等，同时注意各相邻组织器官病变之间的互相影响，如鼻炎、鼻窦炎可成为中耳炎、咽炎、扁桃体炎发病的因素。

3. **生活习惯**　不良的生活习惯可引起耳鼻咽喉科疾病，如不正确的擤鼻动作可引起中耳炎，烟酒嗜好及夜店长时间唱歌者可引起咽炎。

4. 环境与职业　工作、生活环境和职业与耳鼻咽喉科疾病的发生密切相关,如长期工作、生活在噪声环境中可引起噪声性聋,大气污染、化学物质、花粉等往往是咽炎、鼻腔、鼻窦疾病常见的致病因素。

5. 家族史、用药史　遗传性耳聋是继发于基因或染色体异常等遗传缺陷引起的听觉器官发育缺陷而导致的听力障碍。药物性耳聋是因抗生素、水杨酸盐、抗肿瘤类等药物应用过程或应用以后发生的感音神经性耳聋。

6. 过敏史　了解患者对药物的过敏情况。

7. 女性患者应了解月经史和生育史。

二、身体状况

(一)耳部疾病常见临床表现

1. 耳部疾病常见症状

(1)耳痛:是耳部炎性病变常见的症状,也可为耳部临近或远隔器官病变引起的牵涉性耳痛,其中约95%的耳痛为耳病所致,5%的耳痛为牵涉性耳痛,如外耳道炎、外耳道疖、急性中耳炎、急性扁桃体炎等引起的耳部胀痛、跳痛等。外耳道炎或耳廓炎可引起耳廓牵涉痛。耳痛的性质常见的有钝痛、刺痛、抽痛等。

(2)耳漏:又称耳溢液,是指外耳道流出或在外耳道内积存有异常分泌物,根据溢液性质可初步判断耳病。急、慢性化脓性中耳炎的分泌物呈脓性或黏脓性,若脓液有恶臭味应考虑胆脂瘤型中耳炎,若外耳道流出无色水性分泌物应警惕脑脊液耳漏,若外耳道流出血性分泌物可见于大疱性鼓膜炎、耳外伤,应警惕中耳癌。

(3)耳聋:即听力下降。根据病变部位与性质可将耳聋分为传导性聋、感音神经性聋和混合性聋。病变部位发生在外耳、中耳传音装置者为传导性聋,发生在内耳、听神经及其传导路径病变可导致感音神经性聋,耳传音与感音系统同时受累可导致混合性聋。

(4)耳鸣:指患者主观地感到耳内有鸣声,而周围环境并无相应的声源。耳鸣多由耳部病变所引起,也可为全身(如心血管系统、神经系统和内分泌系统等)疾病所致。可见于耵聍栓塞、中耳炎、鼓室积液、高血压等。

(5)眩晕:是一种运动性或位置性错觉,眩晕有前庭性(主要是内耳疾病和颅内病变引起)和非前庭性(颈椎病、某些眼病及心血管疾病、内分泌疾病等引起)两类,前庭性眩晕常见于梅尼埃病、迷路炎、耳毒性药物中毒等。

2. 耳部疾病常见体征

(1)鼓膜充血:常见于大疱性鼓膜炎、急性化脓性中耳炎早期、急性乳突炎等。

(2)鼓膜穿孔:常见于鼓膜外伤、慢性化脓性中耳炎、急性化脓性中耳炎未得到及时控制等。

(3)鼓室积液:常见于分泌性中耳炎。

(二)鼻部疾病常见临床表现

1. 鼻部疾病常见症状

(1)鼻塞:是鼻及鼻窦疾病常见的症状,是鼻腔气流阻力增大,分泌物增多,鼻黏膜充血、水肿、肥厚以及新生物等原因引起呼吸功能减退的表现。鼻塞可表现为间歇性、交替性、持续性。

由于病变部位的不同,鼻塞也可为单侧性或双侧性。鼻塞的原因常与慢性鼻炎、鼻窦炎、鼻息肉、鼻中隔偏曲有关。单纯性鼻炎引起的鼻塞表现为间歇性、交替性,时重时轻,侧卧时下侧鼻塞较重,鼻窦炎引起的鼻塞多为单侧性,伴脓涕。严重的鼻塞可出现张口呼吸、睡眠打鼾及闭塞性鼻音。

(2)鼻漏:指鼻腔内分泌物外溢,是鼻部疾病常见症状。鼻漏可分为水样、黏液性、黏脓性、脓性、血性及脑脊液。水样鼻漏多见急性鼻炎早期和变态反应性鼻炎,黏液性多见慢性单纯性鼻炎,黏脓性或脓性多见慢性肥厚性鼻炎和鼻窦炎。不同的感染细菌感染,分泌物的颜色亦不同,如需氧菌感染,分泌物呈纯脓性,黄色无味;厌氧菌感染呈灰色或绿色,有臭味;链球菌感染呈咖啡色。血性鼻漏即鼻分泌物中带有血液,多见于鼻腔、鼻窦、鼻咽部肿瘤及鼻腔异物。脑脊液鼻漏常见于外伤及手术后。

(3)嗅觉障碍:临床上表现为嗅觉减退、嗅觉丧失、嗅觉过敏、嗅觉错倒等。根据原因的不同,又可分为呼吸性嗅觉丧失和失嗅、感受性嗅觉丧失和失嗅以及嗅觉官能症三种。

呼吸性嗅觉减退和失嗅是由于气流受阻或方向改变,空气中含有气味的微粒不能到达嗅区所致,如鼻甲肿大、鼻息肉、鼻腔肿瘤、鼻中隔穿孔、气管切开或全喉切除等。

感受性嗅觉减退和失嗅是由于嗅觉神经末梢病变所致,使病变组织不能感受嗅素所致,如萎缩性鼻炎、过敏性鼻炎、中毒性嗅神经炎、颅底骨折、脑血管疾患及老年性退变等。患者由于嗅觉障碍可有食欲减退,精神萎靡不振,性欲减退等精神或心理障碍。

嗅觉官能症是由于嗅中枢及嗅球受刺激或变性所致,患者可能会产生嗅觉过敏、嗅觉倒错和幻嗅等,多见于癔症、神经衰弱、精神病等患者。

(4)鼻出血:是耳鼻咽喉科最常见的症状之一。其原因可由鼻腔疾病引起,也可因全身疾病如高血压、血液病等所致。儿童及青年患者以鼻中隔前下方的易出血区多见,而中老年患者则多见于鼻腔后部,同时鼻出血应与咯血及呕血鉴别。

由于引起鼻出血的原因很多,故临床表现多样,多为单侧出血,亦可双侧;可表现为间歇性反复出血,亦可呈持续性出血。出血量多少不一,轻者仅涕中带血,重者可大量出血甚至休克,表现为血压下降、脉搏细速或其他循环障碍的症状。长期的少量出血,尤其是涕中带血,有可能是恶性肿瘤的早期症状,应引起重视。反复出血可导致贫血。

(5)鼻源性头痛:是指鼻腔或鼻窦病变引起的头痛。鼻腔、鼻窦的感觉神经来自三叉神经的第1支和第2支即眼神经和上颌神经,鼻部病变可直接刺激鼻黏膜三叉神经末梢引起头痛。由各种病变引起鼻黏膜肿胀、鼻塞、鼻分泌物引流不畅压迫神经,或因细菌毒素刺激神经末梢所引起的头痛常发生于气候多变的冬、春季节,常伴有鼻部症状,昼重夜轻,低头或摇头时加重,使用血管收缩剂后头痛减轻或消失。

(6)精神症状:长期鼻塞嗅觉障碍可导致各种精神神经症状,如鼻窦化脓性感染形成"脓毒性病灶",在儿童表现为智力下降,注意力不集中;成人可引起头昏、心悸、失眠、记忆力下降及焦虑等心理改变。

2.鼻部疾病常见体征

(1)鼻黏膜充血、肿胀,鼻甲充血、肿大:常见于急慢性鼻炎、鼻窦炎。

(2)鼻黏膜干燥、鼻甲缩小:见于萎缩性鼻炎。

(3)鼻窦面部投射点红肿和压痛:见于炎症较重的急性鼻窦炎患者。

(三)咽部疾病常见临床表现

1. 咽部疾病常见症状

(1)咽痛:是咽部疾病最为常见的症状之一,可为咽部疾病及咽部邻近器官疾病所致,也可以是某些全身性疾病的伴随症状。咽痛程度视疾病的性质、程度和患者对疼痛的敏感度而异。剧烈咽痛者常见于咽部急性炎症、咽间隙感染和下咽癌,轻微咽痛或仅表现为发干、发痒,常见于咽部慢性炎症。

(2)咽感觉异常:指咽部有异物感、痒、干燥、堵塞感等异常感觉,常因此而用力"吭""喀"或频频吞咽以期清除。可由咽部及其周围组织的器质性病变或功能性因素引起。前者多见于慢性炎症、咽角化症、肿瘤等,后者为神经官能症的一种表现,多与恐癌、焦虑等精神因素有关,亦可因内分泌功能紊乱引起。

(3)吞咽困难:指难以吞咽或不能吞咽饮食。可分为功能性、阻塞性和神经性三种,功能性吞咽困难常见于引起咽痛的疾病,阻塞性吞咽困难常见于咽部及食管狭窄、咽部肿瘤或异物等,神经性吞咽困难常常由中枢性病变或周围性神经炎所致咽肌麻痹引起。

(4)打鼾:指睡眠时软腭、舌根处软组织随呼吸气流颤动所产生的有节奏的声音。各种造成上呼吸道狭窄的病变及某些全身性疾病如肥胖、内分泌功能紊乱等均可引起打鼾。如打鼾同时伴有睡眠呼吸暂停,则称之为阻塞性睡眠呼吸暂停综合征。

2. 咽部疾病常见体征

(1)咽部黏膜充血肿胀、咽后壁淋巴滤泡增生:见于急慢性咽炎、急慢性扁桃体炎、扁桃体周围脓肿、咽后脓肿等。

(2)扁桃体肥大:见于急慢性扁桃体炎、扁桃体生理性肥大、扁桃体肿瘤等。

(3)腺样体肿大:见于急性腺样体炎。

(4)鼻咽部隆起或新生物:见于鼻咽纤维血管瘤、鼻咽癌。

(四)喉部疾病常见临床表现

1. 喉部疾病常见症状

(1)声音嘶哑:简称声嘶,是喉部疾病常见和特有症状,声嘶的程度各异,轻者声音稍有变粗,音调变低,重者声音明显嘶哑,甚至完全失声。常见的主要原因是喉部本身病变以及支配声带运动神经受损。

(2)呼吸困难:常见于喉部发生阻塞性病变者。表现为吸气时间延长,吸气时空气不易进入肺内,此时胸腔内负压增加,出现胸廓周围软组织凹陷如锁骨上窝、胸骨上窝、肋间隙出现凹陷,临床称之为三凹征,严重者出现四凹征即剑突下也可发生凹陷。常见于喉的炎症性疾病、水肿、异物、肿瘤等。

(3)喉喘鸣:是由于喉或气管发生阻塞,患者用力呼吸,气流通过喉或气管狭窄处发出的特殊声音。常见于急性喉炎、急性喉气管支气管炎、喉痉挛、喉水肿等。

(4)喉痛:常见于喉部急性炎症、喉结核、喉外伤及肿瘤晚期。

2. 喉部疾病常见体征

(1)喉部黏膜弥漫性充血,声带充血,黏膜下组织浸润性水肿,腺体分泌增多:见于急慢性喉炎。

(2)喉部黏膜干燥:见于萎缩性喉炎。

（3）声带新生物：见于声带小结、声带息肉及喉部肿瘤。

三、实验室及辅助检查

护士应配合医生查看患者近期的各项检查报告，了解患者的全身性疾病以及耳鼻咽喉专科疾病的诊断。耳鼻咽喉科患者常见实验室检查包括血液学常规检查、免疫球蛋白检查、EB病毒抗体滴度测定、血生化检查、肝功能检查等，辅助检查包括听力检查、前庭功能检查、鼻内窥镜检查、喉窥镜检查、X线检查、CT检查、核磁共振检查等。

四、心理-社会状况

耳鼻咽喉科疾病所引起的器官功能改变常会严重影响患者的心理健康，如耳科疾病常引起耳漏、耳聋、耳痛、耳鸣、眩晕等症状，患者因长期耳流脓或脓液有臭味，或并发面瘫而回避社交场合，性情孤僻，过于自卑；听觉和语言功能障碍常影响患者的生活、工作和学习，导致社交困难，精神受创；耳鸣、眩晕可使患者感到心情烦躁、焦虑、抑郁等等，这些都会给患者造成极大的心理创伤，都需要患者进行自我调整和重新适应，如果适应不良就会导致严重的心理障碍和社会疾病，同事、家庭关系紧张，生活质量严重下降，甚至有些患者还会有自杀倾向。因此护士应密切关注患者的情绪变化，重视评估患者的自我观念、认知能力、角色适应状态、压力应对能力、家庭关系、教育水平、社会关系等等，通过对患者心理和社会状况的评估，发现患者可能发生的心理和社会问题，以便采取有针对性的护理措施。

第二节　耳鼻咽喉科常用检查及护理配合

一、耳鼻咽喉科检查的基本要求

耳、鼻、咽、喉各个器官解剖位置均位于面颅深处，孔小、腔洞弯曲，不能直视，必须借助专科器械及良好的照明才能进行检查。

1. 检查室的设置与设备

检查室宜背光稍暗，应备有光源，多为100W的白炽灯，内有检查椅、转凳、检查器械、消毒器械及用后器械的盛具、痰盂及酒精灯。同时还应准备常用的药品及敷料，如鼻黏膜收缩剂、表面麻醉剂、消毒棉签、棉球、无菌纱布等。目前临床已逐渐开始使用综合诊疗台，它具有检查及治疗的功能，是专门针对耳鼻咽喉检查和治疗而设计，配备有检查椅，集光源、加热设备、喷雾及吸引等多种功能于一体，有的还配置有显微镜、X线片阅片灯箱、显示器及内镜等多种设备，给医生的检查、治疗带来极大便利，已逐步成为耳鼻咽喉科的常用设备。

2.常用检查器械(图 5-2-1～5-2-8)

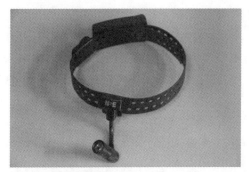

图 5-2-1　头灯

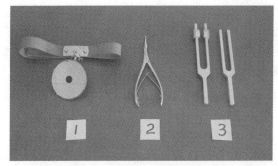

图 5-2-2　(1)额镜;(2)前鼻镜;(3)音叉

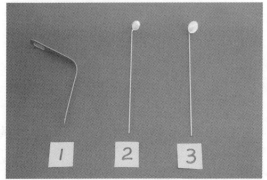

图 5-2-3　(1)角型压舌板;(2)间接鼻咽镜;(3)间接喉镜

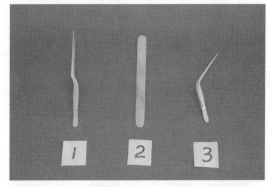

图 5-2-4　(1)枪状镊;(2)压舌板;(3)膝状镊

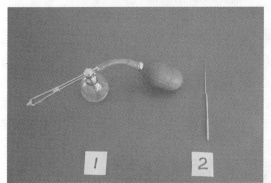

图 5-2-5　(1)喷雾器;(2)耵聍勾

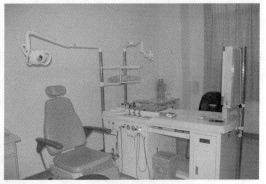

图 5-2-6　耳鼻咽喉科综合操作台

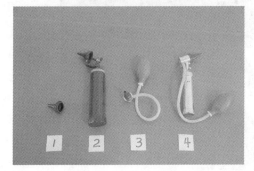

图 5-2-7　(1)耳镜;(2)电耳镜;(3)鼓气耳镜;(4)电鼓气耳

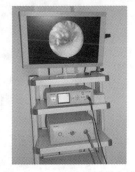

图 5-2-8　耳鼻咽喉内镜

3.检查体位

检查者与患者相对而坐,双腿合拢各占一边,患者坐在诊疗椅上,上身略前倾,一般情况下,光源置于患者耳后上方约15厘米处,检查过程中可根据需要进行调整,也可调整患者的头位。检查鼻腔、咽喉部时,检查者面对患者,距离25~40厘米为宜,检查耳部时,检查者与患者的头位应在同一水平面上。小儿不能配合检查时,应有家属或医护人员帮助进行检查,将患儿抱坐在大腿上,夹紧患儿的双腿,一手环抱固定患儿上肢和身体,另一手固定患儿头部。注意动作要轻柔,态度要和蔼可亲,避免惊吓患儿。

4.额镜、头灯及其使用

(1)额镜:是耳鼻咽喉科必备的检查辅助设备,医护人员必须学会其使用方法。具体操作方法见耳鼻咽喉科护理技术操作。

(2)医用头灯:LED灯,其照明深度较深,温度低,亮度高,使用方便。具体操作方法见耳鼻咽喉科护理技术操作。

二、专科检查及护理配合

(一)耳部检查

1.耳廓及耳周检查

耳廓及耳周检查以望诊和触诊为主。患者取侧坐位,受检耳朝向检查者,观察耳廓有无畸形(如副耳廓、招风耳、瘘管等)、局限性隆起、增厚及皮肤有无红肿或皲裂,耳周围组织有无红肿、瘘口及瘢痕等。若有瘘口应以探针探查其深度及瘘管走向。触诊耳廓有无牵拉痛,耳屏有无压痛尤其是张口痛和压痛,乳突有无压痛,耳周围淋巴结是否肿大。

2.外耳道及鼓膜检查

受检者正坐,被检耳朝向检查者。检查者用一手将耳廓向后上方牵拉(在小儿则只需向后并略向下牵拉),使外耳道变直,另手食指将耳屏推向前方以扩大耳道(用耳镜、电耳镜或鼓气电耳镜),观察外耳道有无耵聍、异物,皮肤是否红肿、有无节肿,骨性外耳道后上壁有无塌陷,外耳道内有无分泌物、分泌物的性状及气味。清除外耳道内的耵聍、异物或分泌物。观察鼓膜的正常解剖标志是否存在,鼓膜的色泽、活动度以及有无穿孔,穿孔的部位及大小。鼓室黏膜是否充血、水肿,鼓室内有无肉芽、息肉或胆脂瘤等(图5-2-9)。

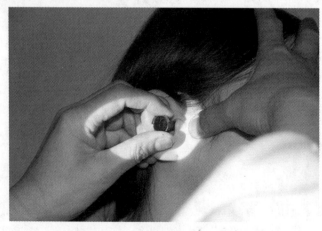

图5-2-9 外耳道及鼓膜检查

3.咽鼓管检查

咽鼓管功能状态与中耳炎的发生和预后有密切关系。检查咽鼓管的目的主要是了解咽鼓管的通气功能。常用的方法有捏鼻吞咽法、捏鼻鼓气法、波士球吹张法、导管吹张法。咽鼓管吹张法既可用于检查咽鼓管是否通畅，亦可用于咽鼓管功能不良、分泌性中耳炎的治疗，但上呼吸道急性感染，鼻腔或鼻咽部有脓液、溃疡、肿瘤者忌用。另外尚可经咽鼓管造影术、声导抗测试法、咽鼓管纤维内镜检查法等检查咽鼓管的功能与结构。

4.听功能检查

临床上分为主观听力检查法和客观听力检查法两种。主观听力检查法包括语音检查法、表试验、音叉试验、纯音听阈测试等。客观听力检查法有声导抗测试、电反应测听及耳声发射测试等。其中音叉试验、纯音听阈测试及声导抗测试较为常用。

（1）音叉试验：是门诊检查听力常用方法之一，可初步鉴别耳聋的性质和程度。每套音叉由五支组成，其振动频率分别为 C_{128}、C_{256}、C_{512}、C_{1024}、和 C_{2048} Hz。常用的检查方法如下：①林纳试验（Rinne test，RT）：又称气骨导比较试验，是比较同侧耳气导和骨导听觉时间来判断耳聋的性质。②韦伯试验（Weber test，WT）：又称骨导偏向试验，系比较两耳骨导听力的强弱。③施瓦巴赫试验（Schwabach test，ST）：又称骨导对比试验，比较正常人与受试者的骨导听力。

（2）纯音听阈测试：以纯音听力计产生 125～1000Hz 的倍频纯音检测受试耳听阈。其结果能较准确地判断耳聋的性质、程度，初步判断病变部位，目前以纯音听阈测试结果来评定听力障碍（图 5-2-10）。

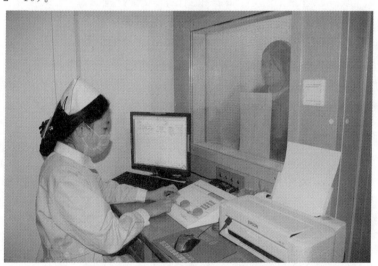

图 5-2-10 纯音听阈测试

（3）声导抗测试：声导抗测试是指当外耳道压力变化时使鼓膜张力产生变化，鼓膜对声能传导能力发生改变，利用这一特性能够记录鼓膜反射回外耳道的声能大小。通过计算机分析结果，反应中耳传音系统和脑干听觉通路功能，这一方法称声导抗测试。检查基本项目有：鼓室导抗图、静态声顺值及镫骨肌声反射。根据描计图示来判断耳聋的性质、病变部位，还能对周围性面瘫进行定位诊断及预后判断（图 5-2-11）。

（4）前庭功能检查：是通过一些特殊的测试方法，了解前庭功能状况并为定位诊断提供依据。前庭功能检查主要包括两个方面：

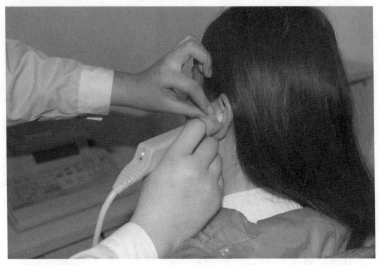

图 5-2-11　声导抗测试

①平衡功能检查:是评价前庭脊髓反射、本体感觉及小脑平衡和协调功能的检查。常用的方法有闭目直立检查法、过指试验法、行走试验法。

②眼震检查:眼震是眼球的一种不随意的节律性运动,是评价前庭眼反射的眼球运动。常用的方法有自发性眼震检查法、位置性眼震和变位性眼震检查法、冷热试验、旋转试验、眼震电图描记法等。

5.耳部影像学检查

影像学检查是耳部疾病重要的辅助检查方法,通过颞骨岩部、乳突部 X 线摄片可了解乳突及其邻近骨质变化情况,如胆脂瘤可显示出一边缘清楚的阴影。CT 扫描和核磁共振成像,可用以准确诊断复杂的耳科疾病,如中、内耳畸形、颈静脉球体瘤和听神经瘤等。

(二)鼻部常用检查法

1.外鼻检查法

视诊观察外鼻形态有无畸形,皮肤有无红肿、糜烂、缺损,颜色是否正常;触诊外鼻部有无压痛、增厚、变硬,鼻骨有无骨折、移位及骨擦音。同时还要注意是否嗅到特殊的腥臭味。

2.鼻腔检查法

(1)鼻前庭检查法:受检者头后仰,检查者用拇指指尖将鼻尖抬起,观察鼻前庭皮肤有无充血、肿胀、皲裂、溃疡、疖肿、隆起及结痂,有无鼻毛脱落等。

(2)前鼻镜检查法:一般以左手持前鼻镜,先将镜叶合拢与鼻底平行伸入鼻前庭,不能超越鼻阈,以免引起疼痛。右手扶持受检者头部,随着检查需要变换头位。缓缓张开镜叶,依次检查鼻腔各部。有如下几个步骤:①使被检者头位稍低(第一位置),由下至上依次观察鼻底、下鼻道、下鼻甲、鼻中隔前下部;②使被检者头后仰 30°(第二位置),检查中鼻道、中鼻甲、嗅裂及鼻中隔中部;③使被检者头后仰至 60°(第三位置),检查鼻中隔上部、鼻堤、中鼻甲前端等。注意观察鼻甲有无充血、苍白、肿胀、肥大、萎缩,中鼻甲有无息肉样变,各个鼻道及鼻底有无异常分泌物及分泌物的形状,鼻中隔有无偏曲、穿孔、出血、血管曲张、溃疡、糜烂、血肿等,鼻腔内有无新生物及异物等。若下鼻甲肥大影响视野,可先用 1‰麻黄碱生理盐水收缩鼻腔黏膜后再行检查。检查完毕,取出前鼻镜时勿将镜叶合拢,以免夹持鼻毛引起疼痛。

3.鼻窦检查法

观察各个鼻窦体表投影处皮肤有无红肿、隆起、糜烂、缺损,中鼻道及嗅裂处有无分泌物、息肉或新生物,注意分泌物和新生物的性质,眼球有无移位或运动障碍,局部有无叩痛、压痛,若有骨质吸收或破坏者按压可有乒乓球感或实质性感觉。另外可行体位引流或上颌窦穿刺冲洗。X线是鼻窦常用的辅助检查方法。

4.鼻部影像学检查

包括 X 线摄片、CT、MRI 等。鼻部 X 线多采用头颅侧位、鼻颏位、鼻额位等;鼻部 CT 是鼻窦内窥镜手术基本的辅助检查手段,通常有轴位和冠位扫描两种方式,能较清晰的显示鼻腔、鼻窦细微的解剖结构和病变,在临床中广泛应用;鼻部 MRI 对于软组织的病变有较清晰的分辨力,对诊断鼻息肉、鼻窦囊肿、肿瘤等具有重要的临床意义。

5.鼻内窥镜检查

有硬管镜和纤维镜。可清晰地观察鼻腔各部、鼻咽及各个鼻窦的开口,还可在直视下取活组织检查、凝固止血等,目前应用广泛。

(三)咽喉部检查法

1.口咽部检查法

用压舌板轻压患者舌前 2/3 处,检查双侧舌腭弓、咽腭弓、咽侧索及咽后壁,注意咽黏膜有无充血水肿、溃疡、假膜、脓苔与局限性隆起等。同时检查两侧腭扁桃体,注意其大小形态、隐窝口有无分泌物、异物或新生物及腭扁桃体表面有无瘢痕粘连等。嘱患者发“啊”音,观察软腭运动情况,同时还应注意牙、牙龈、舌、软腭、硬腭等有无异常。

2.鼻咽部检查法

常用的是间接鼻咽镜检查。患者取正坐位,头略前倾,张口用鼻平静呼吸,检查者左手用压舌板轻压患者舌前 2/3 处,右手持预热了的间接鼻咽镜,伸入软腭后方,将镜面置于软腭背面与咽后壁之间,镜面朝上,左右转动镜面,可观察到软腭背面、鼻中隔后缘、后鼻孔区、各鼻道及鼻甲后端咽鼓管咽口及咽鼓管圆枕、咽隐窝、鼻咽顶部及腺样体,应注意有无充血水肿、粗糙、出血、浸润、溃疡及新生物等。部分咽反射较敏感的患者,可先以 1％丁卡因喷雾咽部行表面麻醉后再检查。

3.喉咽及喉部检查法

间接喉镜检查是检查喉咽及喉部常用的方法。受试者张口伸舌,检查者用纱布包裹患者舌前部,以左手食指支于上唇,拇指和中指夹持舌体向外轻拉,右手持预热了的间接喉镜,镜面朝下伸入口咽部,镜背面贴附于悬雍垂,将悬雍垂向后上方推移,切勿触及咽后壁,左右转动镜面,可看到喉咽部,观察舌根、舌扁桃体、会厌谷、喉咽后壁、喉咽侧壁、会厌舌面及游离缘、舌会厌侧壁及两侧梨状窝等处,嘱受检者发“伊”音,观察会厌喉面、杓状会厌襞、杓间区、室带和声带,注意喉咽黏膜色泽,有无充血水肿、增厚、溃疡、增生、新生物或异物等。

4.纤维鼻咽镜、纤维喉镜检查

适用于间接鼻咽镜检查困难,不易窥清鼻咽所有结构者。检查前先以 1％麻黄碱棉片收缩鼻腔黏膜,以 1％丁卡因表面麻醉鼻腔、咽喉黏膜。经鼻腔插入纤维鼻咽镜进行检查,同时可取活检或切除细小病变。具有视野清晰,图像放大等优点;较先进的纤维鼻咽镜、纤维喉镜带有摄像装置,可拍摄图片,便于阅读、存档等。

5.影像学检查

颈部侧位 X 线摄片、CT 及 MRI 等有助于肿瘤、异物的诊断。

6.实验室检查

血液学常规、免疫球蛋白检查、EB 病毒抗体滴度测定等均为重要的提供重要依据。辅助检查手段,咽拭子培养或脓肿穿刺细菌培养为疾病的诊断和治疗提供依据。

第三节　耳鼻咽喉科患者常用护理诊断

一、耳科常用护理诊断

1.疼痛　与耳部炎症、外伤或手术创伤等有关。

2.有感染的危险　与先天性耳前瘘管、咽鼓管功能不良、慢性感染及外伤或手术创伤等有关。

3.体温过高　与耳部炎症,如急性化脓性中耳炎、耳源性颅内外并发症等有关。

4.有受伤的危险　与听力障碍、平衡功能失调所致感知周围环境危险能力降低有关。

5.有社交隔离的危险　与听力障碍、耳部畸形或采取炎症引起分泌物增多有异味等因素有关。

6.感知改变　与耳部疾病引起的听觉改变及前庭功能障碍有关。

7.知识缺乏　缺乏有关耳部疾病的预防、保健、治疗等方面的知识和技能,如耳毒性药物的使用及耳毒性损伤的防治常识、耳部感染的预防以及有关职业病的防治常识与技能等。

8.焦虑　与缺乏耳科疾病的知识,担心预后、手术并发症,对住院环境不熟悉以及其他社会因素,如影响生活、工作和学习,经济负担等因素有关。

二、鼻部疾病常用护理诊断

1.疼痛　与手术反应、鼻部外伤、鼻疖或鼻窦炎等有关。

2.清理呼吸道无效　与鼻黏膜充血肿胀等有关。

3.感觉障碍(嗅觉障碍)　与鼻黏膜肿胀、嗅区黏膜病变致嗅觉减退有关。

4.体温过高　与鼻腔细菌感染有关。

5.体液不足　与鼻腔大量出血、手术后出血、摄入液体不足等因素有关。

6.有窒息的危险　与大量出血后,血凝块堵塞呼吸道有关。

7.自我形象紊乱　与鼻面部手术、鼻腔填塞导致患者形象改变有关。

8.知识缺乏　缺乏对疾病相关的防治知识。

9.焦虑或恐惧　与鼻部大量出血、因外伤或手术担心面部毁容等有关。

三、咽喉部常用的护理诊断

1.疼痛　与咽喉部炎症、外伤、手术创伤、异物和肿瘤等有关。

2.体温过高　与咽喉部炎症,如急性腺样体炎、急性化脓性扁桃体炎、咽后脓肿等有关。

3.清理呼吸道无效　与咽喉部、气管的炎症引起分泌物黏稠增多不易排出、患者术后咳嗽排痰能力下降等有关。

4.吞咽障碍 与咽喉部炎症引起的疼痛或扁桃体Ⅲ度肥大、咽部肿瘤、异物等引起的机械性阻塞等有关。

5.感知改变 与腺样体肥大或咽部肿瘤阻塞咽鼓管咽口引起耳鸣、听力下降等有关。

6.语言沟通障碍 与气管切开、喉部病变或喉切除术后发音功能受损有关。

7.有窒息的危险 与喉部或气管异物、喉部急性炎症、水肿、外伤等因素造成呼吸道阻塞有关。

8.营养失调 与咽喉部炎症引起吞咽疼痛、喉部肿瘤引起进食困难有关。

9.知识缺乏 缺乏有关咽喉部疾病的预防、保健、治疗等方面的知识和技能。

10.焦虑 与缺乏咽喉科疾病的知识,担心预后、手术并发症,对住院环境不熟悉以及其他社会因素如疾病影响生活、工作和学习,经济负担等因素有关。

第四节 耳鼻咽喉科手术患者的常规护理

一、耳部手术前后的常规护理

耳科手术主要包括耳前瘘管摘除术、乳突根治术、鼓膜修补术、鼓室成形术、人工镫骨植入术、电子耳蜗植入术、外耳整形等。

(一)手术前护理

1.心理护理

配合医生与患者或家属谈话,了解患者的心理状态,针对患者对手术存在的焦虑、紧张、恐惧的心理反应,耐心疏导,并有针对性地解释手术治疗的必要性和重要性,耐心地解释手术的目的、方式以及注意事项等,使患者有充分的思想准备,减轻患者焦虑紧张的情绪,让患者接受并积极配合手术。对过度紧张者可适量给予镇静剂。

2.耳部准备

(1)术前一天剔除患侧耳廓周围头发,一般距发际5~6厘米,清洁耳廓及周围皮肤。手术当天将女性患者的长发梳理整齐,术侧头发接触结成贴发三股辫,如为短发可用凡士林涂其旁边,以免污染术野。如需植皮,应备皮,备皮部位多为腹部及大腿。

(2)清洁耳道:对于慢性化脓性中耳炎且耳内有脓的患者,入院后根据医嘱用3%过氧化氢溶液清洗外耳道,并滴入抗生素滴耳液,每日3~4次,对耳道进行初步清洁。

3.一般护理

(1)术前应检查各项检验报告是否正常,了解患者是否有糖尿病、高血压、心脏病或其他全身疾病,有无手术禁忌证,以保证手术的安全性。女性患者应了解其生理周期,避免月经来潮时手术。

(2)耳部专科检查要齐备,包括电测听、耳部CT、前庭功能、面神经功能等。

(3)遵医嘱完成药敏试验。

(4)对于术中可能需要输血的患者,应做好血型鉴定和交叉配血试验。

(5)术前禁烟酒及刺激性食物。

(6)术前一日做好个人卫生工作。

(7)按要求术前禁食禁水。对于全麻患者,成人8小时禁食、4小时禁水,患儿术前6小时禁食、2小时禁水。

(8)根据患者实际情况,术前晚可服镇静剂,以便安静休息。

(9)进入手术室前,遵医嘱术前用药,嘱患者排空大小便;取下义齿、手表、首饰等,不戴角膜接触镜。准备手术需要的物品如病历、X片、CT片、药品等,并随患者一同带入手术室。

(二)手术后护理

(1)全麻者按全麻术后护理至患者清醒。

(2)嘱患者卧床休息,可选择平卧、半卧位或健侧卧位,如无不适次日可起床轻微活动。人工镫骨手术需绝对卧床48小时。

(3)饮食护理:术后无恶心、呕吐,全麻清醒6小时后可进流质或半流质饮食,3～5天视病情可逐步该为普食,以高蛋白、高热量、高维生素为主,清淡为宜。

(4)及时执行各项术后医嘱,经常与医生交流分管患者的病情。

(5)按时巡视患者,定时监测患者的体温、脉搏、呼吸、血压等生命体征,密切观察病情,注意观察有无面瘫、恶心呕吐、眩晕、平衡失调等并发症,进颅手术注意患者有无高热、嗜睡、神志不清、瞳孔异常变化等颅内并发症,如发现患者有恶心呕吐、出血、呼吸困难等情况应及时和医生联系给予适当处理。

(6)嘱患者预防感冒,教会患者正确擤鼻方法即单侧轻擤,勿用力。如需要可应用呋麻滴鼻液滴鼻,保持咽鼓管通畅。

(7)根据医嘱合理用药,配合医生换药,预防感染,促进伤口愈合。

(8)耳部手术患者听力都有不同程度的损害,护士与患者沟通时要耐心细致,注意沟通方式,必要时与家属交谈,做好患者的心理疏导,使他们树立战胜疾病的信心,积极配合医护活动,争取早日康复。

(9)嘱患者出院后作定期复查。

二、鼻部手术前后的常规护理

鼻部常见手术有鼻甲部分切除术、鼻息肉摘除术、上颌窦根治术、额窦根治术、上颌骨截除术等。手术方式有鼻侧切术、鼻内镜术以及经前鼻孔的传统手术方式。

(一)手术前护理

1.心理护理

同"耳部患者手术"的心理护理。

2.鼻部准备

(1)手术区皮肤准备、剃须、剪鼻毛、鼻腔冲洗,上颌窦手术术前一天行上颌窦穿刺冲洗。术前1～2天用硼砂溶液漱口,护士应教会患者漱口方法。

(2)检查患者鼻腔黏膜是否有炎症,如有待炎症消退后再行手术。

3.一般准备

同"耳部患者手术"的一般准备。

（二）手术后护理

1. 术后体位　局麻患者术后常规半卧位，全麻按全麻护理常规护理至清醒后改为半卧位。半卧位有利于患者鼻腔分泌物及渗出物的引流，同时能减轻头部充血。

2. 观察渗血　密切观察患者鼻腔渗血情况，嘱患者如有血液流下一定要吐出，以便观察出血量，防止血液进入胃内，刺激胃黏膜引起恶心、呕吐。如出血较多，应立即通知医生进行处理。

3. 避免喷嚏　嘱患者尽量避免打喷嚏，以免鼻腔内纱条松动、脱落而引起出血。如想打喷嚏，可用手指按人中、张口深呼吸、舌尖抵住硬腭、咬住上唇等方法来抑制，如抑制不住可采取张口打喷嚏的方法，来减轻震动。

4. 观察出血　鼻腔填塞纱条者，第二天开始滴液体石蜡以润滑纱条，便于抽取。纱条抽取后，应注意观察鼻腔有无出血，如情况良好可用呋麻滴鼻，防止出血并利于通气。同时嘱患者不要用力擤鼻，以防鼻腔出血。

5. 口腔护理　术后鼻腔填塞，不能通气，需张口呼吸，患者常感口干。因此要加强口腔护理，保持口腔清洁、舒适，防止口腔感染。

6. 避免碰撞　术后应注意保护鼻部免受外力碰撞，特别是鼻部整形手术患者，防止出血，以免影响手术效果。

7. 对症治疗　遵医嘱采取止痛、止血、抗感染治疗，密切监测患者的体温、呼吸、脉搏、血压等情况，如有异常情况及时报告医生处理。

8. 心理护理　鼻部手术患者，常因手术刺激及术后鼻腔填塞，鼻面部肿胀，影响呼吸、睡眠，患者情绪焦虑。护士应多关心患者，做耐心细致的心理疏导，消除患者不良情绪，使之保持良好心态，争取早日康复。

9. 定期复查　嘱患者出院后作定期复查。

三、咽喉部手术前后的常规护理

咽喉部常见手术有扁桃体摘除术、咽后脓肿切开排脓术、腺样体刮除术、声带息肉摘除术、喉全切及部分切除术、气管切开术等，手术方式常见的有经口腔或颈部切开手术及喉内镜手术。

（一）手术前护理

1. 心理护理

基本上同"耳部患者手术"的心理护理。要特别注意术中、术后可能出现大出血、呼吸困难等情况，必要时需作气管切开术。还有可能暂时或永久失去说话能力。因此心理疏导，消除患者恐惧、焦虑情绪，争取患者的理解和配合就显得尤为重要。

2. 咽喉部准备

（1）备皮：男性患者需剃须，患者应摘去项链等首饰。有活动义齿的也应摘除。

（2）清洁口腔：术前1～2天给予漱口液漱口，防止口腔感染，影响术后伤口愈合。如口腔或咽喉部有炎症者，应先控制炎症，再行手术。

（3）术前6小时禁食：以防止术中患者发生呕吐，误吸而导致窒息。

3.一般准备

同"耳部患者手术"的一般准备。

（二）手术后护理

1.术后体位　局麻患者术后常规半卧位,全麻者采取平卧侧头位,按全麻护理常规护理至清醒后改为半卧位。半卧位有利于患者吐出口内分泌物及保持呼吸通畅。

2.术后饮食　局麻患者术后 2 小时可进温流质或半流质食物,防止食物温度过高引起局部充血,全麻患者清醒后 6 小时可进温流质食物,对于咽后脓肿切开排脓术或行全喉、半喉切除术的喉癌患者,因其不能经口进食,应采取鼻饲。

3.观察渗血　密切观察患者切口渗血情况,嘱患者将口中分泌物轻轻吐出,切勿咽下,以利于观察有无出血情况。

4.观察呼吸　注意观察患者呼吸情况,有呼吸困难者应吸氧。查看患者有无剧烈咳嗽,咽喉部分泌物排出是否顺畅,必要时可经鼻腔或口腔将分泌物吸出,以便保持呼吸道通畅。

5.心理护理　对于行气管切开术或喉切除术的患者,应保持气管套管通畅。由于手术影响患者呼吸、发音以及睡眠,患者常出现心情烦躁、焦虑不安的情绪,护士应做好心理护理,加强与患者的沟通,及时满足患者的需要,保持情绪稳定,以便早日康复。

6.声带休息　各种喉镜手术后,嘱患者少讲话,注意声带休息。

7.对症治疗　遵医嘱采取止痛、止血、雾化吸入、抗感染治疗,密切监测患者的体温、呼吸、脉搏、血压等情况,如有手术创面异常出血、感染等异常情况应及时报告医生进行处理。

8.口腔护理　术后加强口腔护理,保持口腔清洁,防止感染。

9.定期复查　嘱患者出院后作定期复查。同时禁烟酒,避免辛辣刺激性食物。

第五节　耳鼻咽喉科护理管理

一、门诊护理管理

（一）诊室环境

1.做好诊室卫生安全管理工作,保持室内清洁卫生,干燥通风,每天检查电源开关,使其保持安全工作状态,为患者提供安全、舒适、整洁的就诊环境。

2.医护人员衣着整洁,保持良好的精神状态,对待患者和蔼可亲,有礼有节。

3.诊室应定期消毒。

4.下班前做好清洁卫生工作,关好门窗,切断电源。

（二）器械准备

1.开诊前,应检查、清理、添补常规检查器械,物品摆放整齐 ,下班前,回收、清洁使用过的器械、物品,清理废弃的垃圾。

2.各种消毒液配置符合规定,定点存放,标记清晰。

3.酒精灯内的酒精应及时添加,注意安全,防止烫伤患者或医护人员。

4.应定期检查门诊急救、麻醉药品、抢救器械等是否齐全、功能是否完好,注意精密仪器的保养与保管,同时做好门诊各项登记工作。

5.定期消毒检查器械,对不常用的或精细贵重的器械则应擦油保存。

(三)工作内容

1.严格遵守耳鼻咽喉科门诊的规章制度,维护就诊秩序,做好开诊前准备,协助医生接待患者。

2.做好分诊工作,指导或帮助患者填写门诊病历的首页,组织患者按号先后就诊;保证患者隐私权不受侵犯,对老弱、幼小患者安排优先就诊;按病情特点,将患者分送给各有专长的医生诊治;伴送危重患者入院或转科、转诊;遇外伤、鼻出血、呼吸困难、耳源性颅内并发症等危急重症患者应安排立即诊治,迅速准备好急救药品和器材并密切配合医生共同抢救患者。

3.检查婴幼儿患者时,护士应协助医生固定其头位。遇耳聋患者,应酌情采用笔谈,避免喧哗。

4.治疗前后应对患者进行认真核对,并做好相应的解释工作,如发现疑问应及时与医生沟通。

5.做好治疗过程中的消毒隔离工作,避免交叉感染。

6.按医嘱进行门诊各种诊疗操作,协助医生进行门诊手术。

7.开展卫生宣教及健康指导,使患者了解本科常见病的发病原因、诊疗方法、预后知识,及预防保健方法,积极配合治疗与护理。

二、隔音室护理管理

隔音室是检查听觉功能的场所,应有专职护士与技术人员共同管理。

(一)环境要求

1.隔音室室内环境噪声的声压级应符合国家 GB7583－87 的要求。
2.保持隔音室内干净、整洁,空气清新,注意防潮。

(二)仪器准备

准备好检查器械及办公用品,如音叉、纯音听力计、声导抗仪和结果记录单等。仪器应妥善保管,按规定定期校准,耳机、耳塞应用肥皂水清洗,并用 75％乙醇擦拭。

(三)工作内容

1.测试前做好准备工作　测试前向受试者解释测试的目的、测试方法及配合的注意事项,去除受试者的眼镜、头饰、耳环及助听器等,清洁外耳道,调整耳机位置以确保测试结果的准确性。婴幼儿患者应结合其年龄及检查目的,选择合适的测试方法或遵医嘱给予镇静药。

2.测试过程中应使受试者尽量坐得舒适,避免说话、吞咽及清鼻等动作,保持安静。

3.测试结束后记录、整理、填写检查结果,并及时送交医师。

三、内镜检查室护理管理

内窥镜一般包括硬管和软管两种,均为贵重精密光学仪器。因此内镜室的护理管理,应由专职护士或技术人员负责管理,并能做到配合医生进行内镜检查。耳鼻咽喉科常见的内镜检查有:鼻窦内镜检查、鼻咽纤维镜检查、纤维喉镜检查以及纤维支气管镜检查等。

(一)环境准备

1. 内镜检查室应清洁卫生,保持良好通风,注意防潮。

2. 检查并保证电源工作正常。

3. 做好卫生安全管理。整理好物品,做好各项登记工作,下班前作好清洁卫生工作,定期用紫外线消毒室内空气,关好门窗切断电源。

(二)设备准备

1. 妥善保管仪器设备

(1)建立仪器档案:保管好仪器设备的各种证件、使用说明书,建立使用、保养及维修登记卡。

(2)制定保管、使用制度:仪器由专人保管。

(3)保持仪器整洁、干燥:仪器使用专用防尘套,保持环境干燥、阴凉通风,内镜的镜面、摄像镜头等重要零部件应放置在特制的干燥器中,并定期更换吸湿剂。纤维内镜放置时不应过度弯曲或扭曲。

(4)仪器不用时应放回其原装盒内,把仪器设备按顺序置于专用柜内,便于下次使用和操作。

(5)仪器使用完毕后须将各调节控制钮旋至零位后再关闭电源开关,拔下插头,放回固定位置。

(6)定期保养、检查,及时维修,保持仪器设备良好的功能。

2. 正确使用仪器设备

(1)内镜使用前用无菌生理盐水彻底冲洗,以免消毒液残留刺激组织。

(2)保持镜面干净:镜检时在镜面涂防雾硅油或在温热的蒸馏水中加温;遇分泌物时应及时抽吸干净;镜面占有血污时应用蒸馏水或75%乙醇棉球擦净。

(3)术中严格遵守操作规则:操作时应轻柔、避免粗暴,以免损伤组织造成出血而影响镜像。

(4)器械应轻拿轻放:检查动作要稳,使用光源时,不要过分弯折导光线,以防折断导光纤维而造成物象模糊不清。

(三)工作内容

1. 做好检查前准备

(1)检查前必须认真检查所需器械:对于容易发生故障的器械,尤其要重点检查,使用电器设备前必须核对其规定电压与电源电压是否相符,同时接通电源。

(2)检查室内应进行空气消毒,备有常用抢救药品及物品:如肾上腺素、地塞米松及氧气等。

(3)受试者的准备:检查前向受试者说明检查的目的、方法、过程和注意事项,以便获得患者的配合。认真核查患者常规体检及辅助检查结果,准确掌握内镜检查的适应证、禁忌证;术前4小时禁食、禁水,以免术中呕吐误吸而引起窒息;术前遵医嘱用药。

2. 配合医生进行各种检查

3. 消毒与灭菌

内镜选用环氧乙烷进行灭菌,或选用高效消毒液浸泡,管腔内要充满消毒液,不宜用高压蒸汽或煮沸等热力灭菌法。

4.检查后处理

器械使用后,用清水将所有检查器械冲洗干净,内镜用脱脂纱布擦拭清除污渍,不能使用毛刷,彻底洗净、拭干、涂油。

四、治疗室护理管理

(一)环境准备

1.保持治疗室清洁卫生、注意通风、防潮。

2.检查并保证电源工作正常。

3.进入治疗室之前医护人员应穿好工作衣,戴好口罩和帽子。

(二)物品准备

1.耳鼻咽喉科综合治疗台上的器械、药品应配备充足,喷雾、吸引等各项功能使用正常。

2.耳鼻咽喉科常见检查及治疗器械齐全,消毒达到要求。所需物品配给充足,摆放合理,标记清晰。

3.治疗室应配备抢救车、氧气、吸引器等急救物品,并保证能正常使用。同时要备一治疗床,以备患者发生意外时抢救之用。

(三)工作内容

1.引导患者有序进行各种治疗,治疗前与患者进行充分沟通,使患者了解治疗的目的和注意事项,积极配合治疗。

2.做好治疗前的各种准备工作,严格遵守消毒隔离制度,防止交叉感染。

3.独立或协助医生进行各种治疗,严格按照耳鼻咽喉科治疗操作规程进行各项治疗操作。

4.治疗前后应做好患者的核对工作,发现疑问立即告知医生。

5.治疗后应注意密切观察患者情况,预防发生不良反应,并做好记录。

6.做好卫生宣教及健康指导工作。

五、病房护理管理

(一)环境准备

1.保持病房整洁卫生,房间水、电设施安全、方便。

2.保持病房有良好的通风,为患者提供安全、舒适的医疗环境。

3.病房工作人员应衣着整洁,态度和蔼可亲,礼貌对待患者。

(二)物品准备

1.病床舒适、平稳,摆放合理。

2.各种医疗设备放置科学合理,器械消毒达标。

3.病房污物进行分类或分区域处理。

(三)工作任务

1.做好患者的入院护理,向患者介绍住院的各种规章制度如陪护制度、外出制度等,协助患者熟悉医院环境。

2.了解患者的病情及心理状况,鼓励患者树立战胜疾病的信心,积极配合治疗和护理。

3.正确及时地为患者进行各种治疗,做好手术前后的各项护理工作。

4.熟悉各种器械、药品的管理方法及登记制度。做到供应及时,消毒达标,方便开展各种医疗、护理和急救工作。

5.密切观察患者病情,做好记录,为医生诊治提供准确信息,促进住院患者康复,并做好患者出院宣教工作。

6.耳鼻咽喉科病房应设置重症病房,将危重患者集中管理,专人护理,以利病情观察,遇到突发情况,可立即进行抢救。

练习题

1.耳部疾病常见症状是( )

A.耳痛 　　　　　B.耳鸣 　　　　　C.耳漏

D.眩晕 　　　　　E.以上均是

2.鼻内分泌物外溢称为( )

A.鼻塞 　　　　　B.鼻漏 　　　　　C.鼻出血

D.鼻音 　　　　　E.嗅觉障碍

3.下列不属于临床四凹征的是( )

A.胸骨上窝 　　　　B.剑突下 　　　　C.锁骨上窝

D.腋窝 　　　　　E.肋间隙

4.使用鼻镜时正确的方法是( )

A.应张开两叶放入 　　　　　B.应合拢放入,超过鼻阈

C.应张开两叶放入,不超过鼻阈 　　D.取出时紧闭两叶

E.应合拢放入,不超过鼻阈,取出时两叶稍张开

5.喉部检查中最为常见和简便的器械检查方法是( )

A.间接喉镜检查 　　　　B.直接喉镜检查 　　　　C.纤维喉镜检查

D.动态喉镜检查 　　　　E.显微喉镜检查

6.耳鼻咽喉科的急症多凶险,所以在护理上首先应( )

A.关心体贴患者 　　　B.树立整体观念 　　　C.对患者进行健康指导

D.积极救治并密切观察 　E.加强心理护理

7.耳鼻咽喉科门诊管理中遇到急重症患者时应( )

A.按顺序就诊 　　　　B.应安排立即就诊 　　　C.应安排优先就诊

D.进行健康指导 　　　E.进行心理护理

8.咽喉科患者术前准备,下列不正确的是( )

A.做好口腔护理,防止术后感染 　　B.局麻患者术晨进干食

C.完成各项常规检查和检验 　　　D.术前做好个人卫生

E.女患者如月经来潮,应暂缓手术

(李洁红)

第六章　耳鼻咽喉科常见疾病患者的护理

学习目标

1. 掌握鼻疖、急性鼻窦炎、慢性鼻窦炎、变应性鼻炎的护理诊断及护理措施，鼻出血的局部因素、急救止血方法及护理措施。

2. 熟悉鼻疖的临床表现、鼻疖未成熟时严禁挤压的原因、慢性鼻炎的临床分型特点及发病的相关因素、急性鼻窦炎的概念及治疗原则、慢性鼻窦炎的局部症状、上颌窦穿刺冲洗法治疗慢性鼻窦炎的临床意义、鼻出血的治疗原则。

3. 了解鼻疖不同时期的治疗原则、肥厚性慢性鼻炎的手术治疗目的、变应性鼻炎的治疗原则、急性鼻窦炎的常见并发症、慢性鼻窦炎的治疗原则。

第一节　鼻部疾病患者的护理

一、鼻疖

鼻疖(furuncle of nose)是鼻前庭毛囊、皮脂腺或汗腺的局限性化脓性炎症，多为单侧，偶可发生于鼻尖或鼻翼。

【护理评估】

(一)健康史

常因挖鼻、拔鼻毛损伤鼻前庭皮肤引起，致病菌以金黄色葡萄球菌和白色葡萄球菌最常见。糖尿病和抵抗力低者易患此病。

(二)临床表现

1. 症状　患者表现为局部红、肿、热、痛，可伴有全身不适和低热。炎症扩散可引起上唇及面颊蜂窝织炎，若疖肿处理不当或挤压，感染可扩散至颅内，造成海绵窦血栓性静脉炎，危及患者生命。

2. 体征　初期患部见丘状隆起，周围充血、发硬、疼痛，伴明显触痛。疖肿成熟时可见顶部有黄白色脓点，溃破后流出脓液。

(三)实验室及辅助检查

血常规白细胞总数上升，中性粒细胞偏高。

(四)心理-社会状况

患者及家属往往以为鼻疖是小病，不予重视，不及时就医或自行挑破挤压排脓，而造成严重后果。

(五)治疗原则

未成熟疖采用药物、理疗等促进炎症吸收;已成熟疖待自行溃破或用药物促其溃破,也可切开排脓;疖已溃破,抗感染促愈合。

【常见护理诊断及合作性问题】

1.疼痛　与局部炎症有关。

2.体温过高　与细菌感染有关。

3.知识缺乏　缺乏卫生常识和保健知识。

4.潜在并发症:上唇及颊部蜂窝织炎、海绵窦血栓性静脉炎等。

【护理目标】

1.疼痛减轻或消失。

2.体温恢复正常。

3.掌握预防本病的方法。

4.避免并发症的发生。

【护理措施】

(一)减轻疼痛

1.局部处理:疖未成熟时热敷或理疗,以消炎止痛。患处用10%鱼石脂软膏外敷,促进疖肿成熟穿破;成熟者则用15%硝酸银腐蚀脓头促其溃破,亦可切开排脓,已溃破者局部消毒,促进引流,使用抗生素软膏保护伤口不使其结痂,利于脓液排出。

2.按医嘱用药,给予足量抗生素,适当的镇痛剂,或辅以中药治疗。

(二)恢复正常体温

密切观察体温变化,过高则需物理降温。

(三)根除病因

1.对于体质虚弱的患者,多方面多角度改善健康状况。

2.糖尿病患者,首先应治疗糖尿病,控制糖尿病的临床症状,向患者说明糖尿病和本病的关系,促其积极配合治疗。

(四)密切观察病情,预防并发症

密切观察体温变化,有异常变化及时报告医生,并配合医生采取及时有效的措施,以防严重并发症的发生。合并有海绵窦血栓性静脉炎者,应请眼科和神经科医师协助处理,并严密观察生命体征,以防病情进一步发展。

(五)健康指导

教育患者戒除挖鼻、拔鼻毛等不良习惯,避免烟、酒、辛辣食物刺激。积极治疗鼻腔或全身原发性疾病。疖肿产生时切忌挤压,以免造成感染扩散至颅内。

【护理评价】

经过治疗和护理,患者是否:①疼痛减轻或消失。②体温逐渐恢复正常。③说出鼻疖的防治知识。④避免并发症发生或发生时被及时发现。

二、慢性鼻炎

 案例导入

患者，男性，33岁，三年前出现鼻塞、流涕的现象，天气寒冷时加重。近一年来呈持续性鼻塞，脓涕不易擤出，并伴有头痛、嗅觉减退、耳闷塞感。检查：鼻黏膜肿胀，下鼻甲表面不平呈结节状，1%麻黄碱滴鼻后，缩小不明显。鼻腔内有脓性分泌物。

1. 该患者的护理诊断是什么？
2. 制定出相应的护理措施。

慢性鼻炎（chronic rhinitis）是发生在鼻腔黏膜和黏膜下层的慢性炎症，临床表现以黏膜充血肿胀、分泌物增多、病程持续数月以上或反复发作为特征，常无明确的致病微生物感染。一般分为慢性单纯性鼻炎和慢性肥厚性鼻炎。

【护理评估】

（一）健康史

病因尚未明确，与下列因素有关。

1. 局部因素　本病多因急性鼻炎反复发作或未获彻底治疗迁延而成；鼻腔解剖变异及鼻窦慢性疾病，如鼻中隔偏曲、慢性化脓性鼻窦炎等；邻近感染性病灶，如慢性扁桃体炎、腺样体肥大等；鼻腔用药不当或过久，如长期用萘甲唑啉滴鼻液或麻黄碱滴鼻液滴鼻可导致药物性鼻炎。

2. 职业及环境因素　长期或反复吸入粉尘（如水泥、石灰、煤尘、面粉等）或有害化学气体（如二氧化硫、甲醛等），生活或生产环境中温度和湿度的急剧变化（如炼钢、烘熔、冷冻作业）均可导致本病。

3. 全身因素　全身慢性疾病，如糖尿病、贫血、营养不良、心、肝、肾疾病或自主神经功能紊乱，可引起鼻黏膜血管长期淤血或反射性充血；内分泌失调、甲状腺功能减退也可引起鼻黏膜水肿。

4. 其他因素　烟酒嗜好、长期过度劳累、先天或后天性免疫功能障碍等。

（二）临床表现

患者主要表现为鼻塞、多涕，检查时可有下鼻甲肿胀，临床上分为单纯性和肥厚性两种类型（表6-1-1）。

表6-1-1 慢性单纯性鼻炎与慢性肥厚性鼻炎的鉴别要点

症状与体征	单纯性鼻炎	肥厚性鼻炎
鼻塞	交替性、间歇性	持续性
鼻涕	黏液性，量较多	黏脓性或黏液脓性，量少
嗅觉减退	可有	明显

症状与体征	单纯性鼻炎	肥厚性鼻炎
闭塞性鼻音	一般无	有
头痛、头昏	可有	常有
耳鸣、耳闭	无	有
前鼻镜查下鼻甲	黏膜肿胀暗红,表面光滑、弹性好	黏膜肥厚暗红,表面结节状、硬实感无弹性
对麻黄碱反应	明显	不明显

(三)实验室及辅助检查

可进行鼻腔内窥镜检查,进一步了解下鼻甲周边结构有无病理改变,有助于病情观察。

(四)心理-社会状况

因长期慢性疾病困扰,影响患者学习生活,患者多年有烟酒嗜好难以戒断,在有害环境工作无法改变,可表现出焦虑、苦闷。

(五)治疗原则

慢性单纯性鼻炎的治疗原则是根除病因,消除黏膜肿胀,恢复鼻腔通气功能。而慢性肥厚性鼻炎则通过手术缩小下鼻甲体积,恢复鼻腔通气功能。

【常见护理诊断及合作性问题】

1.清理呼吸道无效　与鼻黏膜充血、肿胀、肥厚及分泌物增多有关。

2.感知改变:嗅觉减退或丧失　与鼻塞或嗅觉神经末梢变性有关。

3.有感染的危险　与鼻炎妨碍鼻窦引流及中耳通气有关。

【护理目标】

1.患者鼻腔恢复正常呼吸功能,表现为鼻塞减轻或消失,鼻涕减少。

2.患者嗅觉提高或恢复正常。

3.患者不出现鼻窦炎、中耳炎等并发症。

【护理措施】

(一)改善通气状况

1.慢性单纯性鼻炎　向患者介绍正确的滴药方法,鼻内用减充血剂滴鼻,选用0.5%～1%麻黄碱液,或0.05%羟甲唑啉,每日1～2次,不可长期使用,否则可引起药物性鼻炎,一般不超过7天。盐酸萘甲唑啉(滴鼻净)可加重鼻塞,引起药物性鼻炎,故不宜滴用;也可使用鼻炎康、霍胆丸等中药口服;对鼻塞较重者也可行下鼻甲黏膜下硬化剂注射。

2.手术护理

由于慢性肥厚性鼻炎对减充血剂不敏感,可采用手术治疗。如下鼻甲冷冻、激光、微波等疗法,或下鼻甲黏膜下组织切除术。按鼻部手术常规做好手术前后护理。

(二)改善嗅觉功能

针对不同类型的慢性鼻炎,正确及时应用药物治疗、采取手术治疗,可有效控制炎症,使患者的嗅觉保持现有状态或者恢复正常。

(三)密切观察病情,预防并发症

密切观察药物及手术的治疗效果,特别注意观察邻近器官如眼部、耳部有无炎症的变化,并做好记录,有异常变化及时报告医生,并配合医生采取及时有效的措施,以防并发症的发生。

(四)减轻焦虑

鼓励患者说出苦恼的原因,促进患者与社会交往。帮助患者配合医师找出发病原因,及时治疗。

(五)健康指导

向患者进行宣传,提高身体抵抗能力,多到户外活动,预防上呼吸道感染。学会正确的擤鼻方法:紧压一侧鼻翼,轻轻擤出对侧鼻腔的鼻涕,或将鼻涕吸入咽部后吐出。切忌紧捏鼻翼用力擤鼻,以免引起鼻窦炎或中耳炎。积极寻找病因并坚持治疗。改善生活和工作环境,避免粉尘和有毒、有害气体刺激。避免长期滴用血管收缩剂,防止药物性鼻炎。

【护理评价】

经过治疗和护理,患者是否:①鼻腔通气状况改善或恢复正常。②保持或改善嗅觉功能。③避免并发症发生或发生时被及时发现。

三、变应性鼻炎

变应性鼻炎(allergic rhinitis,AR)又称过敏性鼻炎,是在变应原(抗原)作用下经免疫学机制产生的鼻黏膜变态反应性炎症。有季节性和常年性两种临床类型,并常伴有变应性鼻窦炎。发病率有明显增加趋势。本病以儿童、青壮年居多,男女性别发病无明显差异。

【护理评估】

(一)健康史

变应原为诱发本病的直接原因,患者多为易感个体,即特异性体质。季节性变应性鼻炎主要由树木、野草、农作物在花粉传播季节播散到空气中的植物花粉引起;常年性变应性鼻炎主要由尘螨、屋内灰尘、真菌、动物皮屑、羽绒引起。某些食物变应原,如牛奶、鱼虾、鸡蛋、水果也可引起本病。发病机理为IgE介导的I型变态反应。

(二)临床表现

1.症状 以鼻痒,阵发性、连续性喷嚏,大量水样鼻涕和鼻塞为临床特征。患者每天常有少则3个,多则十几个的喷嚏,甚至更多。在季节性变应性鼻炎,患者每天鼻涕如水自流,眼部红肿,鼻塞一般较重,严重者夜不能寐,季节一过,症状缓解,不治而愈,次年于相同季节再次发作。

2.体征 鼻镜检查可见鼻黏膜苍白水肿,或呈淡蓝色,以双下鼻甲最为显著,鼻腔内可见水样分泌物,反复发作者,可发现中鼻道小息肉。部分患者可有嗅觉减退,并发支气管哮喘、变应性鼻窦炎和分泌性中耳炎等。

(三)实验室及辅助检查

变应原皮肤试验和鼻黏膜激发试验可为阳性、血液或鼻腔分泌物特异性IgE检测也呈阳性,鼻分泌物涂片检查见嗜酸性细胞增多。

(四)心理-社会状况

大量连续的喷嚏和流涕可影响患者的正常生活、学习和工作效率。产生焦虑、睡眠障碍,甚至精神抑郁。

(五)治疗原则

避免接触变应原,药物治疗,脱敏治疗,也可选用激光、微波、冷冻等方法降低鼻腔黏膜对变应原的敏感性。

【常见护理诊断及合作性问题】

1.舒适改变:鼻塞、鼻痒、多涕、打喷嚏等　与变态反应有关。

2.知识缺乏　缺乏变应性疾病的防治知识。

【护理目标】

1.患者能控制变应性鼻炎的症状,减少发作频率。

2.患者能描述已知的变应原,有避开变应原的方法。

【护理措施】

(一)改善不适

1.避免接触变应原　明确变应原后尽量避免与变应原接触。花粉症患者在花粉播散季节尽量减少外出。对真菌、屋内灰尘过敏者保持通风,干爽等。对动物皮屑、毛绒过敏者应避免接触动物。

2.药物治疗　遵医嘱口服抗组胺药息斯敏、西替利嗪,治疗鼻痒、喷嚏和鼻分泌物增多;鼻腔局部应用减充血药改善鼻腔通气引流;肥大细胞膜稳定剂色苷酸钠;口服糖皮质激素地塞米松 7d 后,改为局部应用,如伯克纳(二丙酸倍氯米松)喷鼻。同时应密切观察药物的副作用。

3.免疫治疗　对于花粉、尘螨过敏的患者,可协助医生选用皮肤试验阳性的相应变应原溶液,开始由低浓度皮下少量注射,渐加大浓度和剂量,以阻断变应原与 IgE 的结合,降低肥大细胞和嗜碱细胞的敏感性。

4.其他治疗　如激光、微波、冷冻可降低鼻黏膜对变应原的敏感性,鼻内选择性神经切断术(翼管神经、筛前神经)可使神经兴奋性降低产生一定的治疗作用。

(二)健康指导

指导患者避免接触变应原;花粉传播季节,尽可能避免外出接近树木、花草,必要时戴口罩或易地居住;保持环境和家庭卫生,勤晒衣物、被褥,保持室内通风、清洁、干燥;勿养宠物,不用地毯,尽可能少接触动物皮革,羽毛制品,正确选择化妆品。

【护理评价】

经过治疗和护理,患者是否:①鼻涕、喷嚏减轻或消失。②说出变应性鼻炎的防治知识。

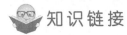知识链接

过敏性疾病常见的过敏源

1.吸入式过敏源,如花粉、柳絮、粉尘、螨虫、动物皮屑、油烟、油漆、汽车尾气、煤气、香烟等。

2.食入式过敏源,如牛奶、鸡蛋、鱼虾、牛羊肉、海鲜、动物脂肪、异体蛋白、乙醇、毒品、抗生素、香油、香精、葱、姜、大蒜以及一些蔬菜、水果等。

3.接触式过敏源,如冷空气、热空气、紫外线、辐射、化妆品、洗发水、洗洁精、染发剂、肥皂、化纤用品、塑料、金属饰品(手表、项链、戒指、耳环)、细菌、真菌、病毒、寄生虫等。

4.注射式过敏源,如青霉素、链霉素、异种血清等。

5.自身组织抗源,如精神紧张、工作压力、受微生物感染、电离辐射、烧伤等生物、理化因素影响而使结构或组成发生改变的自身组织抗原,以及由于外伤或感染而释放的自身隐蔽抗原,也可成为过敏源。

四、急性鼻窦炎

案例导入

患者,女,10岁,感冒后出现鼻塞、脓涕增多,伴有嗅觉减退、头痛的现象,以早晨起床后最为明显,下午减轻。伴有发热、全身不适等。检查:鼻黏膜充血肿胀,中鼻道最为明显,并伴有脓性分泌物。X线检查:窦腔黏膜增厚,窦内可见液平面。

1.该患者的护理诊断是什么?

2.制定出相应的护理措施。

急性鼻窦炎(acute sinusitis)是鼻窦黏膜的急性化脓性炎症,常继发于急性鼻炎。

【护理评估】

(一)健康史

急性鼻窦炎通常是多种致病菌的混合感染,鼻窦炎的病情与致病菌的种类和毒力密切相关。

1.全身因素　过度疲劳、营养不良、维生素缺乏;变应性体质;全身性疾病如贫血、糖尿病;感染性疾病如流感、麻疹、猩红热、白喉、结核等;居住环境不良等,可导致机体抵抗力的减弱而发病。

2.局部因素　①鼻腔疾病,急慢性鼻炎、鼻中隔偏曲等鼻腔其他疾病。②直接感染,如游泳潜水的方式不当、飞机快速升降、鼻窦外伤后引起骨折、异物存留或血块感染等。③鼻腔内填塞物留置过久。④邻近感染性病灶,如面部蜂窝织炎、颌骨骨髓炎、龋齿、腺样体肥大及扁桃体炎等。

常见致病菌多为化脓性球菌,如肺炎链球菌和流感嗜血杆菌等。牙源性鼻窦炎常为厌氧菌感染。

(二)临床表现

1.症状　常有畏寒、发热、食欲减退、周身不适、精神萎靡等表现。

鼻部症状为单侧或双侧间歇性或持续性鼻塞;流脓性或黏性涕多难以擤尽,牙源性感染者脓涕可有恶臭;可因鼻塞或分泌物阻塞嗅裂处出现暂时性嗅觉减退或消失;常伴头痛或局部疼痛,各个鼻窦引起的头痛有不同的特点,且有规律。

（1）急性上颌窦炎　前额部、同侧面颊部胀痛，尖牙窝处牙痛，疼痛上午轻，下午重。

（2）急性额窦炎　前额部疼痛，眼眶内上角压痛明显。晨起疼痛，逐渐加重，中午达到高峰，午后渐趋减轻，晚上消失。次日以同样规律发作。

（3）急性筛窦炎　内眦或鼻根部疼痛，时间规律前组同额窦炎，后组同蝶窦炎。内眦部可有压痛。

（4）急性蝶窦炎　眼球后疼痛，早晨轻，午后重。

2.体征　前鼻镜检查见鼻黏膜充血、肿胀，尤以中鼻甲和中鼻道黏膜明显。鼻腔积脓，以1%麻黄碱棉片收缩鼻黏膜后见中鼻道积脓，则提示前组鼻窦炎，嗅裂积脓提示后组鼻窦炎。急性上颌窦炎表现为颌面、下睑红肿和压痛。急性额窦炎则额部红肿以及眶内上角压痛和额窦前壁叩痛。急性筛窦炎偶在鼻根和内眦处红肿和压痛。

患者抵抗力下降时可并发急性咽炎、扁桃体炎、喉炎、气管炎、中耳炎，甚至引起眶内和颅内的感染。

（三）实验室及辅助检查

1.鼻内镜检查鼻道和窦口及其附近黏膜的病理改变，包括窦口形态、黏膜红肿程度、息肉样变以及脓性分泌物来源等。

2.鼻窦的CT扫描可清楚显示鼻窦黏膜增厚、脓液及炎症范围等。

（四）心理-社会状况

患者可因头痛、鼻塞、食欲减退等而影响正常生活，产生焦虑心理。

（五）治疗原则

消除病因，保持引流通畅，控制感染，预防并发症发生。

【常见护理诊断及合作性问题】

1.舒适改变：疼痛等　有炎症有关。

2.清理呼吸道无效　与鼻黏膜充血肿胀、鼻腔内脓涕过多有关。

3.潜在并发症：咽炎、扁桃体炎、喉炎、气管炎、中耳炎等。

【护理目标】

1.疼痛减轻或消失。

2.恢复正常呼吸功能。

3.避免发生扁桃体炎、气管炎、中耳炎等并发症。

【护理措施】

（一）减轻疼痛

1.全身使用足量抗生素，及时控制感染，防止并发症或转为慢性。

2.局部热敷、短波透热或红外线照射等物理治疗，助炎症吸收并缓解疼痛；鼻腔冲洗清除分泌物，可选择：生理盐水，或生理盐水＋甲硝唑＋地塞米松，每日1～2次。

（二）改善通气

1.鼻内滴用减充血剂和糖皮质激素，改善鼻腔鼻窦的通气与引流，指导患者正确滴药及体位引流。

2.可采用鼻窦负压置换疗法,促进引流通畅。

3.待全身炎症消退和局部炎症基本控制后方可施行上颌窦穿刺冲洗术,清除窦腔内分泌物。

(三)密切观察病情,预防并发症

观察邻近器官有无病变,如有扁桃体炎、中耳炎的发生要及时治疗。

(四)健康指导

告知患者注意锻炼身体,生活规律,防寒保暖,增强体质以避免受凉感冒;改善工作环境,避免烟尘、粉尘及各种高浓度的化学物质刺激;积极治疗上呼吸道感染,防止炎症扩散;牙源性上颌窦炎者应治疗牙病;并教会患者正确的擤鼻及滴鼻方法。治疗应及时、彻底,避免迁延转慢性。

【护理评价】

经过治疗和护理,患者是否:①疼痛减轻或消失。②恢复正常呼吸功能。③说出急性鼻窦炎的防治知识。

五、慢性鼻窦炎

慢性鼻窦炎(chronic sinusitis)是鼻窦黏膜的慢性化脓性炎症,常常继发于急性鼻窦炎,炎症可在单窦出现,多窦发病更为常见,称为多鼻窦炎或全鼻窦炎。

【护理评估】

(一)健康史

病因和致病菌与急性化脓性鼻窦炎相似,急性鼻窦炎反复发作或急性鼻窦炎、鼻炎治疗不当;引起急性鼻窦炎的局部或全身的因素持续存在;本病也可慢性起病。

目前认为引起慢性鼻窦炎的主要发病因素有细菌感染、变态反应、鼻腔或鼻窦的解剖变异。

(二)临床表现

1.症状

(1)全身症状:轻重不一,多表现为精神不振、倦怠、头昏、食欲不振、失眠、记忆力减退、注意力不集中、工作效率低等症状。

(2)局部症状:脓涕为主要症状,黏脓性或脓性,前组鼻窦炎患者一般鼻涕易从前鼻孔排出,后组鼻窦炎患者分泌物多从后鼻孔流入咽部,牙源性上颌窦炎脓涕恶臭。鼻塞呈持续性,可致嗅觉下降或丧失。头痛多不定,一般为钝痛和闷痛。

📖 知识链接

头痛的特点

1.伴有鼻塞、流脓涕和嗅觉减退等症状。

2.多有时间性和固定部位,多为白天重,夜间轻,前组鼻窦炎者多在前额部痛,后组鼻窦炎者多在枕部痛。

3.休息、滴鼻药、鼻腔通气后头痛减轻,咳嗽、低头时头痛加重。

2.体征　鼻黏膜慢性充血、肿胀和肥厚,中鼻甲或筛泡肥大及息肉样变,可伴发鼻息肉。前组鼻窦炎患者中鼻道可见脓性分泌物,后组鼻窦炎可在嗅沟、后鼻孔或鼻咽部有脓性分泌物。

(三)实验室及辅助检查

1.鼻内镜检查　可观察窦口鼻道复合体区域的各种病理改变,并可发现前鼻镜不能窥视到的其他病变。

2.口腔和咽部检查　牙源性上颌窦炎者可见牙齿病变,咽后壁有时可见到脓液或干痂附着。

3.影像学检查　鼻窦CT扫描本病诊断亦有参考价值。

4.上颌窦穿刺冲洗　通过穿刺可直接知道窦腔内脓液性质、多少及有无恶臭等,可做脓液细菌培养和药敏试验,以便判断病情及制订方案。

5.鼻窦A型超声波检查　适用于上颌窦及额窦,用于发现窦内积液、息肉或肿瘤等。

(四)心理-社会状况

患者可因长期反复发病而明显焦虑,学习成绩下降,工作效率减低,社交不活跃,部分患者由于长期治疗效果不佳,对治疗缺乏信心,产生悲观情绪。

(五)治疗原则

适当应用抗生素提高抵抗力,局部滴用减充血剂以通畅引流,选用上颌窦穿刺冲洗术或鼻窦置换疗法以清除脓性分泌物,必要时做鼻窦手术或辅助手术解除阻塞、改善鼻窦通气和引流。

【常见护理诊断及合作性问题】

1.清理呼吸道无效　与鼻塞及脓涕过多有关。

2.感知改变:嗅觉减退或消失　与鼻黏膜肿胀、肥厚或嗅器变性有关。

3.焦虑　与担心鼻窦手术可损及邻近器官或组织有关。

4.潜在并发症:中耳炎、鼻窦手术术后伤口出血或损伤周围组织和器官等。

【护理目标】

1.患者能鼻塞减轻或消失,鼻腔分泌物减少。

2.嗅觉功能恢复或改善。

3.患者情绪稳定,无焦虑表现。

4.不发生并发症。

【护理措施】

(一)改善通气

鼻腔滴用减充血剂、皮质类固醇如伯克纳以通气引流,指导患者或家属正确滴鼻。上颌窦穿刺冲洗和鼻窦置换疗法可清除脓性分泌物,可同时注入抗生素、α糜蛋白酶、减充血剂、糖皮质激素,使药物直接作用于窦腔黏膜。

(二)提高嗅觉

1.全身治疗　慢性鼻窦炎在有急性发作征象者或有化脓性并发症的时候才给予全身应用

抗生素。可配合中成药如鼻渊舒口服液、藿胆丸等,促进炎症吸收。

2.物理治疗　如透热疗法,中、短波或超短波治疗,也可用散焦氦氖激光器照射窦腔,作用为生物刺激效应,能促进病变的组织修复再生。

3.手术治疗　手术治疗者,按鼻部手术护理常规做好围手术期护理,以减轻患者的焦虑,缓解术后不适,促进康复。

4.鼻窦内窥镜手术(endoscopic sinus surgery,ESS)　在传统的鼻窦根治手术基础上新建的鼻窦微创手术,以切除中鼻道为中心区域的窦口鼻道复合体病变,恢复鼻窦口的引流和通气为关键,无需进行广泛的鼻窦黏膜切除。该手术具有照明清晰、全方位视野、创伤小、面部无疤痕等优点,已成为鼻窦手术的主要方式。

(三)减轻焦虑

指导患者了解本病的发展过程、不同治疗方法的目的和大致过程,促进患者能调节情绪,积极配合治疗。

(四)病情观察

密切观察患者治疗过程中的鼻塞、分泌物及术后填塞物的情况,评价治疗效果,以及及时预防各种并发症。

(五)健康指导

说明预防本病的重要性。平时注意均衡营养,锻炼身体,提高抵抗力,预防感冒,彻底治愈急性鼻炎或鼻窦炎,避免病程迁延或反复发作。注意改善生活和工作环境,保持清洁和通风。养成良好的生活起居习惯,避免过度劳累,戒除烟酒嗜好。

【护理评价】

经过治疗和护理,患者是否:①鼻塞减轻或消失,鼻腔分泌物减少。②嗅觉恢复或改善。③减轻焦虑,情绪稳定。④不发生并发症。

知识链接

鼻窦炎的发生与鼻窦的解剖特点有关。

1.窦口小,稍有狭窄或阻塞就可引起鼻窦通气障碍。

2.鼻窦与鼻腔黏膜相连续,鼻腔黏膜病变常累及鼻窦。

3.各窦窦口彼此相邻,发病时互相影响。

4.上颌窦发育早容积大,开口高而窦腔低,开口小而窦腔大,故上颌窦炎发病率较高,儿童期即可发病。

六、鼻出血

案例导入

患者,男性,43岁,今早晨起时感眩晕,继而出现一侧鼻腔出血,自行干棉球塞入鼻腔后,仍出血不止。检查:神清,Bp 180/100mmHg,鼻腔内有血性分泌物,未见明显活动性出血灶。

1. 该患者的护理诊断是什么?
2. 制定出相应的护理措施。

鼻出血(epistaxis;nosebleed)是鼻窦、鼻腔常见疾病或全身性疾病引起的鼻腔血管破裂出血。鼻出血是耳鼻咽喉科最为常见的急症之一,它既是鼻腔疾病,也是某些全身性疾病和邻近器官疾病表现在鼻腔的症状之一。

【护理评估】

(一)健康史

可分为局部原因和全身原因两大类。

1. 局部原因

(1)外伤 为鼻出血最常见的原因,鼻骨、鼻中隔或鼻窦骨折及鼻窦压力骤变,挖鼻、用力擤鼻,剧烈喷嚏、鼻腔异物,鼻或鼻窦手术及经鼻插管等损伤血管或黏膜等均可引起鼻出血。严重的颌面外伤致颅底骨折,若伤及海绵窦甚或颈内动脉,可引起大量的或致命性鼻出血。

(2)解剖异常 鼻中隔偏曲等。

(3)炎性疾病 鼻腔和鼻窦各种特异性或非特异性炎症均可损伤鼻黏膜而致出血。

(4)异物 常见于儿童,多为单侧脓性血涕。

(5)肿瘤 鼻、鼻窦、鼻咽部恶性肿瘤早期可少量反复出血,晚期可因肿瘤组织侵犯大血管而引起大出血,良性肿瘤如鼻咽纤维血管瘤则出血量较多。

(6)动脉瘤 硬膜外或颈内动脉海绵窦处的动脉瘤破裂,可以造成致命性的鼻出血,这类患者常有颅脑外伤或手术史,表现为突发单眼失明、脑神经症状和大量鼻出血。

2. 全身原因

(1)急性发热性传染病 流感、出血热、麻疹、疟疾、鼻白喉、伤寒和传染性肝炎等均可引起鼻出血。

(2)心血管疾病 高血压、动脉硬化和充血性心力衰竭、肺心病等。

(3)血液病 凝血机制异常的疾病,如血友病;血小板量或质异常的疾病,如血小板减少性紫癜、白血病、再生障碍性贫血等。常为双侧鼻腔持续渗血,反复发生,并伴身体其他部位的出血。

(4)营养障碍或维生素缺乏 维生素 C、维生素 K、维生素 P 或钙缺乏等。

(5)其他 如肝、肾等慢性疾病和风湿热;磷、汞、砷、苯等中毒,长期使用水杨酸类药物;女性内分泌失调;遗传等。

(二)临床表现

1. 症状 鼻出血多为单侧,出血量不等,轻者仅涕中带血,重者可致休克。可间歇反复出血,亦可持续性或阵发性出血,反复出血可导致贫血。可伴其他症状,如鼻塞、头痛、发热、休克等症状。

2. 体征 儿童青少年出血部位多位于鼻中隔前下方易出血区,中老年则多发生于鼻腔后部的鼻咽静脉丛和鼻中隔后部。若短时间内失血量达 500 mL 时,患者可出现头昏、口渴、乏力、面色苍白等症状,血压进一步下降至 80 mmHg 时,血容量已损失约 1/4。鼻腔检查是最直接的检查方法,借此可以初步了解出血部位,为下一步止血方法的选择提供依据。

(三)实验室及辅助检查

1.鼻咽部检查　可以判断鼻咽部有无新生物、有无明确出血点。

2.实验室检查　包括全血细胞计数、出凝血时间、凝血酶原时间、凝血因子等及其他相关检查,了解患者全身情况。

3.必要时可做 CT 或 MRI 检查,排除鼻腔和鼻窦肿瘤。

(四)心理-社会状况

患者常因大出血或反复出血而情绪紧张和恐惧,患者家属往往情绪很激动,唯恐医护人员对患者诊治不及时,造成更严重的不良后果。因此,专科护士应在积极配合医生抢救的同时,注意评估患者及家属的情绪和心理状态,了解其对疾病的认知和期望。

(五)治疗原则

迅速采取有效措施止血,减少出血量。查找出血原因,全身应用止血药物和抗生素,补充体液并预防感染,防止再次出血。可给予镇静剂和精神安慰以消除患者的紧张情绪。

【常见护理诊断及合作性问题】

1.恐惧　与反复出血、出血量较多及担心疾病的预后有关。

2.体液不足的危险　与鼻出血量较多有关。

3.舒适改变:口干、鼻塞、疼痛　与鼻腔填塞,张口呼吸有关。

4.潜在并发症:失血性休克。

5.知识缺乏　缺乏鼻出血的防治及自我保健知识。

【护理目标】

1.患者恐惧或焦虑感减轻。

2.患者能鼻出血减少或停止。

3.患者自述疼痛能忍受或疼痛消失。

4.患者能在鼻出血再次发生时采取一定的急救措施。

5.患者能说出鼻出血的防治知识。

【护理措施】

(一)减轻恐惧

热情接待、安慰患者,消除其紧张恐惧心理。取坐位或半坐位,休克者则取平卧位,嘱患者勿将口腔内血液咽下以免刺激胃黏膜引起恶心、呕吐加重恐惧。必要时遵医嘱给予镇静剂。在住院期间,应保持环境安静,多平卧及安静休息,鼓励患者平时多食蔬菜和水果,食用富营养易消化的食物,保持大便通畅。

(二)止血护理

向患者解释止血操作的必要性、大概的过程及可能带来的不适,做好各项准备工作准备,以取得患者的配合。

1.紧急止血处理　先采用简便止血措施如指压双侧鼻翼 10~15min,冷敷前额及后颈,用浸以 1‰麻黄碱生理盐水的棉片置于鼻腔暂时止血。待出血稳定后再详细检查鼻腔,查明出血部位并给予止血处理。

2.烧灼法　对于反复少量出血、出血点明确者,协助医生做好激光、射频、微波等烧灼止血措施。

3.鼻腔填塞法　适用于出血较剧、渗血面较大或出血部位不明者。一般有以下方法:可吸收材料填塞、纱条填塞、前鼻孔填塞(图 6-1-1)、后鼻孔填塞法(图 6-1-2)、气囊或水囊填塞。

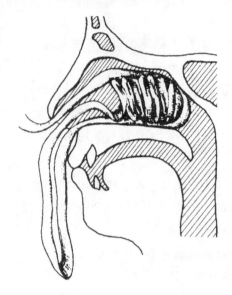

图 6-1-1　前鼻孔填塞法

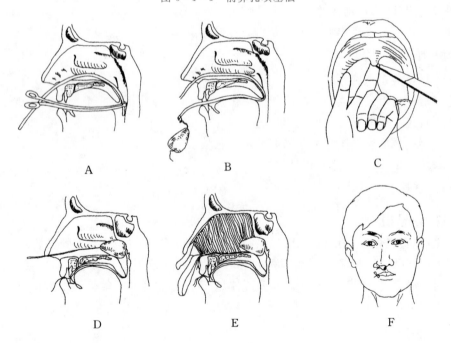

图 6-1-2　后鼻孔填塞法

4.血管结扎法　对严重出血的患者采用此法。

5.血管栓塞法　对严重出血的患者可选用此法。

6.全身治疗　如有血容量不足应立即纠正,通常可给予生理盐水或林格液补充血容量,必要时考虑输血。针对出血原因,酌情全身应用止血药物和抗生素,补充体液并预防感染。

(三)减轻不适

鼻腔填塞后患者的护理:①嘱患者尽量取半卧位休息,减少活动。定时向鼻腔内滴入液状石蜡润滑纱条,加强口腔护理,按医嘱使用抗生素,防止嘴唇干裂和感染。②监测患者的生命体征,密切观察鼻腔有无活动性出血,后鼻孔纱球丝线的固定是否牢固,有无断裂、松动,并及时处理,准备好床旁插灯、吸引器、鼻止血包,以备患者再次出血时紧急处理。③嘱患者勿将后鼻孔的出血咽下,防止刺激胃黏膜引起呕吐;避免打喷嚏、咳嗽、用力擤鼻、弯腰低头,防止纱条松动;避免外力碰撞鼻部;保持大便通畅,勿用力屏气,防止再次出血及后鼻孔纱球脱落而引起窒息。④鼻腔填塞物一般在 24 h～48 h 分次取出,碘仿纱条可适当延长留置时间。

(四)密切观察病情,严防再出血

对于出血较剧、渗血面较大或出血部位不明者,对疑有休克者,应取正确体位,观察并记录出血量、肤色,密切监测脉搏、血压等生命体征变化,迅速建立静脉通道,遵医嘱给予镇静剂、止血药、补液、交叉配血、吸氧等,并协助医师做好前鼻孔填塞或前后鼻孔填塞术止血。对行鼻内镜下止血的患者,应特别注意观察术后有无再次出血。

(五)健康指导

①查找病因,积极防治,纠正挖鼻等不良习惯。忌辛辣刺激性食物,戒烟酒,多吃蔬果,保持大便通畅。②向患者介绍鼻出血的有关知识,教会患者指压、冷敷等简便止血方法。③出院后 4～6 周避免用力擤鼻、重体力劳动或运动,打喷嚏时张开嘴以减少鼻腔压力,避免使用含水杨酸类的药物,再次出血量多时应立即到医院就诊。④鼻腔黏膜干燥时,应多饮水,增加居室湿度,或涂以抗生素软膏。⑤加强环境保护,减少空气污染。

【护理评价】

经过治疗和护理,患者是否:①恐惧或焦虑感减轻。②鼻出血停止。③自述由于填塞物引起的疼痛能忍受或消失。④鼻出血再次发生会采取一定的急救措施。⑤说出鼻出血的防治知识。

练习题

1. 不符合慢性单纯性鼻炎的临床特征是(　　　)

A. 鼻塞呈交替或间歇性　　　　　　B. 嗅觉正常或稍减退

C. 下鼻甲肥厚呈结节状　　　　　　D. 对减充血剂敏感

E. 鼻腔分泌物黏液性

2. 慢性单纯性鼻炎与慢性肥厚性鼻炎临床上最主要的鉴别点是(　　　)

A. 头痛程度　　　　　　　　　　　B. 鼻分泌物性质

C. 有无鼻音　　　　　　　　　　　D. 有无咽痛

E. 对血管收缩剂的反应

3. 对 1% 麻黄碱不敏感的是(　　　)

A. 慢性单纯性鼻炎　　　　　　　　B. 正常鼻黏膜

C. 慢性肥厚性鼻炎　　　　　　　　D. 变应性鼻炎

E. 急性鼻炎

4. 变应性鼻炎鼻腔分泌物的特点是（　　　）

A. 黏液性分泌物　　　　　　　　B. 水样分泌物

C. 脓性分泌物　　　　　　　　　D. 血性分泌物

E. 浆液性分泌物

5. 急性化脓性鼻窦炎首选治疗是（　　　）

A. 滴 1% 麻碱素　　　　　　　　B. 全身抗生素

C. 热敷　　　　　　　　　　　　D. 滴抗生素鼻药

E. 鼻窦负压置换

6. 下列哪项护理措施对急性鼻窦炎高热、头痛时不宜（　　　）

A. 上颌窦穿刺　　　　　　　　　B. 全身抗生素

C. 热敷　　　　　　　　　　　　D. 理疗

E. 局部应用1%麻黄碱滴鼻液

7. 哪项不属于慢性上颌窦炎的临床表现（　　　）

A. 鼻塞　　　　　　　　　　　　B. 头痛明显

C. 流脓涕　　　　　　　　　　　D. 嗅觉障碍

E. 中鼻道可见脓液

8. 下列哪项不是上颌窦穿刺后注入窦腔内药物（　　　）

A. 抗生素　　　　　　　　　　　B. 止血剂

C. α 糜蛋白酶　　　　　　　　　D. 减充血剂

E. 糖皮质激素

9. 鼻出血的健康指导不包括（　　　）

A. 查找病因　　　　　　　　　　B. 教会患者指压、冷敷等简便止血方法

C. 出院后 4～6 周避免用力擤鼻、重体力劳动或运动

D. 鼻腔黏膜干燥时,应多饮水,增加居室湿度

E. 断养宠物

（王建平）

第二节　咽部疾病患者的护理

 学习目标

> 1. 掌握急、慢性扁桃体炎和鼻咽癌的临床表现及护理措施。
>
> 2. 熟悉慢性咽炎、阻塞性睡眠呼吸暂停低通气综合征的临床表现及护理措施。
>
> 3. 了解阻塞性睡眠呼吸暂停低通气综合征概念及致病因素。

一、慢性咽炎

慢性咽炎(chronic pharyngitis)为咽黏膜、咽黏膜下及淋巴组织的慢性弥漫性炎症,可为

上呼吸道慢性炎症的一部分。成年人多见,病程长,症状较顽固,反复发作。临床上常分为慢性单纯性咽炎、慢性肥厚性咽炎和慢性萎缩性咽炎三种。

 ## 案例导入

龙某,女,56岁,1992年10月9日初诊。咽喉微痛,异物感一个多月,进食正常,口干苦,饮水不多,伴腰痛酸软。检查:咽黏膜稍红不肿,咽后壁淋巴滤泡少许增生。

请问:1.该患者的护理诊断是什么?

2.制定出相应的护理措施。

【护理评估】

(一)健康史

1.局部因素　常见有急性咽炎、扁桃体炎反复发作,各种鼻部疾病,阻塞性睡眠呼吸暂停低通气综合征等所致的长期张口呼吸,龋齿、牙周炎、烟酒过度、粉尘、空气污染、刺激性食物及胃食管反流性疾病等。

2.全身因素　常见有贫血、营养不良、呼吸道慢性炎症、内分泌功能紊乱、糖尿病、维生素缺乏、免疫功能低下等。

(二)临床表现

全身症状多不明显,但局部可呈多种表现,主要症状包括咽异物感、干痒、烧灼感、微痛、刺激性咳嗽、恶心等。据病理改变,临床可分3型。

1.慢性单纯性咽炎　黏膜弥漫性充血,血管扩张,咽后壁有少量淋巴滤泡,可有黏稠分泌物附着在黏膜表面。

2.慢性肥厚性咽炎　黏膜充血,呈暗红色,增厚明显,咽后壁淋巴滤泡增生显著,可融合成块,咽侧索充血肥厚。

3.慢性萎缩性咽炎　黏膜干燥,萎缩变薄,颜色苍白,多附有黏稠分泌物或黄褐色痂皮,有臭味。

(三)心理-社会状况

患者因咽部痛、痒、不适、异物感等久治不愈产生烦躁不安,甚至恐惧心理,导致失眠、多疑、求愈心切。

(四)治疗原则

去除病因,戒除烟酒等不良习惯,配合局部治疗。

【常见护理诊断及合作性问题】

1.舒适改变:咽部干、痒、痛、异物感等　与咽部炎症有关。

2.焦虑　与久治不愈的咽部异物感有关。

3.知识缺乏　缺乏对慢性咽炎的防治知识。

【护理目标】

1.患者咽部异常感觉减轻或消失。

2.患者焦虑减轻或消失。

3.能说出慢性咽炎的有关护理及防治知识。

【护理措施】

(一)减轻不适

1.一般护理　嘱患者多休息,多饮水,多吃清淡饮食,补充维生素 A、B_2、C、E,以促进咽部黏膜生长。戒掉嗜烟、酒等不良嗜好,保持周围环境空气清新,加强锻炼,增强体质,提高免疫力,积极治疗鼻炎、气管炎等呼吸道慢性炎症及其他全身性疾病。

2.中医中药治疗　中医认为慢性咽炎为脏腑阴虚、虚火上扰,治宜滋阴清热,可用增液汤加减。祖国传统医学对慢性咽炎的治疗有独到之处,遵医嘱给予桂林西瓜霜、健民咽喉片、草珊瑚含片、金嗓子喉宝等含化剂,也可给予川贝枇杷膏等中成药治疗。

3.局部治疗

(1)慢性单纯性咽炎:常用多贝尔氏液等漱口液含漱,也可用华素片、薄荷喉片等口含片含化,可帮助缓解症状。

(2)慢性肥厚性咽炎:除上述治疗外,对增生淋巴滤泡可用激光、微波、冷冻、电凝等治疗,减少增生组织,缓解症状,可分次进行,但治疗范围不宜过广。

(3)慢性萎缩性咽炎:使用 2%碘甘油涂抹咽部,可改善局部微循环,促进腺体分泌,减轻干燥不适症状。

(二)减轻焦虑

耐心向患者解释本病的发生、发展和转归,尽量使其树立信心,解除焦虑情绪。也可通过喉镜、食管镜等检查,消除顾虑,解除恐惧心理以便于疾病的康复。

(三)健康指导

1.积极治疗鼻咽部及全身的慢性炎症性病变,戒除烟酒,避免用嗓过度,预防慢性炎症急性发作。

2.改善工作、生活环境卫生,减少粉尘、有害气体的刺激,加强锻炼,提高抗病能力。

二、急性扁桃体炎

 案例导入

肖某,女,37 岁。1989 年 11 月 22 日初诊。咽喉疼痛,吞咽时加剧,进食困难 3 天。伴发热恶寒、颈项头痛、腰痛、疲倦,口苦,大便通畅。经口服红霉素、肌注青霉素等,发热虽退但咽痛无减轻,进食困难而来就诊。检查:体温 35.5℃,呼吸 80 次/分,急性痛苦面容。咽部黏膜充血明显,双扁桃体充血Ⅱ度肿大,表面脓点连成片状。双鼻黏膜稍红,通气欠佳。双颌下可扪及淋巴结肿大,触痛。血常规:白细胞 $16.8×10^9$/L。

请问:1.该患者的护理诊断是什么?

　　　2.制定出相应的护理措施。

急性扁桃体炎(acute tonsillitis)为腭扁桃体的急性非特异性炎症,可伴有咽部其他部位的炎症,是咽部极为常见的疾病之一。本病发病率高,尤其好发于青少年及儿童,春秋季节容易发病。临床上可分为急性卡他性扁桃体炎和急性化脓性扁桃体炎。

【护理评估】

(一)健康史

1.致病原　多为细菌感染。细菌感染主要为乙型溶血性链球菌,还有非溶血性链球菌、葡萄球菌、肺炎双球菌等。病毒感染主要为腺病毒、鼻病毒等,细菌和病毒混合感染也不少见,偶见厌氧菌感染。

2.机体抵抗力下降　患者常由于受凉、劳累、烟酒过度等,进而使得原存于咽部和扁桃体隐窝内的某些病原体大量繁殖,产生毒素而发病。病原体可经飞沫或直接接触传播,但通常呈散发状发病。

(二)临床表现

1.症状与体征

(1)急性卡他性扁桃体炎:多为病毒感染所致。炎症限于扁桃体表面黏膜,扁桃体隐窝与实质多无明显炎症变化。全身症状较轻,可有低热、头痛、食欲差、乏力等,局部症状主要为咽痛和吞咽痛,检查可见扁桃体充血、肿胀。并发症较少。

(2)急性化脓性扁桃体炎:多为细菌感染或病毒感染后继发细菌感染所致。病变侵及腺体实质,起病急,可有畏寒、高热、周身不适、便秘等,咽痛剧烈,吞咽困难,疼痛可放射至耳部。小儿病情严重可出现抽搐、惊厥及呼吸困难等。检查见扁桃体充血、肿大,前、后弓充血明显,隐窝口有黄白色脓点,并可融合成片状假膜并容易擦去。可伴有下颌角淋巴结肿大。白细胞增高和中性粒细胞核左移。

2.并发症

化脓性扁桃体炎可直接波及邻近组织,导致扁桃体周围炎、扁桃体周围脓肿、急性中耳炎、鼻炎、鼻窦炎、喉炎、颈淋巴结炎等;也可引起全身其他系统疾病,如急性风湿热、急性关节炎、急性肾炎、心肌炎等较为多见。全身并发症多与链球菌所致Ⅲ型变态反应有关。

(三)辅助检查

1.血常规检查　白细胞总数及中性粒细胞常增加。

2.细菌培养及药敏试验　便于查明病菌,针对性地选用有效抗生素。

(四)心理-社会状况

因急性扁桃体炎多见于青少年,起病急,症状重,常能引起家长重视。少数患者常因治疗不及时或不彻底产生严重并发症,影响学习、生活,从而产生紧张、焦虑心理。

(五)治疗原则

抗炎,预防并发症。

【护理诊断及合作性问题】

1.体温过高　与炎症期间吸收细菌毒素有关。

2.急性疼痛　与急性扁桃体炎有关。

3.潜在并发症:局部并发症有扁桃体周围脓肿、急性中耳炎等;全身并发症有风湿热、心肌炎、急性肾炎等。

【护理目标】

1.体温恢复正常。

2.患者咽部疼痛减轻或消失。

3.无并发症发生或发生时能被及时发现。

【护理措施】

(一)减轻疼痛

1.一般护理　适当隔离,卧床休息,多饮水,进易消化流质食物,保持大便通畅。

2.治疗配合　急性卡他性扁桃体炎可给予抗病毒药物和抗生素治疗;对急性化脓性扁桃体炎,应用抗生素治疗。常用的抗生素有青霉素、头孢曲松钠等,常多采用静脉滴注,每日一次,连用5~7天。必要时可用糖皮质激素治疗。局部应用复方硼砂漱口液含漱,保持咽部清洁。也可给予清热、解毒、泻火中药治疗,常用银翘甘桔汤、清咽防腐汤等,或给予西瓜霜、西地碘片等含服。剧烈疼痛者,应遵医嘱给予止痛剂或行下颌角封闭治疗。

(二)恢复正常体温

体温过高者给予物理降温,必要时应用解热镇痛药进行药物降温。

(三)病情观察

注意观察病情变化,若出现持续高热伴一侧咽痛加剧吞咽困难,语音含糊不清,张口受限,应检查有无扁桃体周围脓肿。出现尿少、水肿、关节痛、心悸、胸闷等,应及时报告医生,并协助处理。

(四)健康指导

1.本病具有传染性,对患者要适当隔离。建议患者卧床休息,多饮水,进半流质或流质饮食。

2.注意劳逸结合,锻炼强体,提高抗病能力。

3.反复急性发作者待炎症消退后可手术治疗。发生扁桃体周围脓肿时,待其治愈2~3周后行扁桃体切除术,以防复发。

【护理评价】

经过治疗及护理,患者是否:①体温恢复正常。②咽部疼痛减轻或消失。③无并发症发生或发生时能被及时发现。

三、慢性扁桃体炎

慢性扁桃体炎(chronic tonsillitis)是咽部常见疾病,青少年多见,多为急性扁桃体炎反复发作或扁桃体隐窝引流不畅,细菌、病毒滋生感染而演变为慢性炎症。

【护理评估】

(一)健康史

1.急性扁桃体炎反复发作,隐窝内上皮坏死、脱落,与细菌、炎症渗出物聚集,隐窝引流不畅,导致本病发生。链球菌和葡萄球菌是其主要致病菌。

2.自身变态反应被认为与本病发生有关。

3.也可继发于某些传染病如猩红热、白喉、流感等以及鼻部炎症。

(二)临床表现

1.症状

多有反复急性发作病史。可有咽痛、咽干、异物感、刺激性咳嗽、口臭等。小儿扁桃体过度肥大可出现呼吸不畅、睡眠打鼾、言语、吞咽障碍。有的患者可有低热、乏力、消化不良等全身症状。部分患者平时多无明显的自觉症状。

2.体征

检查可见扁桃体和腭舌弓呈慢性充血,黏膜暗红色,用压舌板挤压腭舌弓,扁桃体隐窝口内可有脓或干酪样物溢出。扁桃体大小不一,表面可见瘢痕,常与周围组织粘连。下颌角淋巴结多有肿大。扁桃体肿大可分为:Ⅰ度,扁桃体限于扁桃体窝内,不超过腭咽弓;Ⅱ度,扁桃体超越出腭咽弓;Ⅲ度,扁桃体超越出腭咽弓接近中线、两侧扁桃体几乎相触。

3.并发症

慢性扁桃体炎是常见的全身感染"病灶"之一,机体可能受扁桃体隐窝内病原微生物的影响而发生变态反应,产生各种并发症,如慢性咽炎、慢性喉炎、风湿热、风湿性关节炎、风湿性心脏病、肾炎等。有的患者手术后可出现伤口出血不止、感染等。

(三)实验室及辅助检查

检查血沉、抗链球菌溶血素"O"、心电图等,有助于尽早发现并发症。

(四)心理-社会状况

慢性扁桃体炎尤其是病灶性扁桃体炎应早期手术,否则可引起全身并发症,严重影响患者的身心健康,易产生焦虑心理。故患者对可能发生的这些疾病或可能进行的扁桃体切除术产生恐惧心理。

(五)治疗原则

急性期抗炎,预防并发症。反复急性发作者可手术治疗。

【护理诊断及合作性问题】

1.感知改变:咽部干、痒、疼痛,吞咽障碍等　　与咽部慢性炎症刺激有关。

2.疼痛　　与慢性扁桃体炎的反复急性发作有关。

3.潜在并发症:慢性咽炎、慢性喉炎、扁桃体周围脓肿、风湿热、风湿性关节炎、风湿性心脏病、肾炎等。

【护理目标】

1.患者疼痛减轻或消失。

2.患者焦虑减轻或消失,精神、情绪稳定。

3.感知觉恢复正常。

4.不发生并发症或发生时被及早发现。

【护理措施】

(一)减轻不适

1. 一般护理 嘱患者多休息,多饮水,多吃清淡饮食,戒烟酒,忌食辛辣刺激性食物。早晚用淡盐水含漱,保持口腔卫生。

2. 治疗配合

(1)药物护理 术前应使用抗生素,防止因激惹局部而加重相关疾病。

(2)手术护理 慢性扁桃体炎反复发作者原则上可行扁桃体切除术。若为全身性疾病的"病灶",待相关疾病稳定后,应尽早手术。手术前协助医生做好辅助检查;手术前 6 小时禁食并给予适量的镇静剂。手术后嘱患者卧床休息,局麻者取半卧位,全麻者取右侧俯卧位;术后当天禁止漱口,次日起给予复方硼砂液漱口每日 2~3 次;手术后 4 小时可进食冷流质,次日改为半流质,忌食辛辣刺激性食物;术后要注意手术创面渗血情况,唾液中含有少量血丝属于正常情况,不需要处理,出血较多者应及时通知医生进行处理。手术后常规静脉输液,预防感染、补充维生素及能量制剂。扁桃体对儿童机体有重要的保护作用,扁桃体切除可能影响其免疫功能,应严格掌握手术适应证。对有手术禁忌而不能手术者,可用保守疗法,如扁桃体隐窝冲洗等,祖国传统医学对一部分保守治疗病例也有良好的临床疗效,也可使用增强机体免疫力的药物。同时应加强锻炼,增强体质和抗病能力。

(二)减轻疼痛

急性发作期遵医嘱给予抗感染治疗控制炎症,减轻疼痛。手术后伤口疼痛等症状重者可用止痛药等予以对症处理。

(三)病情观察,预防并发症

观察有无关节疼痛、发热、尿液变化、药物的作用与副作用情况及伤口的出血、感染等,并协助医生及时处理。

(四)健康指导

坚持预防为主,积极宣传慢性扁桃体炎的防治知识,重视对急性扁桃体炎患者尤其是反复急性发作者的防治。

四、鼻咽癌

 案例导入

李某,男,49 岁,1987 年 1 月 2 日初诊。患者因鼻涕带血丝、左耳耳鸣月余,于 1986 年 7 月确诊为鼻咽癌,行放射治疗。症状:咽干,口渴多饮,进食时需汤水伴饮才能咽下,睡眠多梦,微有咳嗽。检查鼻咽部有少许干痂,未见新生物,黏膜干燥。

请问:1.该患者的护理诊断是什么?

2.制定出相应的护理措施。

鼻咽癌(carcinoma of nasopharynx,NPC)是我国高发恶性肿瘤之一,华南沿海地区为高发区,尤以两广地区最为高发。40～50 岁为高发年龄组,男性发病率为女性的 2～3 倍,发病率超过 1/10 万。

【护理评估】

(一)健康史

目前认为可能与以下因素有关。

1.遗传因素　本病有种族及家族聚集现象,已发现人类白细胞抗原(HLA)的遗传因素与鼻咽癌发生相关。

2.病毒因素　EB 病毒在鼻咽癌患者有较高的感染率,多种证据证明鼻咽癌的发病与 EB 病毒的感染密切相关。

3.环境因素　微量元素镍在鼻咽癌高发区水和食物中发现含量较高,动物实验证实镍可以促进亚硝胺诱发鼻咽癌。

4.其他　如有嗜烟等不良习惯者,因烟草中致癌物质较多,鼻咽癌发病率较不吸烟者为高。

(二)临床表现

因解剖部位隐匿,鼻咽癌的早期症状不明显,增加了临床早期诊断的难度,常被误诊为卡他性中耳炎、鼻出血等。尤其在散发地区,因相关意识的淡漠,更易将某些临床表现忽视而漏诊,应特别提高警惕。

1.症状

(1)鼻部症状:早期可表现为回缩涕中带血,多从口中吸出,时有时无,而不被患者重视,晚期可出现大出血。鼻塞始为单侧,可发展为双侧。

(2)耳部症状:肿瘤堵塞压迫咽鼓管口,可出现耳鸣、耳闷、听力下降、鼓室积液等。

(3)颈淋巴结肿大:半数以上早期患者以此为首发症状就诊,最初多为颈部 Ⅱ 区淋巴结的肿大,可进行性增大、质硬、活动受限,初为单侧,可发展为全颈淋巴结的广泛转移。

(4)颅神经症状:肿瘤侵犯破坏颅底结构或由咽隐窝经破裂孔侵入颅内,可出现顽固性头痛。累及第 Ⅴ、Ⅵ 脑神经后,再侵犯第 Ⅱ、Ⅲ、Ⅳ 对脑神经,出现头痛、面部麻木、复视、上睑下垂、眼球活动受限等症状。肿瘤侵犯或颈部转移肿块压迫第 Ⅸ、Ⅹ、Ⅻ 对脑神经,可出现软腭麻痹、声嘶、呛咳、伸舌偏斜、吞咽困难等症状。

(5)远处转移:鼻咽癌晚期可出现肝、肺、骨骼等远处转移,并出现相应器官受累的症状,晚期患者常可出现恶病质的表现。

2.体征

因为病变位置隐匿,早期症状常不明显,出现鼻、耳、眼、颈部症状时,必须仔细检查鼻咽部。首选间接喉镜检查,咽隐窝黏膜粗糙不平、小结节及肉芽肿物,可发展为菜花状或溃疡类型等新生物。

(三)实验室及辅助检查

1.鼻咽镜、纤维鼻咽镜或鼻内镜检查　可见鼻咽顶后壁或咽侧壁、咽隐窝有结节状或肉芽肿样隆起。对早期病变如黏膜充血、血管怒张或一侧咽隐窝较饱满应特别重视。

2.颈部触诊　可触及颈上深部无痛、质硬、活动性差或不活动性肿大淋巴结。

3.EB 病毒血清学检查　EB 病毒壳抗原-免疫球蛋白 A(VCA－IgA)及 EB 病毒核抗原-免疫球蛋白 A(EBNA－IgA)等抗体测定,有助于鼻咽癌的诊断。

4.细胞学检查　取鼻咽病变处分泌物作涂片,可发现脱落的癌细胞,对其诊断有一定的帮助。

5.病理学检查　对可疑病变应及时进行活检,以便于对鼻咽癌的确诊。少数患者需多次活检才能明确诊断,必要时可施行颈部转移淋巴结的穿刺抽吸活检或切除活检以协助诊断。

6.影像学检查　CT、MRI 检查有利于了解肿瘤侵犯的范围及颅底骨质破坏的程度。

(四)心理-社会状况

鼻咽癌早期症状不明显,患者常不注意。当出现典型症状时已进入中、晚期,给患者造成恐惧、痛苦和精神压力。部分患者需反复多次活检才能确诊,也给工作造成极大的痛苦。

(五)治疗原则

放射治疗作为首选,晚期结合化学药物治疗,放射治疗后颈部或鼻咽部仍有残灶者可考虑手术治疗。

【护理诊断及合作性问题】

1.恐惧　与鼻咽癌预后不良有关。

2.感知改变:头痛、鼻塞、耳鸣等　与肿瘤侵犯颅神经或破坏、堵塞咽鼓管有关。

3.知识缺乏　缺乏有关鼻咽癌早期症状的认知及防治知识。

【护理目标】

1.患者头痛减轻或。

2.焦虑、恐惧减轻。

3.无出血等并发症发生或发生时能被及时发现。

4.能说出鼻咽癌的有关护理及防治知识。

5.患者情绪稳定,自信心及应对能力增强。

【护理措施】

(一)减轻恐惧

鼓励患者说出恐惧的原因及心理感受,让患者了解病情及其进展情况和注意事项,并采取疏导措施,以减轻恐惧、焦虑心情。促使患者树立信心,战胜疾病。

(二)减轻不适

顽固性头痛影响睡眠者,可遵医嘱给予镇静止痛药物;放射治疗后患者一般鼻腔通气功能、听力有所改善,若鼻腔痂皮较多即行鼻腔冲洗,每周 1～2 次,发生放射性中耳炎出现鼓室积液时,尽早行鼓膜穿刺抽出积液,以改善听力;鼻腔大量出血者,应积极采取止血措施并做好血型鉴定,作好输血准备。

(三)健康教育

1.积极宣传鼻咽癌的防治知识,用放松疗法转移情感,分散恐惧,树立信心,战胜疾病,争取家庭、社会关心,给予心理支持。养成良好的饮食习惯,少吃咸食、腊肉及腌制品,消除诱发因素。

2.若发现剧烈头痛、回缩涕中带血、耳鸣耳聋等症状之一者,应尽早到医院就诊,常规检查鼻咽部,以免漏诊。

3.定期排查　对有家族遗传史等易感人群,应尽早进行鼻咽癌筛查,如鼻咽部检查、免疫学检查等。

4.治疗　首选放射治疗,多采用^{60}Co 或直线加速器等高能放疗。可结合中医中药及免疫治疗。鼻咽部或颈部放疗后,残余病灶及复发病灶可考虑行挽救性手术,手术可提高患者的生存率,但不能改善生存质量。放射治疗时,注意出血、骨髓抑制、消化道反应等并发症。应加强口腔卫生,定期检查血常规,进行中医调理等。改善营养状况,增强机体的免疫力和抵抗力。

5.保持定期门诊就诊及随访。

【护理评价】

经过治疗和护理,患者是否:①恐惧减轻。②头痛等症状减轻或消失。③能说出鼻咽癌的有关护理及防治知识。

五、阻塞性睡眠呼吸暂停低通气综合征

阻塞性睡眠呼吸暂停低通气综合征(obstructive sleep apnea hypopnea syndrome,OSAHS)是指睡眠时上气道塌陷阻塞引起的呼吸暂停和低通气,伴有打鼾、睡眠结构紊乱、频繁发生血氧饱和度下降、白天嗜睡等症状。成人定义为 7 小时夜间睡眠时间内,发生至少 30 次呼吸暂停(指每次发作时,口、鼻气流停止至少 10 秒以上、低通气(为睡眠中呼吸气流强度较基础水平降低 50％以上,并伴有动脉血氧饱和度下降≥4％)或呼吸暂停指数(即每小时呼吸暂停的平均次数)大于 5。

【护理评估】

(一)健康史

1.上呼吸道狭窄或阻塞　喉以上有 3 个部位相对容易出现狭窄和阻塞,包括鼻和鼻咽,口咽和喉部。导致上呼吸道狭窄或阻塞的常见因素有鼻中隔偏曲、鼻息肉、肥厚性鼻炎、鼻腔及鼻咽肿瘤、腺样体和扁桃体肥大、颌骨畸形、喉软骨软化、喉蹼、软腭松弛肥厚、咽侧壁肥厚、舌根后缩等。

2.上气道扩张肌肌力异常　主要表现为颏舌肌、咽壁肌肉及软腭肌肉张力异常。

3.全身性因素及疾病　如肥胖、甲状腺功能低下、糖尿病等,可影响上述两种因素而诱发本病。某些因素如饮酒、吸烟等可加重病情。老年期因肌肉松弛,张力减退导致咽部塌陷、松弛引起本病。

4.多数病例是多因素作用的共同结果。

(二)临床表现

1.症状与体征

(1)嗜睡:患者白天症状有晨起头痛、倦怠、嗜睡、注意力不集中、记忆力下降、性格乖戾、行为怪异等。

(2)憋气:夜间不能安静入睡,常有张口呼吸、呼吸暂停、多梦、梦游、遗尿、阳痿等。

(3)打鼾:几乎所有的 OSAHS 患者全天都有高调打鼾声,常常影响他人休息。

2.并发症

长期持续发作的患者可并发高血压、心律失常、心肺功能衰竭等。心律失常是导致 OS-AHS 患者猝死的主要原因。

(三)实验室及辅助检查

1.多导睡眠描记仪检查

多导睡眠描记仪除心电监护和肺功能测试外,还可记录脑电图、眼电图、肌电图、血氧饱和度等。应用多导睡眠描记仪对 OSAHS 患者进行整夜连续的睡眠监测和观察,以便了解患者睡眠期间机体的变化,确定睡眠呼吸暂停的性质和程度等。多导睡眠描记仪检查是目前 OSAHS 诊断过程最重要的指标。

2.内镜检查　常规进行鼻内镜、纤维鼻咽镜等检查,以便了解上呼吸道阻塞的原因、病变部位、性质和阻塞程度。

3.影像学检查　主要对患者鼻咽、喉、颈部、颅底等部位的 X 线摄片、CT 扫描或 MRI 检查,是评估上气道阻塞部位常用的手段。

(四)心理-社会状况

OSAHS 患者因有高调打鼾声,呼吸暂停,除引起家人担心外,还常常影响他人休息,给自己精神心理上造成一定的压力。患者白天嗜睡、精神不振、工作效率差、工作压力大。严重的 OSAHS 患者,有潜在生命危险,患者过度焦虑。

(五)治疗原则

消除病因,解除上呼吸道阻塞症状,必要时进行手术治疗。

【护理诊断及合作性问题】

1.睡眠形态紊乱:打鼾、弊气等　与上呼吸道阻塞性病变、环境的改变有关。

2.社交孤立　与鼾声干扰他人休息及性格改变有关。

3.潜在性并发症:高血压、心律失常、呼吸暂停、心肺功能衰竭等。

4.知识缺乏　缺乏对 OSAHS 的防治知识。

【护理目标】

1.睡眠形态恢复正常。

2.患者焦虑减轻或消失,人际关系改善,精神、情绪稳定。

3.无并发症发生或发生时能被及时发现。

4.能说出 OSAHS 的有关护理及防治知识。

【护理措施】

(一)减轻打鼾、憋气

1.一般护理

(1)调整睡眠姿态:采用侧卧位,减少舌根后坠,便于减轻打鼾声音和呼吸暂停。

(2)控制饮食,减肥:适当控制饮食,加强体能锻炼,便于减肥和改善呼吸功能。

(3)戒掉烟酒:抽烟可以加重上呼吸道阻塞症状,喝酒可以降低肌张力,使睡眠时呼吸暂停加重。应劝患者戒掉烟酒。

2.治疗配合

(1)药物治疗:轻者遵医嘱睡前服用抗抑郁药普罗替林可能有效。本品可致口干、尿潴留和心律失常等,故临床应用受限。

(2)鼻腔持续正压通气(nasal continuous positive airway pressure, NCPAP):睡眠时通过密闭的面罩将正压空气输入气道,空气流速调为 100 L/min,压力维持在 5~15 cmH$_2$O 之间。主要以持续正压通气来维持睡眠中正常呼吸。

(3)手术护理:明确病因者可针对不同的狭窄部位,采用不同的手术治疗,如扁桃体、腺样体切除,鼻息肉摘除,鼻中隔偏曲矫正等。对有手术指征的患者,要完善术前准备,尽快进行手术治疗。对于重症患者,尤其是某些心肺功能差、血氧饱和度低的患者,气管切开术是一种有效的治疗方法。

(二)改善社交

改善休息环境,减少对他人的影响;多参加群体活动,增加人际交流,保持良好心态,积极配合治疗。

(三)病情观察,预防并发症

定期测量血压,加强夜间巡视,密切观察呼吸困难的症状和体征,必要时做好心电监护,备好抢救药物,预防呼吸暂停或猝死等并发症的发生。切忌随意应用镇静安眠等中枢神经系统抑制药,以免直接导致睡眠窒息的发生。

(四)健康指导

1.减肥　合理调整饮食,加强户外运动,避免过度肥胖,戒掉烟酒,积极治疗原发病。

2.禁忌高危作业　由于 OSAHS 患者注意力不集中,不宜从事驾驶、高空作业等危险工作,以免发生意外。

3.定期随访患者　对患者的血压、心肺功能等及时监测,防止其并发症的发生。

练习题

1.患者男,40 岁,主诉每进食辣椒时,均引起咽痛,被诊断为慢性咽炎。其主要的护理措施是(　　)

A.大剂量抗生素　　　B.止痛剂　　　C.加强锻炼　　　D.戒除辛辣食物刺激

E.做好心理护理

2.关于急性扁桃体炎下列说法错误的是(　　)

A.急性扁桃体炎的主要致病菌是乙型溶血性链球菌

B.急性扁桃体炎的局部症状主要表现为咽痛

C.急性扁桃体炎多发生于儿童和青年

D.临床上将其分为急性单纯性扁桃体炎和急性化脓性扁桃体炎

E.急性单纯性扁桃体炎的全身及局部症状均较重

3.慢性扁桃体炎术后护理错误的是(　　)

A.手术后 4 小时可进食热流质饮食

B.术后要注意手术创面渗血情

C. 唾液中含有少量血丝属于正常情况,不需要处理

D. 手术后伤口疼痛重者可用止痛药

E. 术后应给予抗感染治疗

4. 鼻咽癌治疗的首选方案是(　　)

A. 手术　　　　B. 药物　　　　C. 放疗　　　　D. 中药　　　　E. 综合

5. OSAHS 患者睡眠姿势应取(　　)

A. 半卧位　　B. 平卧位　　C. 头低脚高位　　D. 侧卧位或半坐卧位　　E. 俯卧位

第三节　喉部疾病患者的护理

学习目标

1. 掌握急性会厌炎、急性喉炎、喉癌和喉阻塞的临床表现、护理措施及气管切开术的护理。

2. 熟悉喉阻塞的病因、喉源性呼吸困难的分度及小儿急性喉炎的临床特点。

3. 了解小儿急性喉炎发生呼吸困难的致病因素和喉癌的治疗原则。

一、急性会厌炎

急性会厌炎(acute epiglottitis)又称急性声门上喉炎(acute supraglottitis),是以会厌为主的声门上区的喉部急性炎症,具有起病急、进展快、容易发生喉阻塞等特点。成人、儿童全年均可发生,发病多见于冬春季节。

【护理评估】

(一)健康史

1. 感染　主要是细菌感染,常见致病菌为乙型流感杆菌、葡萄球菌、链球菌、肺炎双球菌等,也可与病毒混合感染,各种致病菌可由呼吸道吸入、血行传染或由邻近器官蔓延。

2. 变态反应　外界物质中的变应原与会厌软骨黏膜接触,易使局部发生Ⅰ型变态反应而形成急性会厌炎。

3. 其他　外伤、异物损伤、有害气体的刺激等亦可引起本病。

(二)临床表现

1. 症状　起病急骤,常有寒战、高热,伴周身不适。多数患者常在夜间出现剧烈咽喉痛,吞咽时疼痛加剧。自觉喉部有肿物堵塞,说话含糊不清,但少有声音嘶哑的表现。由于会厌水肿常可引起吸气性呼吸困难,严重者可发生窒息。

2. 体征　间接喉镜检查可见会厌舌面高度充血肿胀,严重者可形成会厌脓肿,呈球状。对不合作的幼儿需作直接喉镜检查,检查时动作要轻,避免挤压脓肿使脓肿破裂引起误吸,从而加重呼吸困难的程度,甚至窒息。

(三)实验室及辅助检查

1. 实验室检查　血常规检查可见白细胞总数及中性粒细胞比例升高。

2.影像学检查　对检查不合作的儿童,可行颈部 X 线侧位片或 CT 扫描,常显示会厌肿胀。

(四)心理-社会状况

患者因喉痛、吞咽困难等急性发作而产生烦躁不安,及时就诊,缺乏知识,意识不到其严重性,而不愿住院治疗观察,导致病情加重,出现恐惧心理。

(五)治疗原则

控制感染,保持呼吸道通畅,必要时行气管切开术。

【常见护理诊断及合作性问题】

1.疼痛:喉痛　与会厌部充血肿胀有关。

2.体温过高　因急性炎症重度感染所致。

3.潜在并发症:窒息。

4.知识缺乏　缺乏急性会厌炎的医学防治知识。

【护理目标】

1.患者喉痛感觉减轻或消失。

2.体温恢复正常。

3.无并发症发生或发生时能被及时发现。

4.能说出急性会厌炎的有关护理及防治知识。

【护理措施】

(一)减轻疼痛,降低体温

1.一般护理　进食困难者应给予清淡、高营养、易消化的半流质饮食,忌食辛辣刺激性食品,保持大便通畅。

2.对症治疗

(1)减轻喉痛:①遵医嘱及时给予抗生素、激素等药物静脉滴注或蒸汽雾化吸入。②必要时可酌情使用镇痛剂。

(2)降低体温:患者体温过高时应用物理降温或药物降温,并注意进食前后用复方硼砂漱口液漱口,减轻不适症状。

(二)及时治疗窒息等潜在并发症

1.卧床休息　取坐位或半坐卧位,有呼吸困难者禁忌平卧,以免使病情加重,引起窒息。

2.药物治疗　联合应用抗生素和激素,是其主要治疗措施。

3.脓肿切开　患者若形成会厌脓肿时,应切开排脓,并注意及时用吸引器吸出脓液,防止窒息。

4.观察生命体征的变化　密切观察呼吸形态及其他生命体征的变化,必要时吸氧,配合医生做好气管切开术的准备。

(三)健康指导

1.积极开展对急性会厌炎相关知识的宣传教育,提高患者及家属对本病的认识。

2.加强锻炼,提高抗病能力,防止急性上呼吸道感染。

3.告诉患者应重视本病的危害性,一旦复发应及时到医院就诊。

【护理评价】

经过治疗和护理,患者是否:①喉痛减轻或消失。②体温恢复正常。③无并发症发生或发生时能被及时发现。④能说出急性会厌炎的有关护理及防治知识。

二、急性喉炎

 案例导入

某女孩,3岁。发病3日,3天前咽痛,接着出现高热,咽内痰多,哮喘声明显,不时出现呛咳。

请问:1.该患者的护理诊断是什么?

2.制定出相应的护理措施。

急性喉炎(acute laryngitis)为喉部黏膜的急性卡他性炎症,是一种常见的急性呼吸道感染性疾病,是声音嘶哑的最常见原因。本病冬春季节容易发病,成人、儿童均可发生,但小儿急性喉炎好发于6个月~3岁的儿童,病情远较成人为重,若不及时治疗可导致喉阻塞而危及生命。

【护理评估】

(一)健康史

1.感染 常发生在急性鼻炎之后,先是病毒感染,后继发细菌感染。开始为鼻腔、鼻咽、口咽部逐渐向下扩展为喉黏膜的急性卡他性炎症。小儿多继发于某些急性传染病,如麻疹、流感、百日咳等。

2.用声过度 大声喊叫、说话过多、剧烈久咳等。

3.诱发因素 吸入粉尘、有害气体(如氨气、氯气等)或烟酒过度,食物刺激等为其诱发因素。

(二)临床表现

1.症状 急性喉炎通常继发于急性鼻炎之后,常有鼻塞、流涕、咽痛、畏寒、发热、乏力等症状。除上述症状外,急性喉炎的局部症状尚有:

(1)声音嘶哑:是急性喉炎的主要症状。

(2)咳嗽、咳痰:一般不严重,如伴有气管、支气管炎症时,咳嗽、咳痰会加重。

(3)喉痛:多为轻度喉痛,一般不影响吞咽。小儿急性喉炎时,起病较急,主要症状为声音嘶哑、犬吠样咳嗽、吸气性喉喘鸣和吸气性呼吸困难。在实际工作中遇到小儿有声嘶,"空""空"样咳嗽声,应立即想到本病。

2.体征 间接喉镜检查可见喉黏膜呈弥漫性充血、肿胀,声带由白色变为红色或粉红色,有时可见黏脓性分泌物附着,发音时声门闭合不全,但两侧声带运动正常。小儿应在喉内镜或直接喉镜下检查,可见声门下黏膜肿胀向中间隆起喉腔呈一细小裂隙。由于小儿合作性较差,在临床上很少对小儿进行喉镜检查,以防加重呼吸困难的程度。

(三)心理-社会状况

因急性喉炎起病急,患者常以喉痛、声嘶等而急诊。少数患者对本病缺乏认识,误认为是普通感冒,不加重视,长期反复发作形成慢性喉炎,或延误诊治而危及生命。

(四)治疗原则

禁声、抗炎、结合局部雾化治疗。必要时行气管切开术。

【护理诊断及合作性问题】

1.体温过高　与会厌急性感染有关。

2.疼痛:喉痛　与急性喉炎有关。

3.潜在并发症:窒息。

4.知识缺乏　缺乏嗓音保健知识。

【护理目标】

1.体温恢复正常。

2.患者喉部疼痛减轻或消失。

3.无并发症发生或发生时能被及时发现。

4.能说出急性喉炎的有关护理及防治知识。

【护理措施】

(一)恢复体温

1.密切观察体温变化　认真观察体温变化,持续高热时及时给予物理降温或遵医嘱使用清热解毒药物,儿童患者应防止高热惊厥。

2.适当应用静脉补液　应用静脉输液,便于补充液体,维持水、电解质平衡。

3.合理使用镇静药物　合理、适当地使用镇静药物,可以使儿童患者避免哭闹,保持安静,减少体能消耗。

(二)减轻喉痛

1.禁声　嘱患者禁声或用耳语、笔谈等,尽量少说话,使声带保持充分休息。

2.治疗配合　①遵医嘱给予抗生素如青霉素、头孢类治疗控制感染,用糖皮质激素如地塞米松等减轻和消除喉黏膜的肿胀。儿童患者如有重度喉阻塞,药物治疗无效者,应及时配合医生行气管切开术。②超声雾化吸入。常用庆大霉素和地塞米松作为雾化药液,每日1~2次,或在热水中加入薄荷、复方安息香酊慢慢吸入并结合喉片含化等局部治疗。③中医药护理。可遵医嘱给予黄氏响声丸、金嗓子喉宝、枇杷膏等中成药治疗。

(三)预防窒息

1.病情观察　密切观察呼吸、脉搏等生命体征的变化,如有呼吸困难者应及时报告医生并配合医生做好应急处理。

2.保持安静　应遵医嘱酌情给予镇静止咳药,尽量减少患者特别是儿童患者的哭闹,避免使用苯巴比妥等有抑制呼吸作用的药物,以免加重病情引起窒息。

3.吸氧　对喉阻塞严重者,应注意吸氧,床边备气管切开术包,经药物治疗无效者行气管切开术。

(四)健康指导

1.积极宣传急性喉炎的防治知识,加强户外锻炼,增强抗病能力。

2.注意正确的发音方法,告诉患者避免持续、大声喊叫,防止声带小结、声带息肉及本病的发生。

3.儿童患者发生感冒应及时就医,以免发生严重的呼吸困难。

【护理评价】

经过治疗及护理,患者是否:①体温恢复正常。②喉部疼痛减轻或消失。③无并发症发生或发生时能被及时发现。④能说出急性喉炎的有关护理及防治知识。

三、喉阻塞

喉阻塞(laryngeal obstruction)又称喉梗阻,是指因喉部或其邻近组织病变、喉部通道阻塞而引起以吸入性呼吸困难为主要表现的临床急症。由于小儿喉腔狭小、黏膜下组织疏松、喉部气流途径弯曲、喉部神经易受刺激而致痉挛故更易发生喉阻塞,若不及时抢救,可窒息死亡。

【护理评估】

(一)健康史

1.炎症　如急性会厌炎、小儿急性喉炎、喉脓肿、咽后脓肿等。

2.外伤　喉部烧灼伤、毒气或高温蒸汽吸入、气管插管或气管镜检查引起损伤等。

3.异物　喉部、气管异物既可造成机械性阻塞,又可引起喉痉挛。

4.水肿　主要见于变态反应。

5.肿瘤　喉癌、喉咽肿瘤、甲状腺肿瘤等。

6.畸形　先天性喉喘鸣、喉瘢痕狭窄等。

7.声带瘫痪　各种原因引起的两侧声带外展瘫痪。

(二)临床表现

1.吸气性呼吸困难　是喉阻塞的主要症状。声门裂简称声门,是两侧声带之间裂隙,为呼吸道最为狭窄之处。吸气时气流将两侧略向上倾斜的声带斜面向下、向内推压,且同时伴声带外展运动,使声门裂开大,故正常情况下呼吸仍能通畅。当声门狭窄时,因吸气期气流的推压,使本来狭窄的声门更窄,导致吸气性呼吸困难。表现为吸气时间延长,吸气深而慢,但通气量并不增加,若无明显缺氧,则呼吸频率不变。呼气时气流将两侧声带向上、向外推开,较吸气时声门裂变大,故能呼出气体,呼气困难并不明显。应与气管支气管炎、支气管哮喘等引起的呼气性、混合性呼吸困难加以区别(表6-3-1)。

表6-3-1　三种阻塞性呼吸困难的鉴别要点

	呼气性呼吸困难	吸气性呼吸困难	混合性呼吸困难
病因	小支气管阻塞性疾病如支气管哮喘、肺气肿	咽喉部及气管上段的阻塞性疾病如咽后脓肿、喉炎、肿瘤	气管中、下段或上、下呼吸道同时患阻塞性疾病如喉气管支气管炎、气管肿瘤

	呼气性呼吸困难	吸气性呼吸困难	混合性呼吸困难
呼吸深度与频率	呼气期延长,呼气运动增强,吸气运动略增强	吸气期延长,吸气运动增强,呼吸频率基本不变或减慢	呼气与吸气均增强
四凹征	无	吸气时明显	不明显。若以吸气性呼吸困难为主者则有之
呼吸时伴发声音	呼气期哮鸣	吸气期喉喘鸣	一般不伴发明显声音
检查	肺部有充气过多的体征	咽喉部有阻塞性疾病,肺部有充气不足的体征	可闻及呼吸期哮鸣音

2.吸气性喉喘鸣　为吸气时,气流通过狭窄的声门裂形成气流漩涡反击声带,声带颤抖所发出的尖锐的喉喘鸣音,其声音大小与喉阻塞的程度成正比。

3.吸气性软组织凹陷　因吸气困难,吸气时胸部扩张但肺叶不能相应膨胀,胸腔负压增加,使软组织如锁骨上、下窝、胸骨上窝、胸骨剑突下或上腹部、肋间隙等向内凹陷,形成"四凹征"。

4.声嘶　病变累及声带时,常有声嘶、失声等症状。

5.紫绀　因缺氧面色紫绀烦躁不能入睡。晚期可出现脉搏细速、心律不齐、心力衰竭,终致昏迷而死亡。

根据喉阻塞所导致的喉源性呼吸困难的病情轻重,常将喉阻塞分为 4 度。

Ⅰ度:安静时无呼吸困难,活动或哭闹时,出现轻度的吸气性呼吸困难,稍有吸气性喉喘鸣和软组织凹陷。

Ⅱ度:安静时有轻度的吸气性呼吸困难、吸气性喉喘鸣和软组织凹陷,活动时加重,但不影响睡眠、进食,无缺氧症状。

Ⅲ度:安静时有明显的吸气性呼吸困难、吸气性喉喘鸣和软组织凹陷如"四凹征",并出现脉搏加快、血压升高、烦躁不安、不易入睡、厌食、口唇轻度发绀等缺氧症状。

Ⅳ度:呼吸极度困难,患者坐卧不安、口唇发绀、出冷汗、心律不齐、脉搏细弱、血压下降、昏迷、大小便失禁、定向力丧失等。如不及时抢救,则很快发生窒息死亡。

(三)实验室及辅助检查

1.喉镜检查　纤维喉镜或直接喉镜检查有助于诊断和治疗本病。检查中怀疑为肿瘤者,应取活组织送病理科检查;发现喉异物则随即取出。

2.影像学检查　喉部 X 线侧位片或 CT 扫描,有助于炎症、外伤、水肿、肿瘤、异物、畸形等病因的诊断。

(四)心理-社会状况

喉阻塞引起的吸气性呼吸困难,可使人窒息、死亡,严重影响患者的身心健康,易产生焦虑心理。多数患者尚能重视,少数患者不了解病情进展,对早期症状不重视,耽误治疗的最佳时机。

(五)治疗原则

迅速解除呼吸困难,根据其病因和呼吸困难的程度,采用药物或手术治疗。

【护理诊断及合作性问题】

1.低效性呼吸形态 与喉阻塞引起的吸气性呼吸困难有关。

2.有窒息的危险 与喉阻塞有关。

3.语言沟通障碍:声音嘶哑、失声 与喉阻塞或气管切开术有关。

【护理目标】

1.患者声音嘶哑减轻或消失,能进行正常的语言交流和生活自理。

2.患者已解除呼吸困难状态,恢复正常的呼吸形态。

3.患者呼吸道通畅,呼吸困难减轻或消失,无窒息的危险。

【护理措施】

(一)恢复正常呼吸形态

嘱患者安静,采取半坐卧位,卧床休息。根据病情轻重、治疗需要安排日常饮食起居,通常给予富营养易消化的流质或半流质饮食,保持大便通畅。尽量减少探视人次,减少其活动量,有利于呼吸困难状态的改善。及时观察、详细记录生命体征和缺氧状况,遵医嘱做好相关护理。

(二)改善呼吸

根据其病因和呼吸困难的程度,采用药物治疗或气管切开术等手术治疗,病情轻者先行检查,明确诊断后再进行相关护理;重者要争分夺秒,及时抢救,解除呼吸困难后,再做进一步的护理。

Ⅰ度呼吸困难:积极查找病因,针对原发病进行治疗。发现异物应及时取出;若为喉外伤可行超声雾化吸入,以减轻喉部水肿;若为炎症应使用足量抗生素、糖皮质激素进行抗炎处理等。患儿在诊治时,应注意头、颈、胸的位置不可扭转或过度前俯后仰,以免受挤压加重呼吸困难。

Ⅱ度呼吸困难:密切观察呼吸情况,积极消除病因,对症治疗,依病情做好气管切开术等手术的术前准备工作。如喉外伤、喉肿瘤、双侧声带麻痹等应先考虑气管切开术。必要时给予镇静剂。

Ⅲ度呼吸困难:由炎症所致喉阻塞时间较短者,先行药物治疗,并做好气管切开术的准备。对于喉痛、咳嗽、高热的患者,应遵医嘱给予解热镇痛止咳药和物理降温等。呼吸困难明显,有缺氧症状者,可给予低流量持续吸氧。若全身情况较差,药物治疗无效时,应尽早行气管切开术。如果是肿瘤患者,则应立即行气管切开术。对于躁动不安的患者,要防止坠床或碰伤。

Ⅳ度呼吸困难:立即行气管切开术。若病情危急,可先行环甲膜穿刺、环甲膜切开术或先气管插管,再行气管切开术。手术后无法进食的患者,应插胃管鼻饲高热量富营养的流质。护士应迅速、及时、准确执行各项医嘱,忙而不乱,严密观察病情,及时报告。

(三)恢复语言交流能力

分析患者语言沟通障碍的原因,了解其需求。声音嘶哑患者,遵医嘱给予对症治疗和护理,帮助患者逐步恢复语言交流能力。无法恢复语言交流能力者,可指导他们采取手势、书写文字或运用计算机等方式进行交流。

(四)健康指导

1.指导患者及其家属日常生活、饮食等方面的注意事项,如吃饭时不要大声说笑,为危重患者或气管切开术后的小儿喂食时,注意防止异物掉进气管套管内而引起窒息等。

2.需要带管出院的患者,应教会患者及其家属正确取出和放入、清洗与消毒内套管以及重新放入的方法、意外脱管的处理,并嘱咐定期到医院复诊。

3.介绍喉阻塞的防治知识。

(五)护理评价

经过治疗和护理,患者是否:①已解除呼吸困难状态,恢复正常的呼吸形态。②呼吸道通畅,呼吸困难减轻或消失,无窒息的危险。③声音嘶哑减轻或消失,能进行正常的语言交流和生活自理。

四、喉癌

喉癌(carcinoma of larynx)是喉部最常见的恶性肿瘤,其发病率占全身恶性肿瘤的 $5.7\%\sim7.6\%$,占耳鼻咽喉科恶性肿瘤的 $7.9\%\sim35\%$。在我国,东北地区发病率最高,华北地区次之,高发年龄为 $50\sim70$ 岁,男性多于女性,城市高于农村。随着工业化进程,喉癌发病率呈上升趋势。

喉癌中鳞状细胞癌占 $93\%\sim99\%$,腺癌占 2%,未分化癌、淋巴肉瘤和纤维肉瘤极为少见。在鳞状细胞癌中以分化较好(Ⅰ～Ⅱ级)者为主,与鼻咽癌正好相反。

根据癌肿的发生部位,将喉癌分为三型:

(1)声门上型:约占喉癌的 30%,多位于会厌基底部,我国东北地区此型较多,一般分化较差,预后亦差,而转移较多见。

(2)声门型:最为多见,约占喉癌的 60%,常发生于声带的前、中 $1/3$ 处,一般分化较好,转移较少,临床症状出现较早。

(3)声门下型:占喉癌的 6%,位于声带以下、环状软骨下缘以上,较为少见,容易发生淋巴结转移。

喉癌的扩散转移与原发部位、癌肿大小及分化程度等密切相关,主要通过直接扩散、淋巴转移、血行转移三种途径,沿黏膜表面、黏膜下层,循颈深上组的颈总动脉分叉处淋巴结、颈内静脉等处向上、下淋巴结转移且随血循环转移至全身如肺、肝、骨等。

【护理评估】

(一)健康史

病因不明,目前认为可能与以下因素有关。

1.吸烟　吸烟者喉癌发病率高于不吸烟者。烟草焦油中的苯并芘为致癌物质,可使呼吸道黏膜上皮增厚和鳞状化生,从而致癌。

2.饮酒　声门上型喉癌可能与饮酒有关。嗜烟又嗜酒者有叠加致癌作用。

3.空气污染　长久吸入粉尘或废气可能致癌,因此,要重视生产、生活环境,加强自我防护。

4.病毒污染 有研究发现,HPV 的部分亚型与喉癌有关。

5.性激素 喉癌的发病可能与性激素及其受体有关。

6.癌前期病变 主要有喉白斑病、成人型喉乳头状瘤等。

(二)临床表现

因解剖部位隐匿,鼻咽癌的早期症状不明显,增加了临床早期诊断的难度,常被误诊为卡他性中耳炎、鼻出血等。尤其在散发地区,因相关意识的淡漠,更易将某些临床表现忽视而漏诊,应特别提高警惕。

1.症状

(1)咽喉疼痛:声门上型喉癌发生溃烂时,可出现咽喉疼痛,放射至耳部,吞咽时疼痛加剧。

(2)声音嘶哑:开始为声音嘶哑,且逐渐加重,严重者可能失声,为声门癌的早期症状;声门上型喉癌若有声音嘶哑症状,则为晚期表现。声门下型喉癌的癌肿向上侵及声带时,亦可出现声嘶。

(3)吞咽困难:声门上型喉癌早期可有异物感、咽喉部不适,晚期侵犯舌根,出现吞咽困难。声门下型喉癌向后侵及食管时,亦可出现吞咽障碍。

(4)呼吸困难:随着肿瘤的不断增大,喉腔逐渐狭窄,患者可出现渐进性吸气性呼吸困难,严重时可出现喉阻塞,甚至窒息死亡。

(5)其他:喉癌患者中、晚期发生肿瘤溃烂时,出现咳嗽和痰中带血,咯血则是晚期各型喉癌的共同症状。

2.体征

(1)颈部转移性肿块:多见于声门上、下型喉癌,声门型喉癌晚期亦可发生。肿块可单侧或双侧出现,一个或多个不等,无痛,质较硬,相对固定。

(2)喉腔内可见结节状、菜花状或包块状的新生物。晚期喉癌患者声带活动受限,喉体变形、固定。

(三)实验室及辅助检查

1.喉镜检查 间接喉镜、直接喉镜或纤维喉镜检查可见肿瘤的部位、大小、形态及声带的活动度,有助于镜下活检,明确诊断本病。

2.影像学检查 喉断层扫描、CT、MRI 检查有利于了解肿瘤侵犯的部位、大小、范围,对于指导手术有一定的意义。

3.病理学检查 对可疑病变应及时进行活检,以便于对喉癌的确诊。

4.喉动态镜检查 通过观察声带振动情况,能发现早期声带癌肿。

(四)心理-社会状况

喉癌早期症状不明显,患者常不注意。当出现声音嘶哑、咯血、呼吸或吞咽困难时,或明确诊断后,患者和家属才后悔莫及,出现不同程度的恐慌、焦虑心情。尤其是手术患者,对手术后能否说话顾虑重重,认为自己会成为残疾人,个人形象受到破坏,拒绝手术治疗,甚或有自杀倾向。

(五)治疗原则

根据喉癌的范围和扩散情况,选择合适的治疗方案,包括手术、放疗、化疗和免疫治疗等。

目前多选用手术加放疗的综合治疗。

【护理诊断及合作性问题】

1.急性疼痛　与手术有关。

2.语言沟通障碍:声音嘶哑或失声　与肿瘤侵犯声带、手术有关。

3.进食自理缺陷　与手术有关,喉切除术后短期需经鼻饲管进食。

4.预感性悲伤　与对喉癌预后悲观有关。

【护理目标】

1.患者咽喉疼痛减轻或消失。

2.语言沟通能力增强。

3.吞咽功能恢复正常。

4.患者能减轻悲伤。

5.伤口或放射野皮肤无感染。

6.正确看待佩戴气管套管及学习其他方式发音。

【护理措施】

(一)减轻疼痛

喉癌手术损伤范围较大,术后应将床头抬高 30°～45°,降低颈部张力,缓解伤口疼痛。必要时遵医嘱给予镇痛止咳药。

(二)强化语言沟通

1.加强对语言沟通障碍患者的心理护理,并向患者及其家属说明手术的必要性及术后语言康复训练的替代方法,耐心领会其手势或文字表达的情感和要求,帮助其建立新的交流方式。指导出院患者使用电子喉发音或练习食管发音。

2.手术护理　除按耳鼻咽喉科患者手术的常规护理外,还要做好以下工作。

(1)术前护理:①遵医嘱完善其各项检查;②剃须、备皮;③术前 6 小时禁食,插入鼻饲管。术前 30 分钟皮下注射阿托品及肌肉内注射苯巴比妥。

(2)术后护理:①观察生命体征;②引流是否通畅并计算每日引流量;③口腔保持清洁;④做好气管切开术的术后护理工作。术后伤口感染机会较大,应定期更换敷料,保持干燥,遵医嘱给予抗生素预防感染。选用手术加放疗等综合治疗的患者,若出现皮肤红肿、糜烂等损伤时,应注意清洁抗炎,放疗期间要着宽松衣裳。

(三)恢复吞咽功能

术前应给予高蛋白、高热量流质或半流质饮食,以加强营养。术后嘱患者取半坐卧位,24～48小时开始鼻饲少量多次注入流质营养液,并注意鼻饲后的反应。若未发生下咽狭窄或咽瘘,伤口又愈合良好者,术后 10 天即可拔除鼻饲管,恢复经口进食。

(四)减轻悲伤

告知患者失去语言功能是暂时的,行部分喉切除术者仍能发音,帮助患者树立信心,消除顾虑,积极配合护理工作。

(五)健康教育

1.积极宣传喉癌的防治知识,戒掉嗜咽、嗜酒等不良习惯,进行中医调理,改善生活和工作环境,加强身体锻炼,增强机体的免疫力和抵抗力。

2.定期到医院复查,防止上呼吸道感染。

3.带管出院者,应教会其正确的自我护理方法。

【护理评价】

经过治疗和护理,患者是否:①咽喉疼痛减轻或消失。②语言沟通能力增强。③吞咽功能恢复正常。④能减轻悲伤。

附:气管切开术患者的护理

气管切开术(tracheotomy)是指将颈段气管前壁切开,通过切口将适当大小的气管套管插入气管的手术,患者可以直接经气管套管进行呼吸,是一种抢救危重患者的急救手术(图6-3-5、图6-3-6)。

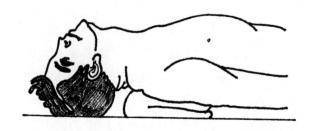

图6-3-5　气管切开的体位

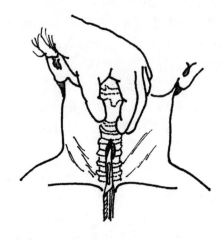

图6-3-6　气管切开的切口

【适应证】

1.喉阻塞　Ⅲ～Ⅳ度的喉阻塞,特别是原因不明又不能及时解除者,应及时行气管切开术。

2.下呼吸道分泌物阻塞　如昏迷、颅脑病变、呼吸道烧伤等所致的喉肌麻痹、喉反射消失，引起下呼吸道分泌物潴留，或呕吐物进入气管不能咳出者。

3.某些手术的前置手术　如咽、喉、口腔、颌面部手术时，为了防止血液流入下呼吸道或术后局部肿胀阻碍呼吸，行预防性气管切开术。

各气管套管号别和按年龄选用见表 6-4-1。

表 6-4-1　气管套管选用参考标准

号别	00	0	1	2	3	4	5	6
内径(mm)	4.0	4.5	5.5	6.0	7.0	8.0	9.0	10
长度(mm)	40	45	55	60	65	70	75	80
适用年龄	1～5个月	1岁	2岁	3～5岁	6～12岁	13～18岁	成年女子	成年男子

【术前准备】

1.备好灯光及手术器械，如甲状腺拉钩、手术刀、止血钳、吸引器等。

2.按年龄选用合适的气管套管。

3.备好氧气、麻醉喉镜、气管插管及抢救药品。

【术后护理】

(一)一般护理

患者采用平卧位或半坐卧位，术后 1 周内给予流质或半流质饮食，应鼓励多饮水，耐心领会患者用文字、手势所表达的情感和要求，克服暂时性的语言交流障碍。昏迷、全喉切除术等患者采用鼻饲流质饮食。生活不能自理者应有专人护理。

(二)保持呼吸道通畅

1.及时吸除套管内的分泌物　用吸引管插入套管内，边吸引边将导管转动退出，将分泌物吸引干净，每次吸引都要更换新的吸引管，预防呼吸道和肺部感染。

2.定期清洗内套管　内套管易被分泌物形成的干痂所阻塞，故应每 4～6 小时清洗 1 次。换下的内套管彻底清洗干净，再煮沸消毒 30 分钟，便于备用，最好备两个同型号消毒的内套管交替使用。取内套管时应固定好外管，以防脱出。术后第二周后改为每日清洗内套管 1 次，用无菌生理盐水冲洗后，重新插入。

3.湿化呼吸道

(1)保持适宜的室内温度和湿度。温度宜在 22～25℃，相对湿度在 85% 以上。

(2)套管口覆盖双层无菌湿纱布。

(3)经套管内定时滴入生理盐水加抗生素加 α 糜蛋白酶制成的药液，并进行超声雾化吸入等以稀释痰液，便于咳出，保护呼吸道黏膜，预防肺部感染。

4.注意术后呼吸变化

由于首次接触套管，气管黏膜反应较大，引起刺激性咳嗽，1 天后会慢慢适应。故术后应密切观察呼吸功能变化，以防气管套管脱出，分泌物堵塞呼吸道引起窒息。

(三)预防脱管及并发症的发生

1.预防脱管　气管切开术后又出现烦躁不安，呼吸困难，可能为脱管或套管内堵塞。应及时取出内套管,吸净其中的分泌物,再检查内套管是否被干痂、分泌物等堵塞。排除了分泌物堵塞仍有呼吸困难者,可能为脱管,应告诉医生迅速处理。随时调节套管系带的松紧度,儿童和精神病患者,要用绷带包裹手掌,以便预防其将套管拔出。

2.预防并发症的发生 观察有无皮下气肿、纵隔气肿、气胸、出血、伤口感染等并发症的发生。

(四)堵管和拔管护理

堵管时应遵医嘱备好用线固定好的不同型号(1/3、1/2、全塞)的木塞或硬橡胶塞子,按号递加堵管,并密切观察呼吸变化。若有呼吸困难,即刻拔出塞子。如完全堵管 24～48 小时,未发现呼吸困难,可拔除气管套管。拔管后应清洁伤口,用蝶形宽胶布将伤口拉紧,若患者呼吸、睡眠、发音均正常,数日后即可痊愈出院。

(五)带管出院患者的护理

带气管套管出院者,应告诉患者及家属注意以下几点。

1.经常检查套管系带的松紧度,是否固定牢固,预防外套管脱出发生意外。

2.禁止随意取出外套管,防止窒息的发生。

3.不能淋浴和游泳,防止水溢入套管内危及生命。

4.尽量少去人多的地方,以免呼吸道感染。

5.套管口用纱布覆盖,防止异物落入。

6.教会患者及家属内套管的清洗消毒、更换敷料的方法。

7.定期到医院复查,依病情恢复情况决定拔管时间。

练习题

1.喉阻塞的常见原因不包括(　　　)

A. 炎症　　　　B. 外伤　　　　C. 水肿　　　　D. 肿瘤　　　　E. 吸烟

2.以下哪项不是急性会厌炎的临床表现(　　　)

A. 起病急骤　　　　B. 常有寒战、高热　　　　C. 声音嘶哑　　　　D. 伴周身不适

E. 自觉喉部有肿物堵塞,说话含糊不清,但无声音嘶哑的表现

3.呼吸极度困难,患者坐卧不安,口唇发绀,出冷汗,心律不齐,脉搏细弱,血压下降,昏迷,大小便失禁,定向力丧失等。根据上述喉阻塞所导致的喉源性呼吸困难的病情情况,喉阻塞应为几度(　　　)

A. Ⅰ度　　　　B. Ⅱ度　　　　C. Ⅲ度　　　　D. Ⅳ度　　　　E. Ⅲ度～Ⅳ度

4.患者男性,两天前出现发热,体温 38.5℃,咳嗽,咽喉痛,今天开始声音嘶哑,咳痰。喉部检查喉黏膜充血,声带水肿,声门关闭不全。最大的可能是(　　　)

A. 急性喉炎　　　　B. 急性会厌炎　　　C. 急性咽炎　　　D. 急性扁桃体炎 E. 以上都是

5.喉癌中以下哪种类型多见(　　　)

A. 声门型　　　　B. 声门上型　　　C. 声门下型　　　D. 声门旁型　　　E. 喉部继发癌

6.在拔除气管套管前,要求堵管后至少观察多长时间(　　　)

A. 2 小时　　　　B. 8 小时　　　　C. 12 小时　　　　D. 24 小时　　　　E. 48 小时

(杨子桐)

第四节　耳部疾病患者的护理

学习目标

1. 掌握外耳道炎、鼓膜外伤、分泌性中耳炎、急性化脓性中耳炎、慢性化脓性中耳炎的护理诊断及护理措施,耳源性并发症的护理诊断,突发性聋的临床表现及护理措施,梅尼埃病典型的临床表现及护理措施,耳聋的分级。

2. 熟悉急性外耳道炎、慢性外耳道炎、鼓膜外伤的临床表现,分泌性中耳炎的手术护理及心理-社会状况,急性化脓性中耳炎的概念及常见感染途径,慢性化脓性中耳炎的临床分型及不同类型的临床表现,耳源性并发症致病菌的扩散途径、临床表现及护理目标,突发性聋患者的心理社会状况,梅尼埃病的护理诊断及护理目标,耳聋的预防。

3. 了解慢性外耳道炎、鼓膜外伤、梅尼埃病、急性化脓性中耳炎、慢性化脓性中耳炎、突发性聋的治疗原则。

一、外耳道炎

外耳道炎(otitis externa)为细菌感染所致的外耳道皮肤或皮下组织的弥漫性、非特异性炎症,又称弥漫性外耳道炎。根据病程分为急性外耳道炎和慢性外耳道炎,在潮湿的热带地区发病率较高,夏秋季节多见。

【护理评估】

(一)健康史

1. 常见致病菌　金黄色葡萄球菌、溶血性链球菌、铜绿假单胞菌、变形杆菌、大肠杆菌等。

2. 常见诱因

(1)长时间被水浸泡(如游泳)后或经常挖耳,外耳道皮肤失去了耵聍及皮脂分泌物的正常保护层,加上造成的皮肤肿胀、破裂、损伤,细菌容易侵入。

(2)外耳道湿疹继发感染。

(3)慢性中耳炎,长期脓性分泌物刺激。

(4)全身疾病:营养不良、贫血、糖尿病、慢性肾炎等全身性疾病使机体抵抗力降低易诱发本病。

(二)临床表现

1. 急性外耳道炎

(1)症状:发病急,外耳道灼热、刺痒、疼痛,严重者可有全身不适、发热,耳周淋巴结肿大、压痛。

(2)体征:皮肤弥漫性充血、肿胀、糜烂,先为浆液性渗出,继而变为脓性。皮肤肿胀较甚者,可引起外耳道狭窄或闭锁,遮蔽鼓膜,出现耳鸣及听力下降。

2. 慢性外耳道炎

(1)症状:病程长,多有耳痒不适、少量稀脓、听力轻度减退。

（2）体征：外耳道皮肤充血或增厚，或覆有痂皮，痂皮下有少许脓液或碎屑，有时揭去痂皮会发生出血。

（三）实验室及辅助检查

可取分泌物作细菌培养及药敏试验，有助于明确病因并指导治疗。

（四）心理-社会状况

因耳痛或长期耳痒，患者常烦躁不安，影响睡眠，工作学习效率下降。

（五）治疗原则

控制感染，清洗外耳道分泌物，积极治疗原发病。

【常见护理诊断及合作性问题】

1. 舒适改变：耳痛、耳痒等　与炎症刺激外耳道皮肤有关。

2. 体温过高　与细菌引起外耳道感染有关。

【护理目标】

1. 耳痛、耳痒减轻或消失。

2. 体温逐渐恢复正常。

【护理措施】

（一）减轻耳痛、耳痒

1. 药物护理　保持外耳道清洁、干燥，去除分泌物及上皮脱屑，急性炎症可先用3％过氧化氢清洗后再用喹诺酮类溶液滴耳，慢性炎症可用2％酚甘油滴耳或涂抗生素、糖皮质激素类软膏，可进行耳浴或小纱条浸泡药液后填塞外耳道、定期换药。遵医嘱给予抗生素控制感染，并指导患者正确服用。

2. 饮食调护　禁止吸烟饮酒，忌食辛辣食品，鼓励患者进食新鲜蔬菜及水果，补充维生素促进修复。

（二）恢复体温

必要时，可采取物理方法降温。

（三）健康指导

加强健康知识宣传教育，纠正挖耳习惯；游泳、洗头时，污水入耳应及时拭净；保持外耳道清洁，及时清除或取出外耳道耵聍或异物，操作时注意勿损伤外耳道。

【护理评价】

经过治疗和护理，患者是否：①耳痛、耳痒减轻或消失。②体温逐渐恢复正常。

二、鼓膜外伤

 案例导入

患者，男，68岁。右耳痛、耳流脓3天。因经常耳痒，习惯用手指挖耳。检查见右耳外耳道口下壁皮肤肿胀、皲裂,有稀薄脓液渗出,鼓膜完整,颜色正常。

请问:1.该患者有哪些护理诊断?

　　　2.应如何进行护理?

鼓膜外伤(injury of tympanic membrane)是指直接外力或间接外力作用导致的鼓膜破裂。

【护理评估】

(一)健康史

直接外力作用见于患者自身挖耳不慎、昆虫入耳,或医生给患者取外耳道耵聍及异物时操作不慎、动作粗暴等引起机械性损伤;间接外力作用见于掌击耳部、放鞭炮、爆破、潜水等引起气压伤。

(二)临床表现

1.症状　受伤时突感剧烈耳痛,受伤后耳鸣、听力下降、外耳道少量出血。气压伤时,还常因气压作用使镫骨强烈震动而致内耳损伤,出现眩晕、恶心、混合性听力损伤。

2.体征　鼓膜常呈裂隙状或不规则形穿孔,穿孔边缘有少量血迹,颅骨骨折时可见清水样液渗出。听力检查为传导性聋或混合性聋。

(三)实验室及辅助检查

听力检查属传导性聋或混合性聋。若外耳道内出血量较多且有水样液流出,怀疑为脑积液耳漏,可做头部 CT 检查确诊。

(四)心理-社会状况

鼓膜外伤患者多有紧张、恐惧心理,担心鼓膜穿孔长时间不愈合,听力受损,患者常感焦虑。

(五)治疗原则

保持外耳道干燥,预防感染,化脓者按急性化脓性中耳炎处理。避免感冒,勿用力擤鼻。鼓膜穿孔经久不愈者可行鼓膜修补术。

【常见护理诊断及合作性问题】

1.疼痛:耳痛　与外伤及手术有关。

2.感知改变:听力下降等　与鼓膜穿孔、内耳受损有关。

3.潜在并发症:急性化脓性中耳炎。

【护理目标】

1.耳痛减轻或消失。

2.耳鸣好转,听力改善或恢复正常。

3.能避免并发症发生或发生时被及时发现。

【护理措施】

(一)减轻疼痛

遵医嘱给予抗生素预防感染。耳廓及外耳道口用 75% 酒精消毒,消毒干棉球保护外耳道口,避免灰尘污水入耳。

(二)改善耳鸣、听力下降

给予高蛋白质、高维生素饮食,促进鼓膜愈合。

(三)密切观察病情,预防并发症

注意保暖,避免感冒,切勿用力擤鼻;严禁游泳,洗头洗澡时避免污水入耳;禁作外耳道冲洗或滴耳药。若出现耳痛加重及耳流脓等异常变化及时报告医生,做好记录,并配合医生采取及时有效的措施,以防并发症发生。

(四)健康指导

加强卫生宣教,严禁用发夹、火柴杆等锐器挖耳;取盯聍或外耳道异物时要谨慎,避免损伤鼓膜;如预知附近有爆炸声时,要戴防护耳塞。

【护理评价】

经过治疗和护理,患者是否:①耳痛减轻或消失。②耳鸣好转,听力改善或恢复正常。③避免并发症发生或发生时被及时发现。

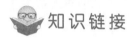 知识链接

鼓膜穿孔的危害

1. 中耳的保护作用受到了损害。鼓膜是中耳的一侧门户,由它把外耳与中耳隔开,保护着中耳腔。穿孔后外界的细菌、污水、异物可经穿孔进入中耳引起感染。

2. 使听力下降。声音首先振动鼓膜,然后经中耳听骨链传到耳蜗,进而引起神经反射形成听力,鼓膜穿孔后,鼓膜的有效振动面积减少,外界声波传入内耳的能量减弱,出现听力下降。

三、分泌性中耳炎

分泌性中耳炎(secretory otitis media)是指一类以鼓室积液和听力下降为主要特征的中耳非化脓性炎性疾病。分急性和慢性两类。儿童发病率较高,4~8岁儿童最为多见,是引起儿童听力下降的重要原因之一。

 案例导入

患者,女,20岁。感冒4天后出现右耳痛、耳闷塞感1天,检查见右耳鼓膜周边部及锤骨柄充血,鼓膜中央见一黑色发丝状液平面,鼻腔及口咽部黏膜急性充血肿胀。

请问:1.该患者有哪些护理诊断?

2.应如何进行护理?

【护理评估】

(一)健康史

本病病因复杂,常见学说有咽鼓管功能障碍学说、感染学说及免疫反应学说。目前认为主要与急慢性鼻-鼻窦炎、腺样体肥大、鼻咽癌、鼻出血鼻咽部填塞时间过长等导致咽鼓管阻塞或自洁功能障碍,或中耳发生病毒及低毒性细菌感染,或Ⅲ型变态反应,外界空气不能进入中耳,腔内形成相对负压,引起中耳黏膜静脉扩张、淤血,血管壁通透性增强,鼓室内出现漏出液。鼓

室积液可呈浆液、黏液或胶胨状物质,儿童及成人均可发生。

(二)临床表现

1.急性期

(1)症状:轻微耳痛、耳闷塞感、听力下降、自听增强、低音调耳鸣,擤鼻时耳内可出现气过水声。

(2)体征:检查见鼓膜周边部及锤骨柄放射状充血,鼓膜呈淡黄色,有时鼓膜上可见发丝状液平面,偶可见到气泡。

2.慢性期

(1)症状:耳闷塞感、听力下降,可有低音调或高音调耳鸣,儿童常表现对呼唤反应迟钝、学习成绩下降。

(2)体征:检查见鼓膜内陷、光锥消失,或鼓膜混浊、增厚、钙化、萎缩。

(三)实验室及辅助检查

1.音叉试验及纯音听力检查呈传导性聋。

2.声导抗图检查对分泌性中耳炎的诊断具有重要指导意义。

3.对于一侧鼓室积液的成年患者,必要时可作纤维鼻咽镜、CT、MRI检查,了解有无鼻咽癌。

(四)心理-社会状况

患者常因耳闷塞感、听力下降、耳鸣影响生活学习,同时担心听力能否恢复正常而焦虑、烦躁不安。

(五)治疗原则

清除中耳积液,改善咽鼓管通气功能,根除病因,恢复或改善听力。

【常见护理诊断及合作性问题】

1.感知改变:耳闭塞感、耳鸣、听力下降等　与咽鼓管阻塞、鼓室积液有关。

2.焦虑　与听力下降、耳鸣有关。

3.知识缺乏　缺乏信息来源。

【护理目标】

1.听力好转或恢复正常,耳鸣及耳内闭塞感消失。

2.能减轻焦虑,情绪稳定。

3.能自行掌握咽鼓管吹张(捏鼻鼓气)的方法。

【护理措施】

(一)减轻耳闭塞感、耳鸣,提高听力

1.减轻耳闭塞感、耳鸣

(1)遵医嘱给予抗生素控制感染,可长期小剂量应用罗红霉素治疗,行鼓膜穿刺术、鼓膜切开术或鼓膜置管术的患者应用抗生素预防感染。

(2)遵医嘱用1%麻黄碱液或二丙酸倍氯米松气雾剂交替滴(喷)鼻,保持鼻腔及咽鼓管通畅,也可采用呋麻滴鼻液、盐酸萘甲唑啉、盐酸羟甲唑啉等收缩鼻腔及咽鼓管黏膜,询问有无药

物禁忌证,注意观察用药后反应。

2.提高听力

(1)手术护理:①成人鼓室积液者,需在局麻下行鼓膜穿刺抽液,若液体较黏稠,则行鼓膜切开术,小儿不能配合应在全麻下行鼓膜切开术。②如分泌性中耳炎与鼻咽部或鼻腔疾病有明显相关性,如腺样体肥大、鼻息肉等,应行相关手术治疗。③对于病情迁延不愈或反复发作、胶耳、头部放疗后估计咽鼓管功能不能短期内恢复正常者,均应行鼓室置管术,通气管置留时间一般为 6～8 周,最长半年至一年。④对已行鼓膜穿刺抽液术、鼓膜切开术、鼓膜置管术、咽鼓管置管术、CO_2 激光鼓膜打孔术及咽鼓管钛镍支架者,按鼓膜外伤护理,此时切勿用力擤鼻,不可使污水入耳。⑤如为鼻咽部恶性肿瘤引起的分泌性中耳炎,应立即给予放疗或化疗,同时给予相应的护理。

(2)可采用波氏法(小儿),导管吹张法或捏鼻鼓气法行咽鼓管吹张。

(3)指导患者正确运用捏鼻吞咽法或捏鼻鼓气法改善中耳通气。

(三)减轻焦虑

做好病情解释工作,耳鸣严重者遵医嘱给予镇静剂,听力下降明显者可使用助听器。对于需手术治疗的患者,术前应向患者或家属说明手术的必要性及大致过程,消除紧张焦虑情绪及恐惧心理。

(四)健康指导

进行卫生宣教,加强身体锻炼,防止感冒,提高家长和教师对本病的认识。对 10 岁以下儿童定期进行声导抗筛选试验,积极防治鼻、鼻咽部疾患。

【护理评价】

经过治疗和护理,患者是否:①听力好转或恢复正常,耳鸣及耳内闭塞感消失。②减轻焦虑,情绪稳定。③说出分泌性中耳炎的防治知识。

 知识链接

中医解析:

分泌性中耳炎相当于中医学的"耳胀""耳闭"等范畴,是因为外感风热或风寒及肝胆湿热,致耳窍经络鼻塞,气血滞留而发病;或因肾虚、湿痰阻肺、脾虚湿困及气血瘀滞所致。主要治疗方法:用消毒棉签将耳道洗拭干净,以纸卷成细管或用细塑料管摄入适量中耳炎散药粉,吹入耳道深部,每日 4～6 次。配方:乳香、没药、冰片、甘草。通过调和气血、入骨通经、清热解毒从而治愈中耳炎。

四、急性化脓性中耳炎

急性化脓性中耳炎(acute suppurative otitis media)是指细菌感染引起的中耳黏膜的急性化脓性炎症,病变常累及黏膜下层和骨膜。多发于冬春季节,新生儿到 7 岁的儿童多见,发病较快,在全身抵抗力下降时尤为易发。

 案例导入

患者,男,8 岁。拍篮球后用脏手挖耳引起右耳痛 2 小时,检查见右耳外耳道口下壁有一小伤口,边缘有血迹,鼓膜弥漫性充血呈鲜红色,解剖标志分不清,未穿孔。

请问:1.该患者有哪些护理诊断?

2.应如何进行护理?

【护理评估】

(一)健康史

1.正常鼓室内无菌,皮肤黏膜表面的致病菌可沿咽鼓管、鼓膜穿孔、血液循环等三个途径进入鼓室引起中耳感染,如上呼吸道感染时用力擤鼻、给婴幼儿哺乳时呛奶、游泳时呛水、鼓膜外伤处理不当、严重细菌感染等。

2.常见致病菌有肺炎链球菌、流感嗜血杆菌、溶血性链球菌、金黄色葡萄球菌。

(二)临床表现

1.症状

(1)全身症状:轻重不一,婴儿表现拒绝哺乳、哭闹不安、抓耳,细菌毒素吸收常引起寒战高热等全身症状;还可伴有呕吐、腹泻等症状,鼓膜穿孔后,外耳道流出脓液,耳痛及全身感染症状有所减轻,体温下降。婴幼儿时期鼓室上壁岩鳞裂尚未闭合,感染可向颅内扩散引起呕吐、嗜睡、惊厥。患耳听力下降。

(2)局部症状

耳痛:鼓膜穿孔前,由于鼓室积脓,鼓室内压力增高,压迫鼓膜引起剧烈耳痛,多为搏动性跳痛或刺痛,并可向同侧头部或牙放射,鼓膜一旦穿孔,耳痛明显减轻。

听力减退及耳鸣:始感耳闷,继感听力下降,可伴耳鸣、眩晕,如耳痛剧烈,常被忽略,鼓膜穿孔后耳痛减轻。

耳流脓:鼓膜穿孔后即有脓血性分泌物及脓性分泌物流出。

2.体征　检查见鼓膜弥漫性充血、向外膨出、正常解剖标志消失,或见鼓膜紧张部穿孔,有黄白色脓液自穿孔处溢出。

(三)实验室及辅助检查

听力检查为传导性聋;血常规示白细胞总数增多,白细胞分类中性粒细胞增多;鼓膜穿孔后血象逐渐正常。

(四)心理-社会状况

患者常因剧烈耳痛、耳流脓、担心穿孔能不能治愈及听力能不能恢复而焦虑。由于知识缺乏,治疗不积极或过早停药,致使反复发作而转成慢性。

(五)治疗原则

控制感染,迅速减轻耳痛,保持引流通畅;鼓膜穿孔愈合,恢复听力、体温;针对病因治疗,防止并发症。

【常见护理诊断及合作性问题】

1.疼痛:耳痛　与炎症刺激鼓室黏膜有关。

2.体温过高　与鼓室内细菌感染有关。

3.感知改变:听力减退及耳鸣　与急性炎症有关。

4.潜在并发症:耳源性脑膜炎等。

【护理目标】

1.患者自述耳痛缓解。

2.体温逐渐恢复正常。

3.能提高听力。

4.能避免并发症发生或发生时被及时发现。

【护理措施】

(一)减轻疼痛

1.药物护理 遵医嘱及时正确给药并观察用药反应。

遵医嘱及时给予足量有效抗生素控制感染,必要时静脉补液,维持水、电解质及酸碱平衡。鼓膜穿孔前用2%酚甘油滴耳消炎止痛;穿孔后先用3%过氧化氢清洁外耳道再滴无刺激性、无耳毒性的抗生素溶液。但穿孔后禁用2%酚甘油,以免腐蚀鼓室黏膜。不宜过早停药,症状消退后仍需巩固用药5~7天,以免病情迁延至慢性中耳炎。

2.必要时切开排脓,对于儿童疼痛剧烈、发热程度高、迟迟不能自行穿孔的患者,在严格的无菌操作下切开排脓,术后保持外耳道清洁、防感染。

(二)恢复体温

按时测量体温,体温过高时进行物理降温,或遵医嘱给予解热止痛剂。注意观察患儿病情变化,若出现频繁呕吐、惊厥应及时报告医生。

(三)提高听力

1.耳部护理 选用抗生素类滴耳剂滴耳,如0.3%泰利必妥、2.5%氯霉素甘油等,每日3次,每次3~4滴。

2.滴鼻或雾化吸入 选用1%麻黄碱滴鼻液滴鼻,或用丙酸倍氯米松喷雾剂(伯克纳)鼻腔雾化吸入,开放咽鼓管,利于中耳分泌物引流。

(四)密切观察病情,预防并发症

鼓膜穿孔闭合后,中耳可能发生粘连,应指导患者滴用鼻黏膜收缩剂,或作鼓膜按摩、捏鼻吞咽。掌握预防知识,不在不洁的水中游泳。嘱家长给婴幼儿哺乳时不宜平卧或哺乳过饱,以免呛奶。

(五)健康指导

指导患者积极锻炼身体,提高机体抵抗力,积极防治上呼吸道感染。做好各种传染病的预防工作。指导母亲采取正确的哺乳姿势,避免婴儿平卧位吮奶。

【护理评价】

经过治疗和护理,患者是否:①耳痛消失。②体温逐渐恢复。③听力提高。④避免并发症发生或发生时被及时发现。

五、慢性化脓性中耳炎

慢性化脓性中耳炎(chronic suppurative otitis media)是指中耳黏膜、骨膜或深达骨质的慢性化脓性炎症。常与慢性乳突炎同时存在,可引起严重的颅内、颅外并发症而危及生命。

 案例导入

患者,男,38岁。持续性左耳流脓、听力下降12年,曾在多家医院就诊,诊断为"慢性化脓性中耳炎"。检查见左耳有浅绿色稀薄脓液流出,脓量较多,带有腥臭味,外耳道口塞满一去皮葡萄状息肉,质软。

请问:1.该患者有哪些护理诊断?

2.应如何进行护理?

【护理评估】

(一)健康史

多因急性化脓性中耳炎治疗不当迁延而来,若化脓性中耳炎病程超过2个月应考虑本病,营养不良、疲劳过度、寒冷受凉导致机体抵抗力下降时常反复发作。咽鼓管长期阻塞或功能不良时易发本病。常见致病菌有变形杆菌、大肠杆菌、铜绿假单胞菌、金黄色葡萄球菌等,混合感染多见,且菌种易发生变化。

询问本次发病的诱因,既往化脓性中耳炎的诊疗经过及疗效,有无全身慢性疾病,有无药物过敏史。

(二)临床表现

慢性化脓性中耳炎的主要临床特点是长期耳流脓、听力下降、鼓膜穿孔。分为3种类型,症状及体征如下。

1.单纯型 最多见,病变局限于中耳黏膜,一般无耳源性并发症的发生。间歇性耳流脓,上呼吸道感染时流脓量增多,脓液呈黏液性或黏脓性,一般无臭味。鼓膜紧张部中央性穿孔,听力检查多为轻度传导性聋。

2.骨疡型 病变深达骨质,造成听小骨、颞骨破坏,肉芽组织或息肉增生。持续性耳流脓,脓液黏稠,常有臭味,可混有血丝。鼓膜紧张部边缘性穿孔,锤骨柄破坏残缺,鼓室内可有肉芽组织或息肉,较大者可脱出堵塞外耳道,听力检查多为重度传导性聋。

3.胆脂瘤型 来自鼓膜及外耳道皮肤的复层鳞状上皮进入中耳腔内生长,上皮脱落产生的角化物质堆积成团,常伴有腐败菌生长及胆固醇结晶,称为胆脂瘤。胆脂瘤可逐渐增大,压迫并破坏周围骨质,引起严重的耳源性颅内、外并发症。长期耳流脓,脓量多少不等,有恶臭味。鼓膜紧张部边缘性大穿孔或松弛部穿孔,甚至只有少许萎缩鼓膜残留,鼓室内有灰白色鳞屑状或棕褐色无定形物质,奇臭难闻,听力检查多为重度传导性聋或混合性聋。

(三)实验室及辅助检查

骨疡型及胆脂瘤型作X线检查、CT检查常提示有不同程度骨质破坏。

(四)心理-社会状况

因单纯型病情较轻,虽然耳部流脓,但病变初始听力变化不大,常不引起患者重视,疏于规范治疗。骨疡型或胆脂瘤型长期耳流脓、有臭味,听力下降明显,易发生耳源性并发症,且需手术治疗,术后并发症亦较常见,故患者常感焦虑烦躁,对手术效果顾虑重重。

(五)治疗原则

积极治疗上呼吸道病灶性疾病,清洗外耳道脓液,局部滴耳治疗,对长期药物治疗无效或反复发作的患者可行手术治疗以彻底清除病灶组织,重建听力,防止并发症。

【常见护理诊断及合作性问题】

1.疼痛:耳痛　与中耳细菌感染或耳部手术损伤有关。

2.感知改变:听力下降　与鼓膜穿孔及听小骨破坏有关。

3.潜在并发症:耳源性脑膜炎、耳源性脑脓肿、乙状窦血栓性静脉炎、耳源性颈深部脓肿、迷路炎等。

4.知识缺乏　缺乏对慢性化脓性中耳炎病情、治疗、预后知识的了解。

【护理目标】

1.患者自述疼痛减轻,并能应用一些减轻疼痛的技巧。

2.主诉术后耳漏减轻,听力改善。

3.患者未发生耳源性并发症。

4.出院前患者能掌握滴耳药的正确方法。

【护理措施】

(一)减轻疼痛

1.一般护理　注意休息,避免受凉,给予清淡易消化饮食,忌食辛辣食物。

2.药物护理

(1)病情较轻者应指导并协助患者正确清洁外耳道及滴耳药,保持局部清洁,尽早控制感染,以利鼓膜自愈或为鼓膜成形术作准备。

(2)感染难以控制者应留取中耳脓液标本送实验室作细菌培养及药敏试验,有助于医生正确选用抗生素。

(二)改善或恢复听力

1.术前护理

向患者及家属说明手术的必要性及手术可能出现的反应,做好心理护理。术前常规做好手术区皮肤准备,注意有无上呼吸道感染及严重心、脑、肝、肾、糖尿病、血液病等手术禁忌证。

2.术后护理

(1)注意观察病情变化,出现面瘫、眩晕、剧烈头痛、呕吐等应及时报告医生,遵医嘱给予抗感染、镇静、止痛治疗。

(2)术后耳外部每天换药,注意观察切口有无红肿及耳内渗出情况,5～7天拆线,10～14天逐步取出耳内碘仿纱条。

(3)做好术后生活护理,保持大便通畅,严禁用力擤鼻,防止污水入耳,预防患者摔倒。

(三)密切观察病情,预防并发症

密切观察术后全身及耳部情况,监测生命体征和术耳加压包扎处敷料的渗血情况,特别注意观察患者有无出现眩晕、恶心、呕吐以及剧烈的头痛和平衡障碍,并做好记录,有异常变化及时报告医生,并配合医生采取及时有效的措施,以防并发症的发生。

(四)健康指导

(1)加强卫生宣教,广泛宣传慢性化脓性中耳炎对人体的危害,使慢性化脓性中耳炎患者都能得到早期的诊断与积极治疗,以避免出现耳源性颅内、外并发症。

(2)术后患者勿用棉签等异物掏擦耳道,如有引流物流出,可用清洁的纱布或纸巾擦去,以避免感染。

【护理评价】

经过治疗和护理,患者是否:①自述疼痛减轻,并能应用一些减轻疼痛的技巧。②主诉术后耳漏减轻,听力改善。③患者未发生耳源性并发症。④出院前患者能掌握滴耳药的正确方法。

六、耳源性并发症

耳源性并发症(otogenic complication)是指因各种急性、慢性中耳炎及乳突炎所引起的多种颅内、颅外并发症的简称,是耳鼻咽喉科的危急重症之一,严重者可危及生命。常见的颅外并发症有耳后骨膜下脓肿(postauricular subperiosteal abscess)、颈部贝佐尔德脓肿(Bezold's abscess)、迷路炎(labyrinthitis)、耳源性面瘫(otogenic facial paralysis)等。常见的颅内并发症有硬脑膜外脓肿(extradural abscess)、耳源性脑膜炎(otogenic meningitis)、乙状窦血栓性静脉炎(thrombophlebitis of sigmoid sinus)、耳源性脑脓肿(otogenic brain abscess)等。

近年来随着抗生素的使用以及人们对中耳炎的重视,耳源性并发症的发病率已有明显下降,严重并发症更为少见,其预后也有显著改善。但同时也使耳源性并发症的典型症状和体征掩盖,导致诊断上的困难,如处理不当,常可危及生命。

【护理评估】

(一)健康史

1.发病原因　主要与胆脂瘤型或骨疡型中耳炎急性发作、乳突骨质破坏严重、脓液引流不畅、机体抵抗力差、致病菌毒力较强、对抗生素不敏感或具有抗药性等因素有关。

2.耳源性并发症　按其发病的位置,一般分为颅内、颅外并发症两大类,其中颅内并发症最严重、最危险。

3.致病菌通过以下三种途径扩散　循破坏、缺损骨壁途径,经解剖通道或未闭骨缝途径,血行途径。

4.慢性化脓性中耳炎的成人患者,小儿急性化脓性中耳炎,以及向外耳道内喷洒非水溶性粉剂药物的中耳炎患者易发生本病。

(二)临床表现

耳源性并发症具有共同的症状和体征:有中耳流脓史,脓液突然增多或突然减少,伴耳痛、发热和头痛,并出现嗜睡、恶心呕吐以及对刺激的敏感性增强;外耳道脓液恶臭,内陷袋口多在松弛部或在边缘。内陷袋可见肉芽、息肉、胆脂瘤样物质或见脓液搏动。

耳源性并发症如治疗不及时,可使病情恶化,有时数种并发症同时或先后发生,其症状与体征错综复杂,彼此混淆,使诊断治疗极为困难,病情趋于危重,最终可因脑疝、呼吸循环衰竭而死亡。

(三)实验室及辅助检查

1.颅脑 CT 扫描、磁共振(MRI)定位精确,可显示脓肿或病灶大小、骨质破坏情况等,诊断准确率高。

2.眼底检查、腰椎穿刺、脑血管造影有助于本病的诊断。

(四)心理-社会状况

当患者出现耳痛、耳漏、头痛、发热等症状时,由于对本病认识不足,不以为意,未进行系统检查和治疗;也有患者焦急如焚,愁眉不展,充满恐惧感,求生欲望十分强烈。随着疾病发展,患者常常表现为表情淡漠、嗜睡、抑郁,对以往十分感兴趣的事情也表现漠然,直至发生昏迷。

(五)治疗原则

通畅引流,清除病灶;消除病因,控制感染;积极抢救重症患者,及时挽救生命。

【常见护理诊断及合作性问题】

1.疼痛:剧烈头痛　与耳源性并发症有关。

2.体温过高　与耳源性并发症有关。

3.绝望　对耳源性脑膜炎、脑脓肿等缺乏治疗信心所致。

【护理目标】

1.患者体温降低,发热所引起的全身反应减轻、消失。

2.患者不出现皮肤受损的并发症。

3.患者卧床期间基本生活需要得到满足,患者在帮助下可完成日常生活,如穿衣、洗漱等。

4.患者未发生脑疝或脑疝得到及时抢救。

【护理措施】

(一)减轻疼痛

1.严密观察患者的神志、意识、瞳孔、体温、呼吸、脉搏和血压等生命体征的变化。注意有无大、小便失禁情况。注意有无面瘫、偏瘫、头痛(部位和性质)、恶心呕吐、眼球震颤及瞳孔散大的发生。一旦发生病情变化,立即通知医师。

2.密切观察患者精神状况,如出现表情淡漠、嗜睡、食欲不振、全身不适、神志不清等症状。

3.注意耳内流脓量的变化,若突然减少或停止应报告医师。

4.需施行中耳乳突探查术时,按术前常规准备,并使患者或家属了解术前准备的目的和手术的意义,减轻思想顾虑,配合治疗和护理。疑有耳源性脑脓肿的患者,需将头发剃净,以备紧急钻颅术。

(二)恢复体温

1.疑有耳源性并发症时,忌用镇静剂、镇痛剂,禁用阿托品类药物,以免掩盖症状,延误诊断。

2.遵遗嘱给予足量、及时的抗生素全身治疗。

3.静脉输液量需适当控制,使患者处于轻微失水状态。必须保证输液液路畅通,以备急救。

(三)减轻绝望

向患者解释积极配合治疗的重要意义,了解预后,做好心理疏导,树立战胜疾病的信心。

(四)健康指导

1.给予清淡、易消化、高热量、高蛋白和富含维生素的流质或半流质饮食。

2.绝对卧床休息,积极治疗。

3.便秘患者应给予缓泻剂。避免用力排便,二便失禁者应保持病床干燥,及时更换床单,防止发生褥疮。

4.对于发生化脓性中耳炎、乳突炎的患者,及早诊断、治疗,防止耳源性并发症的发生。

【护理评价】

经过治疗和护理,患者是否:①疼痛减轻。②体温恢复。③绝望减轻。

七、突发性聋

突发性聋(sudden deafness)是指突然发生的感音神经性听力损失,故又称突发性感音神经性聋。通常在数分钟、数小时或一天之内,患者听力下降至最低点,部分患者有自愈倾向。本病的高峰年龄为 50～60 岁,近年来有发病年龄年轻化的趋势,无明显性别差异,双耳同时患病者罕见。

【护理评估】

(一)健康史

病因不详,目前认为可能与下列因素有关:感染、内耳供血障碍、肿瘤或瘤样病变、颅脑外伤及药物中毒、自身免疫反应、先天性发育异常、特发性疾病及精神心理因素等,患者发病前常有过度疲劳、寒冷受凉、长期吸烟、预防接种、高脂血症、糖尿病、紧张焦虑等病史。

(二)临床表现

1.症状

以单侧发病多见,偶有两耳同时或先后受累者。表现为数分钟或数小时内听力明显下降,常伴高音调耳鸣,部分患者可伴有眩晕、恶心呕吐、出冷汗及耳周围沉重、麻木感。

2.体征

检查见外耳道及鼓膜正常。

(三)实验室及辅助检查

听力检查为中度或重度感音神经性聋,响度重振实验呈阳性,自描测听曲线多为Ⅰ、Ⅱ型,听性脑干诱发电位正常,CT、MRI 示内耳道及颅脑无病变。

(四)心理-社会状况

由于听力损害发生突然,患者缺乏心理准备,加之持续性、难以忍受的耳鸣耳聋,给患者造成巨大的心理压力,导致感到焦虑烦躁、不能正常地学习、工作和生活。

(五)治疗原则

扩张血管,减轻耳聋及耳鸣。

【常见护理诊断及合作性问题】

1.感知改变:听力下降、耳鸣等　与内耳血循障碍等病变有关。

2.焦虑　与耳鸣、听力损失、眩晕有关。

3.知识缺乏　缺乏对疾病的认识。

【护理目标】

1.听力改善或恢复正常耳鸣减因或消失。

2.能减轻焦虑,情绪稳定。

3.能避免并发症的发生或发生时被及时发现。

【护理措施】

(一)改善或恢复听力,减轻耳鸣

1.注意休息,保持病房温度湿度适宜,给予清淡易消化饮食。

2.遵医嘱及时静滴 10%低分子右旋糖酐,增加血容量,降低血粘度(心力衰竭及出血性疾病禁用),或遵医嘱给予血管扩张剂、糖皮质激素、多种维生素、神经营养药等,注意观察药物疗效及不良反应。

3.配合高压氧舱治疗,缓解症状。

(二)减轻焦虑

做好心理护理,多关心安慰患者,争取患者主动配合治疗,最大程度恢复听力。简单告知疾病的相关知识,以解除其紧张、恐惧心理,保持良好的心态,积极配合治疗和护理。

(三)健康指导

指导患者注意饮食结构合理,戒烟,坚持体育锻炼,禁用各种耳毒性药物。

【护理评价】

经过治疗和护理,患者是否:①听力恢复或改善。②减轻焦虑,情绪稳定。③说出突发性聋的防治知识。

八、梅尼埃病

梅尼埃病(Meniere's disease)是一种原因不明的、以膜迷路积水为主要病理特征,以发作性眩晕、波动性耳聋和耳鸣为主要症状的内耳病。本病多见于青壮年,多为单耳发病,常反复发作。

【护理评估】

(一)健康史

迄今不明,目前认为本病主要病理改变为内淋巴产生和吸收失衡,膜迷路积水。主要学说有内淋巴管机械阻塞与内淋巴液吸收障碍学说、自身免疫反应学说、内耳缺血学说、其他学说。

(二)临床表现

1.症状　表现为突发性旋转性眩晕、颠簸感或倾倒感,常伴有高音调耳鸣、听力下降、耳内胀满感,以及面色苍白、恶心呕吐、出冷汗、脉搏细缓、血压下降等植物神经兴奋症状,一般持续数十分钟至数小时,发作时意识清楚。间歇期症状可完全消失,反复多次发作可导致永久性耳鸣,听力下降逐渐加重。

2.体征　耳部检查见外耳道及鼓膜正常。

(三)实验室及辅助检查

听力检查为轻度至重度感音神经性聋,CT、MRI示内耳道及颅脑无病变。

(四)心理-社会状况

发作期强烈眩晕及心输出量减少,使患者感到紧张恐惧。反复多次发作,长期耳鸣、听力下降影响患者的生活工作,又使患者感到焦虑。

(五)治疗原则

发作期间卧床休息的患者,低盐限水,选用扩张血管等药物减轻症状;对于眩晕发作频繁、剧烈,药物治疗无效,耳鸣和耳聋严重者选用内耳手术。

知识链接

下列疾病中采用排除诊断法的是(　　　)

A.鼓膜外伤　　　B.分泌性中耳炎　　　C.急性化脓性中耳炎

D.慢性化脓性中耳炎　　　E.梅尼埃病

解析:鼓膜外伤常有外伤史及鼓膜穿孔,分泌性中耳炎主要特征是鼓室积液,急性化脓性中耳炎主要表现耳痛、耳流脓,慢性化脓性中耳炎主要表现长期耳流脓、鼓膜穿孔,上述疾病均可直接诊断。梅尼埃病发病部位在内耳膜迷路,不能直接观察,外耳、中耳、颅内无病变者,表现突发性眩晕、耳鸣、耳聋时即应考虑病变在内耳,所以选择 E。

【常见护理诊断及合作性问题】

1.舒适改变:眩晕、耳鸣　与膜迷路积水有关。

2.感知改变:听力下降等　与膜迷路积水有关。

3.焦虑与恐惧　与眩晕反复发作、血压下降有关。

4.有受伤的危险　与眩晕发作时平衡失调有关。

【护理目标】

1.患者眩晕减轻或消失。

2.听力逐渐恢复正常或改善。

3.减轻恐惧,情绪稳定。

4.避免跌倒等意外事件的发生。

【护理措施】

(一)减轻眩晕

发作期嘱患者卧床休息,进食高蛋白、高维生素、低脂肪、低盐饮食,保持病房安静整洁,全程协助患者进行必要的辅助检查,防止摔倒。

(二)提高听力

药物护理:遵医嘱及时正确给予镇静剂、脱水剂、血管扩张剂、多种维生素等,及时缓解症状,并观察用药反应。

(三)减轻恐惧

多关心安慰患者,解释病情,对于久病、频繁发作,伴神经衰弱者要多作耐心解释,消除恐惧心理,争取治疗护理配合。

(四)密切观察病情,预防并发症

密切观察术后全身及术眼情况,监测患者眼压、视力、视野、瞳孔等情况,特别注意观察切开及手术滤过泡的变化,并做好记录,有异常变化及时报告医生,并配合医生采取及时有效的措施,以防意外发生。

(五)健康指导

嘱患者生活规律,避免受凉、劳累过度及精神紧张,病情好转后忌登高、下水、驾驶车辆。

【护理评价】

经过治疗和护理,患者是否:①眩晕减轻或消失。②听力逐渐恢复正常或改善。③减轻恐惧,情绪稳定。④避免意外发生。

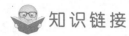 **知识链接**

梅尼埃病为什么是世界公认的疑难杂症?

回顾历史,从古到今有许多医生研究治疗梅尼埃病。古代医生曾猜测该病眩晕的病例类似青光眼的高眼压,探讨用治疗青光眼的机制治疗梅尼埃病,结果失败了。现代,开展手术治疗,使用范围很小,效果不理想;输液治疗,只能暂时缓解症状;长期采用西药治疗,不能从根本上治愈。在世界眩晕学术总结会议上,大会权威人士说:至今没有找到有效的药物。手术以开窗减压缓解症状为主。所以梅尼埃病仍然是世界公认的疑难杂症。

九、耳聋的预防与康复

【耳聋的概述】

1.概念 人体听觉系统中的传音、感音或分析综合部位的任何结构或功能障碍,都可表现为听力不同程度减退,人们习惯把轻者称为重听(hypoacusia hard of hearing),把重者称为耳聋(deafness,hearing loss),在临床上统称为聋病。

2.发病率 聋病发病率很高,据统计约 0.1%,青年期 1%,45~64 岁为 14%,65~75 岁为 30%,75 岁以上者为 50%,全球约有 7 亿人口听力损失在中等程度以上(听阈>55dB),我国有听力言语残疾者达 2700 万人,其中聋哑人 200 多万,并以每年 3 万多的数量在增长。聋病给个人、家庭及社会带来巨大的痛苦和沉重负担。如何降低聋病的发病率和及时发现、早期治疗,成为全社会的共同责任。

【耳聋的分类】

1.按病变性质和部位分类,可分为器质性聋和功能性聋两大类,器质性聋又可分为传导性聋、感音神经性聋和混合性聋,功能性聋因无明显器质性变化,又称精神性聋或癔症性聋。

2.按发病时间分类,可分为先天性聋和后天性聋。

3.按语言功能发育程度分类,可分为语前聋和语后聋。

【耳聋的分级】

临床上常以纯音测听所得言语频率听阈的平均值为标准。言语频率听阈平均值各国计算方法不完全一致。我国法定为以 500 Hz、1000 Hz、2000 Hz 三个频率为标准。

耳聋分级,以单耳听力损失为准,分为五级:①轻度耳聋,听低声谈话有困难,语频平均听阈<40 dB。②中度耳聋,听一般谈话有困难,语频听阈在 41～55 dB。③中重度聋:要大声说话才能听清,语频听阈 56～70 dB。④重度耳聋:在耳旁大声说话才能听到,听阈在 71～90 dB 之间。⑤极度耳聋:耳旁大声呼唤都听不清,听阈>90 dB。

耳聋以双耳听力损失加成计算。

【耳聋的预防】

1.广泛宣传杜绝近亲结婚,积极防治妊娠期疾病,减少产伤。大力推广新生儿听力筛查,努力做到早期发现婴幼儿耳聋,尽早治疗或尽早做听觉言语训练。

2.提高生活水平,防治传染病,锻炼身体,保证身心健康,减慢老化过程。

3.严格掌握应用耳毒性药物的适应证,尽可能减少用量及疗程,特别对有家族药物中毒史者、肾功能不全、孕妇、婴幼儿和已有耳聋者更应慎重。用药期间要随时了解并检查听力,发现有中毒征兆者应尽快停药治疗。

4.避免颅脑损伤,尽量减少与强噪声等有害物理因素及化学物质接触,戒除烟酒嗜好。除努力减少噪声及有害理化因素改善劳动条件和环境等社会行为外,加强个体防护观念及措施,实属必要。

【耳聋患者的康复】

1.药物治疗

因致聋原因很多,发病机制和病理改变复杂,且不尽相同,故迄今没有简单有效且适用于任何情况的药物或疗法,目前多在排除或治疗病因的同时,尽早选用可扩张内耳血管的药物、降低血液黏稠度和溶解小血栓的药物、维生素 B 族药物、能量制剂,必要时还可应用抗生素、抗病毒及糖皮质激素类药物。

2.高压氧舱治疗

对突发和早期感音神经性聋有辅助治疗的作用。

3.助听器

(1)助听器是一种帮助耳聋患者听取声音的扩声装置,主要由微型传声器、放大器、耳机、耳模和电源等组成,助听器不能改变和改善耳聋的任何病例特性,更不能治愈耳聋,经过一定时间的适应和调整,绝大多数患者能在一定的条件下改善患者的交流能力。

(2)助听器有耳后式、耳内式、耳道式、完全耳道式、体佩式、编程助听器和数字式助听器等多种类型。

(3)人工耳蜗:又称电子耳蜗或电子耳蜗植入器,极重度聋或全聋者植入人工耳蜗配合言语训练,可全部或部分恢复言语功能。

4.听性脑干植入

可用于神经性全聋患者。

5.听觉和言语训练

此训练是借助听器利用患者的残余听力,或植入人工耳蜗后获得听力,通过长期有计划的声响刺激,逐步培养其聆听习惯,提高听觉察觉、听觉注意、听觉定位及识别、记忆等方面的能力。听觉和言语训练相互补充、相互促进、不能偏废,应尽早开始,持之以恒,从而使残余听功能或人工听功能充分发挥作用,达到正常或接近正常的社会交流的目的。

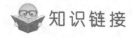 知识链接

鉴别两种特殊耳聋

1.功能性聋 又称精神性聋或癔症性聋,属非器质性聋。常由精神心理受创伤引起,表现为单侧或双侧听力突然严重丧失,无耳鸣和眩晕。患者可突然自愈或经各种暗示治疗而快速恢复。助听器常有奇效,治愈后有复发倾向。

2.伪聋 又称诈聋,指听觉系统无病而自称失去听觉,对声音不作答理者的表现,严格地说,不能称为疾病。可进行声导抗、听性诱发电位和耳声发射测听法等专科检查。确诊前必须注意慎重地与功能性聋鉴别。

 练习题

1.外耳道炎的常见诱因不包括(　　　)

A.感冒　　　　B.不洁挖耳　　　　C.污水入耳　　　　D.营养不良　　　　E.糖尿病

2.鼓膜外伤穿孔的典型症状一般为(　　　)

A.外耳道瘙痒　　　B.听力下降,耳痛伴少量血性分泌物　　　C.外耳道脓性分泌物

D.重听　　　　　E.自声增强

3.分泌性中耳炎患者的健康指导不包括(　　　)

A.进行卫生宣教　　　B.发病期间禁止游泳　　　C.加强身体锻炼,防止感冒

D.对10岁以下儿童定期进行声导抗筛选试验

E.积极防治鼻、鼻咽部疾患

4.急性化脓性中耳炎鼓膜穿孔后外耳道内禁止滴用(　　　)

A.2%酚甘油　　　　B.3%过氧化氢　　　　C.0.25%氯霉素

D.2.5%林可霉素　　　E.0.3%左氧氟沙星

5.慢性化脓性中耳炎单纯型的特点不包括(　　　)

A.病变局限于黏膜　　　B.鼓膜紧张部中央性穿孔　　　C.间歇性耳流脓

D.脓液无臭味　　　　E.易发生颅内、外并发症

6.梅尼埃病的临床表现不包括(　　　)

A.旋转性眩晕　　　B.听力下降　　　C.耳内分泌物增多　　　D.耳鸣　　　E.耳内闷胀感

（王建平）

第五节　耳鼻咽喉、气管及食管异物患者的护理

学习目标

1. 掌握耳鼻咽喉、气管及食管异物的临床表现及护理措施。
2. 熟悉气管及食管异物的治疗原则。
3. 了解耳鼻咽喉、气管及食管异物的健康指导。

耳、鼻、咽、喉、气管及食管异物是耳鼻咽喉科的常见急症,发病突然,病情危急,严重者可致呼吸循环衰竭,若得不到及时正确的救治,常迅速危及生命或死于严重并发症。

一、鼻腔异物

鼻腔异物是指鼻腔中存在外来的物质,容易引起鼻塞、鼻出血等症状,儿童多见,应予以重视。

【护理评估】

(一)健康史

鼻腔异物常因儿童玩耍时塞入鼻腔内。近年来成人因工矿爆破引起的工伤、猎枪弹丸以及军事演习所致的弹片误伤者也在增多。

鼻腔异物有内源性和外源性两大类。

1. 内源性异物　如鼻石、鼻痂、凝血块等。

2. 外源性异物　有动物性、植物性和非生物性三种。动物性异物,如昆虫、蛔虫、蛆、毛滴虫、水蛭等;植物性异物,如果壳、花生、豆类、果核等;非生物性异物,如铁锈类异物、纽扣、玻璃珠、纸卷、玩具、石块、泥土及纱条、棉片等医源性异物之类。

(二)临床表现

1. 症状

儿童鼻腔异物主要症状为单侧鼻塞、鼻出血或流臭味脓涕。铁锈类异物要注意警惕破伤风的发生。昆虫等活体动物性异物常有爬行感。纸卷、纱条、花生米、凝血块等堵塞时可有头痛、鼻塞等症状。成年人多因工伤、误伤或战伤所致,除面部外伤外,还可有视神经(管)、血管损伤而致视力障碍、大出血等。

2. 检查

经鼻镜检查常可发现异物。对碎石、金属类异物必要时行 X 线拍片、CT 检查定位。

(三)心理-社会状况

本病好发于儿童,多因害怕家长责骂而隐瞒病情,导致误诊误治,甚至出现感染等,失去最佳治疗机会。

(四)治疗原则

尽早取出异物,预防感染。

【护理诊断及合作性问题】

1.有误吸的危险　与异物被吸入气管有关。

2.有感染的危险　与异物刺激鼻腔黏膜致其充血肿胀、糜烂有关。

3.清理呼吸道无效　与鼻腔内异物未取出有关。

【护理措施】

根据异物的情况采取不同的方法取出。棉片、纱条等直接用镊子取出,豆类、花生米等用异物钩放入异物后方再向前钩出,切勿用镊子夹取。尤其是圆滑的异物可因夹取滑脱,将其推向后鼻孔或鼻咽部,甚至误吸入喉腔或气管内。活体动物性异物可先用1‰丁卡因麻醉之,然后钳夹取出。因爆炸或战伤所致的金属异物,须在明确定位后,经过充分估计和妥善准备,选择相应的手术进路和方法,必要时需在X线荧光屏观察下,施行手术取除,方可减少危险性,提高成功率。取鼻腔异物时要注意异物后落造成呼吸道异物等并发症的发生。异物取出后,用1‰链霉素滴鼻剂、呋喃西林麻黄碱滴鼻液滴鼻,以消炎防腐,便于引流,改善鼻腔通气。

二、外耳道异物

外耳道异物是指外界动植物或非生物类小物体误入外耳道的异常情况。

【护理评估】

(一)健康史

外耳道异物多见于儿童,小儿玩耍时喜将小物体塞入耳内。成人临床少见,多为外伤、挖耳时异物遗留或昆虫侵入等。常见异物有动物性(如昆虫等)、植物性(如豆类、谷粒等)、非生物性(如玻璃珠等)三类。

(二)临床表现

1.症状

因异物大小、种类而异。大的异物或豆类等遇水膨胀的异物可阻塞外耳道引起耳痛、耳胀、听力下降。尖锐异物可刺伤鼓膜,导致眩晕、咳嗽。活昆虫异物可使患者惊恐不安,出现耳痛、耳鸣,甚至损伤鼓膜。

2.检查

耳部检查可发现外耳道内的异物。

(三)心理-社会状况

外耳道异物多见于儿童,因怕家长责骂而耽误及时就医。外耳道异物常引起耳痛、耳胀、听力下降,给患者学习、生活带来不便,从而加重恐惧心理。

(四)治疗原则

取出异物,预防感染。

【护理诊断及合作性问题】

1.耳痛　与异物刺激或继发感染有关。

2.感染　与异物刺激外耳道皮肤及黏膜损伤有关。

【护理措施】

(一)取出异物,缓解耳疼

1.患者取坐位,不合作的儿童,需护士或家长固定好头位,协助医生将异物取出。

2.依异物形状和性质备好器材,如耵聍钩、枪状镊、95%酒精、乙醚等。

3.临床上根据外耳道异物的种类、形态、大小和所在位置的深浅,选择适当的方法取出异物。①若异物为活的昆虫,先用油类、酒精等滴入耳内,或用浸有乙醚的棉球置于外耳道数分钟,将昆虫麻醉或杀死后用镊子取出或用外耳道冲洗法冲洗,将其淹死后冲出,也可以视情况用耵聍钩直接将其钩出或用枪状镊取出,还可尝试在暗室中以亮光贴近耳部将虫诱出。②被水泡胀的谷粒等异物先用95%酒精滴耳,使其脱水收缩后,再行取出。③若为圆球形异物如玻璃珠等,可用耵聍钩,沿外耳道壁与异物之间的缝隙伸到异物后方,将异物向外拨动。切勿用镊子或钳子挟取,以防异物滑入耳道深部。④质轻而细小异物,可用凡士林或胶黏物质涂于棉签头上,将异物粘出,或用带负压的吸管将其吸出。细小能移动异物,亦可用冲洗法将其冲出,冲洗时应注意勿正对异物冲洗,以免将异物冲入深处。

遇水膨胀、易起化学反应以及有鼓膜穿孔者,忌用冲洗法。钳取异物时,头部必须绝对固定,以免损伤耳道和鼓膜。小儿不能合作者,可在全身麻醉下进行取出。如异物嵌顿在外耳道深部,不能取出,可经耳后切口,除去外耳道部分骨质后取出。

(二)预防感染

嘱患者取出异物后不要淋浴洗头,以免污水入耳。有外耳道损伤时,给予抗生素治疗,预防感染。

(三)健康指导

告诉患者去掉挖耳等不良习惯,教育儿童不要将小玩物放入耳内避免外耳道异物的发生。一旦发生外耳道异物,应及时就医,以免盲目掏取损伤鼓膜和外耳道皮肤。

三、咽与食管异物

咽部异物是耳鼻喉科常见急症之一,在耳鼻喉科急诊人数中约占60%以上。食管异物是指因饮食不慎,误咽异物,而致异物停留或嵌顿于食管的异常情况,是五官科常见急症之一,可发生在任何年龄,以老人及儿童多见。好发部位多在食管生理狭窄处,最常见于食道入口。咽与食管异物易被发现和取出,如处理不当,常延误病情,发生严重并发症。

【护理评估】

咽与食管异物的发生与年龄、性别、饮食习惯、进食方式、食道有无病变、精神、神志状态等诸多因素有关。

(一)健康史

1.成人因进食匆忙,注意力不集中,误将鱼刺、鸡骨等咽下所致。

2.儿童喜将玩物含入口中,或进食时哭闹、嬉笑或跌倒时,异物易堕入咽部和食管,形成咽和/或食管异物。

3.酗酒、昏迷患者易发生误咽。

4.手术粗心将止血棉球遗留扁桃体窝中或手术中扁桃体脱落进入食管,而形成咽、食管异物。

5.企图自杀,或因精神病吞服金属等异物。

6.鼻咽异物,多因呛咳或呕吐时,误将药片、食物等挤入鼻咽部。

7.其他,如老人因睡眠或吃黏性食物时不慎咽下义齿,或食管本身有肿瘤、狭窄时,容易引起咽和食管异物。

(二)临床表现

临床症状及体征与异物种类、大小、形状、异物所在部位,患者年龄、异物误入后的时间等有关。

1.症状

咽和食管异物患者常有异物误咽史或自吞异物史,但神志不清、精神失常者问诊困难。典型病例常主诉颈根部或胸骨后疼痛,吞咽困难、流涎不止。异物较大者常因压迫气管、主动脉弓,导致急性呼吸循环衰竭而死亡。鼻咽异物常发生鼻塞,存留过久可有腥臭味。咽部异物主要症状为异物刺痛感、吞咽困难。鱼刺等尖细异物刺破咽黏膜可见少量血液(血性唾液),若穿透黏膜,埋藏于咽后壁,引起继发感染,甚或酿成脓肿。食管异物可损伤食管引起食管炎、食管穿孔、纵隔炎、锁骨下动脉或主动脉弓破裂、气管食管瘘等并发症。鸡骨等较大异物形成的食管异物可致呼吸困难。

2.体征　咽部异物常位于扁桃体窝内、舌根、会厌谷等处,食管异物常有梨状窝积液。经鼻咽镜、间接喉镜检查即可明确诊断。

(三)实验室及辅助检查

1.颈部及胸部正侧位 X 线摄片或食管吞钡棉透视　为咽和食管异物检查的首选方法。显影的异物行颈部及胸部正侧位 X 线摄片,可发现高密度显影异物,不显影的异物,应行食管钡剂检查,骨刺类需吞服少许钡棉,以确定异物所在部位。

2.食管镜检查　这是明确诊断和异物取出的正确方法之一。

(四)心理-社会状况

咽和食管异物多数患者常能及时就医,仅有少数患者自行治疗,企图将异物推入胃内,导致出血、感染等严重后果,从而延误诊治,加上患者的恐惧心理,为异物的及时取出增加了难度,此类情况极易产生严重的并发症而危及生命。

(五)治疗原则

及时取出异物,预防感染及并发症的发生。

【常见护理诊断及合作性问题】

1.吞咽困难　与吞咽疼痛、咽和食管异物有关。

2.潜在并发症:主动脉破裂大出血、脓胸、咽后脓肿等。

3.知识缺乏　缺乏本病的防治知识。

【护理措施】

(一)咽部异物患者的护理

鱼刺等异物位于口咽部时,直接用镊子取出。若位于喉咽部时,可在直接或间接喉镜下用咽异物钳取出。伴有炎症者应给予抗生素进行抗感染治疗。异物刺入咽壁并发咽后或咽旁脓肿者,经口或颈侧切开排脓,取出异物。鱼刺、鸡骨等异物卡在咽部时,严禁喝醋或用力吞咽馒头、饭团、韭菜等食物,特别是鸡骨等不规则尖锐异物进入食道第二狭窄后难以取出,很容易损伤食道管壁,甚至刺破食管左侧壁及主动脉弓,造成感染及大出血,更不可自行用手指、筷子、镊子、钳子等抠取,应请专科医生处理,否则会给自己带来更大的痛苦,后果严重。

(二)食管异物患者的护理

根据患者的年龄、异物的状况等尽早取出异物。禁食、补液,及时行食管镜取出异物,注意手术前后抗炎处理。成人位于食管入口处的异物可用直接喉镜取出,小而尖锐的异物行纤维食管镜取出,巨大异物有致命危险时,可请相关科室会诊,行开胸术取出异物。

(三)健康指导

教育小儿要改掉口含玩物的习惯,老人戴义齿者应睡前取下,进食时不吃较黏的食物。误咽异物后忌用馒头、饭团等挤压异物入胃的方法,以免加重食管损伤,应就近就医取出异物。临床上应重视食管异物与气管异物各自的临床表现,以避免误诊误治的发生。

四、喉、气管与支气管异物

喉、气管与支气管异物是耳鼻咽喉科的常见急重症之一。多发生于5岁以下儿童,成人偶见。气管与支气管异物是指外界物质或自身的牙齿、血块、鼻痂等被误吸进入气管与支气管。异物存留一般以气管异物最多,其次是右支气管异物、左支气管异物,右侧发病率高于左侧。喉部异物虽较咽部异物为少,但声门为呼吸道最狭窄处,一旦异物嵌塞,易致喉阻塞,立即引起呼吸困难,若不及时抢救可很快窒息死亡。

【护理评估】

(一)健康史

1.幼儿口含物品玩耍或用力吸食湿滑食物如果冻等不慎将异物误吸入呼吸道。

2.儿童牙齿发育不全,不能将硬食物如瓜子、花生等嚼碎。喉的反射功能亦不健全,当进食此类食物遇到哭、笑、跌倒、惊吓时,易将食物吸入呼吸道,是喉、气管与支气管异物最常见的原因。

3.较小的异物可因喉部痉挛而停留在喉腔,或尖锐的异物停留于喉部,引起声嘶、喉痛、呼吸和吞咽困难。较大异物堵塞声门,引起吸气性呼吸困难,可很快发生窒息死亡。

4.其他 如鼻腔异物钳取不当;全麻或昏迷患者护理不当等可将异物误入呼吸道。有的医生手术粗心,使一些本不该脱落的物块滑落入呼吸道成为异物,甚至酿成医疗事故,如扁桃体摘除术部分组织块不慎脱落进入呼吸道,取鼻腔异物时不慎从后鼻孔滑入呼吸道,拔牙、补牙时不慎将脱落的牙齿、义齿、修补材料等误吸入呼吸道,等等之类,均会给患者造成"二次损伤"。

常见的异物有鱼骨、果核、瓜子、花生米、果冻等。成人偶有不慎将别针、铁钉等异物误吸进入呼吸道。

(二)临床表现

1.病史 常有异物吸入史,若吸入异物较小或较少,就诊不及时,也容易被忽略。

2.症状与体征　异物进入喉部,部分阻塞喉腔时,可致呛咳、喉鸣、声嘶、喉痛。较大的异物阻塞声门区或声门下区时,可在短时间内引起吸气性呼吸困难,出现"四凹征"、口唇紫绀、吸气性喉喘鸣、窒息,严重者导致死亡。临床上通过喉镜检查、X线喉侧位片进行定位确诊。典型病例在吸入异物进入气管时,异物刺激黏膜突发剧烈呛咳和反射性喉痉挛而出现憋气、口唇发绀等。气管黏膜损伤者可咯血。较小异物可贴附于气管壁,症状不明显。轻而光滑的异物如瓜子等则随呼吸气流在气管内上下活动导致阵发性咳嗽,若被气流冲向声门下时产生拍击声,用听诊器在颈部气管前可听到异物撞击声,触诊时可有撞击感。较大异物阻塞部分气管腔时,气流经过狭窄的气道可产生哮鸣音。异物进入支气管后咳嗽减轻或消失,可有一段时间的安静期。但若为植物性异物,脂酸刺激引起支气管黏膜炎症,可引起咳嗽、痰多、喘鸣、发热等全身症状。一侧支气管有异物时,多无明显呼吸困难。双侧支气管均有异物时,可出现呼吸困难。继发感染时,听诊有肺不张、肺气肿,病侧呼吸音降低或闻及湿性啰音等表现。

3.并发症　病程较久可并发肺炎、肺脓肿、脓胸、支气管扩张、慢性肺源性心脏病等。

(三)实验室及辅助检查

1.胸部X线透视、摄片　胸部X线摄片检查可发现不透光金属异物,可透光异物不能显示,早期肺部透视也可基本正常,若出现肺气肿、肺不张、纵隔摆动、肺部感染等间接征象对于推断可透光异物的有无及位置有重要参考意义。

2.经过上述检查不能明确诊断,而又疑为气管、支气管异物时,可考虑行支气管镜检查,以便确诊。

(四)心理-社会状况

因本病多数为儿童患者,病史说不清,有的症状又不典型,家长容易忽视而延误诊治,有的医生警惕性不高,责任心不强,未及时救治,导致严重后果。有的患者及家属担心异物取出困难,对手术缺乏了解,特别是做气管切开术,顾虑重重。或者本病起病急骤,未及时进行检查与抢救即因窒息、呼吸及循环衰竭而突然导致死亡,给家属带来巨大痛苦。

(五)治疗原则

尽早取出异物,抗炎和保持呼吸道通畅。

【常见护理诊断及合作性问题】

1.有窒息的危险　与异物阻塞喉、气管与支气管有关。

2.有感染的危险　与异物损伤刺激呼吸道黏膜继发感染有关。

3.知识缺乏　缺乏对呼吸道异物的防治知识。

【护理目标】

1.患者呼吸道通畅,没有窒息的危险。

2.无感染或感染发生时得到有效控制。

3.家长或患者能掌握喉、气管与支气管异物的防治知识。

【护理措施】

(一)喉部异物患者的护理

密切观察患者的呼吸情况,使其安静,避免加重呼吸困难的程度。准备好氧气、负压吸引、气管切开包等急救物品,完善术前准备,与手术室联系,做好气管、支气管镜检查的准备。喉部异物应尽早在间接喉镜或直接喉镜下取出。若有严重的呼吸困难时,先行环甲膜穿刺术,待缓解后再在喉镜下取出异物。若为声门下较大异物也可在气管切开处向上取出。术后要给予抗感染治疗。

(二)气管、支气管异物患者的护理

气管、支气管异物是危及生命的急症,应及时诊断,尽早用直接喉镜、支气管镜及纤维支气管镜等取出异物,以保持呼吸道通畅。若有呼吸困难,应立即行气管切开术。术后注意观察病情,给予抗生素及糖皮质激素类药物,以便控制感染,防止喉水肿及其他并发症的发生。待呼吸困难缓解后,再行手术取出异物。全麻术后,麻醉尚未清醒前,设专人护理,头偏向一侧,防止误吸分泌物;及时吸净患者口腔内及呼吸道分泌物,保持呼吸道通畅。

(三)健康指导

积极宣传喉、气管与支气管异物的防治知识,做到预防为主,防治结合;5岁以下的儿童吃鱼先去净肉中鱼刺,吃西瓜先将瓜子去掉,应避免把瓜子、花生、小玩具等物品放在口中嬉戏,进食时不要大声哭笑、打骂或恐吓,以免误吸误食;如咽内有异物,绝不可用手指挖取,也不可用大块食物咽压,可设法诱其吐出。疑有呼吸道异物者应及时到医院就诊检查,避免漏诊误诊,耽误最佳治疗时机。帮助患者及家属正确认识呼吸道异物的危险性及预后。

【护理评价】

经过治疗和护理,患者是否:①异物已经取出,呼吸道通畅,没有窒息的危险。②无感染或感染发生时得到有效控制。③能掌握喉、气管与支气管异物的防治知识。

 练习题

1.气管异物临床表现不应有的是(　　)

A.剧烈呛咳、憋气　　B.两肺呼吸音不一致　　C.拍击音　　D.哮鸣音　　E.窒息

2.关于食管异物,错误的是(　　)

A.食管异物的发生与饮食习惯、食管疾病等因素有关,与年龄、性别无关

B.多为进食匆忙、注意力不集中误吞所致

C.食管异物多停留于食管入口处

D.食管狭窄等可因食管阻留形成异物

E.食管异物停留于第二狭窄处可造成致命性大出血

3.患者出现剧烈呛咳和吸气性呼吸困难,并伴有声音嘶哑、喉痛、吸气性喉喘鸣及紫绀等,可考虑下列何种异物(　　)

A.鼻腔异物　　B.咽部异物　　C.喉部异物　　D.气管异物　　E.食管异物

4.患儿,女,6岁,因持续鼻塞、流涕半年,误认为鼻炎,多方治疗无效。来我科检查,见左侧鼻腔有大量脓涕,吸除脓涕后发现鼻腔有一黑褐色物嵌顿,钩取出一塑料模块。该患者应诊断为(　　)

A.咽异物　　B.喉异物　　C.鼻腔异物　　D.急性鼻窦炎　　E.慢性鼻窦炎

5.治疗外耳道异物不正确的是(　　)

A. 年幼患儿宜在短暂全麻下取出异物,以免因术中不合作造成损伤或将异物推向深处

B. 如异物较大,且于外耳道深部嵌顿较紧,需于全麻或局麻下取出异物

C. 异物位置未超过外耳道峡部,未嵌顿于外耳道者,可用耵聍钩直接取出

D. 活的昆虫类异物,不必将其麻醉或杀死,可直接用镊子取出

E. 被水泡胀的豆类异物,先用 95% 酒精滴耳,使其脱水收缩后取出

（杨子桐）

第三篇　口腔科护理学

第七章　口腔颌面部的应用解剖生理

第一节　口腔的应用解剖生理

口腔(oral cavity)以牙列为分界线,闭口时由上下牙列、牙槽骨和牙龈组织将口腔分为口腔前庭和固有口腔两部分。其前端以口裂开口于外界,后端以咽峡通咽,上壁是由硬腭和软腭共同形成的口腔顶部,下壁为舌和口腔底,两侧壁为颊部。口腔为消化道的起始部,具有重要的生理功能,它参与摄食、吸吮、咀嚼、味觉、消化、吞咽、语言与辅助呼吸等(图7-1-1)。

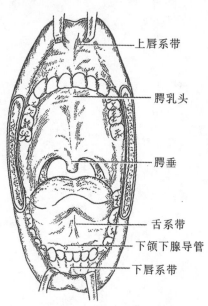

上唇系带

腭乳头

腭垂

舌系带

下颌下腺导管

下唇系带

图7-1-1　口腔解剖示意图

一、口腔前庭

口腔前庭(vestibule of mouth)为唇、颊与牙列、牙槽突及牙龈间的潜在腔隙。在口腔前庭各壁上,有很多具有临床意义的解剖标志。唇、颊黏膜移行于牙槽黏膜的转折沟为口腔前庭沟,构成口腔前庭的上下界,前部称龈唇沟,后部称龈颊沟。黏膜下组织松软,是局部麻醉常用的穿刺部位及手术切口部位。前庭沟中线上呈扇形或线形的黏膜小皱襞称为上、下唇系带,上唇系带较下唇系带明显,制作义齿时,基托边缘应注意避让。平对上颌第二磨牙牙冠的颊黏膜上有一乳头状突起,腮腺导管开口于此。可在此检查腺体分泌情况或行腮腺导管造影注射。

(一)唇

唇(lips)上界为鼻底,下界为颏唇沟,两侧以唇面沟为界,口裂将其分为上、下唇两部分。上、下唇游离缘系皮肤黏膜移行区,称为唇红,上唇正中唇红呈珠状向前,下方突出为唇珠,唇红与皮肤交界处为唇红缘。上唇正中鼻小柱下方有一纵行浅沟称人中,这些解剖部位在唇部手术及美容整形中均为重要标志。唇部皮肤富有毛囊、皮脂腺与汗腺,为面部疖、痈的好发部位。唇部黏膜下有很多小黏液腺,开口于黏膜,腺管受损伤阻塞时,易形成黏液腺囊肿。

(二)颊

颊(cheeks)上界为颧骨下缘,下界为下颌骨下缘,前以唇面沟为界,后以咬肌前缘为界。颊由皮肤、皮下组织、表情肌、颊脂体、颊肌和黏膜等构成,血供丰富,内有面神经分支经过并支配其运动,组织松弛,具有弹性。大张口时,上、下颌之间颊黏膜上有一三角形隆起,称颊垫尖,其深处为疏松结缔组织包裹的脂肪组织,是下牙槽神经麻醉的重要标志。

二、固有口腔

固有口腔(oral cavity proper)是口腔的主要部分,其范围上为硬腭和软腭,下为舌和口底,前界和两侧界为上、下牙弓,后界为口咽。牙及牙列、牙槽骨及牙龈、舌、腭、口底等组织器官的表面形态构成固有口腔的外表形态。

(一)腭

腭(palate)为固有口腔的顶盖。分隔口腔与鼻腔,参与发音、语言及吞咽等运动。由前2/3硬腭与后1/3肌性软腭组成。硬腭由上颌骨的腭突与腭骨水平板构成支架,表面覆以软组织。两中切牙的腭侧有一黏膜隆起称切牙乳头,深面为切牙孔,是鼻腭神经血管的出口,为腭前部局部麻醉的重要标志。在硬腭后缘前方约0.5cm,腭中缝与上颌第三磨牙腭侧龈缘连线的中外1/3处黏膜上有一浅凹陷,其深面为腭大孔,腭前神经与腭大血管经此孔走行,分布于后牙腭侧牙龈与黏骨膜。

软腭呈垂幔状,前与硬腭连续,后为游离缘,其中份有一小舌样物体,称为腭垂(悬雍垂),正常情况下通过软腭和咽部的肌肉彼此协调运动,共同完成腭咽闭合,行使语言功能。软腭后部向两侧形成前后两条弓形皱襞为腭舌弓和腭咽弓,两弓之间容纳腭扁桃体。

(二)舌

舌(tongue)为口腔重要的活动器官,占据整个固有口腔,由舌内和舌外两组肌肉协调完成各种复杂运动,在言语、咀嚼、味觉和吞咽功能活动中发挥重要作用。

舌体上面为舌背,下面为舌腹。以人字沟为界,舌前 2/3 为舌体,舌后 1/3 为舌根。舌体部黏膜遍布舌乳头,司味觉和触觉功能。舌腹黏膜薄而光滑,返折与舌下口底黏膜相延续,正中的黏膜皱襞称舌系带,有的儿童舌系带附着靠近舌尖且粗短,限制舌体运动,使舌不能伸出口外并向上卷起,称为舌系带过短,造成吮吸、咀嚼及语言障碍,需做舌系带矫正术,矫正时间以 1～2 岁为宜。

(三)口底

位于舌体之下,下颌舌骨肌和舌骨舌肌之上,周围被下颌骨体部所包绕,后部与舌根相连,由疏松结缔组织构成。舌系带两侧各有一黏膜突起称舌下肉阜,是颌下腺与舌下腺的开口处。舌下肉阜两侧各有一条向后外斜行的舌下襞,为舌下腺小管的开口部位,也是颌下腺导管的表面标志;口底手术时,注意勿损伤导管和神经。口底由大量疏松结缔组织构成,当其外伤或感染时,可形成较大的血肿、水肿或脓肿,将舌挤推向上后,易造成呼吸困难或窒息,应特别警惕。

第二节　牙体及牙周组织的应用解剖生理

一、牙齿

(一)牙齿的发育与萌出

牙齿的发育是一个长期、复杂的过程。人一生中有两副牙齿,根据出牙时间和形态分为乳牙和恒牙。乳牙一般从胚胎第 2 个月开始发生,2 岁半左右全部萌出。6～7 岁开始脱落,被恒牙替换,13 岁左右全部替换。恒牙在胚胎第 4～5 个月开始发生,一般 6～13 岁先后萌出 28 颗,第三磨牙通常在 18 岁以后萌出。每个牙齿的发育过程都包括生长期、矿化期和萌出期,这种复杂的发育过程是机体其他器官所没有的。

(二)牙的组成

1.外部观察　从外观上看,牙体由牙冠、牙根及牙颈三部分组成。

(1)牙冠(dental crown):是牙体外层被牙釉质所覆盖的部分。正常情况下,牙冠的大部分显露于口腔内,邻近牙颈部的一小部分被牙龈所覆盖。将显露于口腔的牙龈以外的牙体部分称为临床牙冠,其牙冠与根以牙龈为界;而解剖牙冠是以牙颈部为界的牙冠。牙冠可分为五个面,即近中面、远中面、舌(腭)面、唇(颊)面和咬𬌗面(切缘)。

(2)牙根(root of tooth):在牙体外层由牙骨质覆盖的部分称牙根。正常情况下牙根完全被包埋于牙槽骨的牙槽窝内,其周围由牙周韧带悬吊,是牙齿的支持部分。

(3)牙颈(dental cervix):牙冠与牙根交界处呈一弧形曲线,称为牙颈,又称颈缘或颈线。

2.剖面观察　从牙体的纵剖面可见牙体由 3 种硬组织(牙釉质、牙骨质、牙本质)和一种软组织(牙髓)组成。

(1)牙釉质(enamel):是位于牙冠表层、半透明的白色硬组织,是牙体组织中高度钙化的最坚硬组织。对牙本质和牙髓具有保护作用,牙釉质没有感觉,缺失后不会再生。牙釉质在牙尖处最厚,沟窝处较薄,牙颈部最薄。

(2)牙本质(dentin):是构成牙主体的硬组织,色淡黄,位于牙釉质与牙骨质的内层,其所围成的空腔称为牙髓腔。在根尖处形成一小孔称为根尖孔,是牙髓腔通向牙周组织的唯一通道。

（3）牙骨质（cementum）：是构成牙根表层、色泽淡黄的硬组织。牙骨质借牙周膜将牙体固定在牙槽窝内；当牙表面受到损伤时，牙骨质可新生且有修复功能。

（4）牙髓（pulp）：是牙髓腔内的疏松结缔组织，内含血管、神经和淋巴管、成纤维细胞和造牙本质细胞，具有营养牙体和形成继发性牙本质的功能。牙髓神经为无髓鞘纤维，对外界刺激异常敏感，稍受刺激即可引起剧烈疼痛，而无定位能力（图7-2-1）。

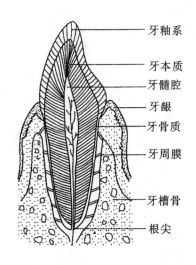

牙釉系
牙本质
牙髓腔
牙龈
牙骨质
牙周膜
牙槽骨
根尖

图7-2-1　牙齿的组织结构

3.牙的分类及牙位记录法

（1）牙的分类　按牙的萌出和存留时间分为乳牙和恒牙。

①乳牙（deciduous teeth）：婴儿出生后6个月左右牙开始萌出，至2岁半左右陆续萌出20颗牙称为乳牙。最早萌出的乳牙是下颌乳中切牙，依次为乳侧切牙、第一乳磨牙、乳尖牙和第二乳磨牙。自6～7岁乳牙开始陆续脱落，为新生的恒牙所替换，至12～13岁，所有的乳牙被恒牙替换完毕。

②恒牙（permanent teeth）：是继乳牙后的第二副牙列，脱落后再无牙齿萌出而替代之。最早萌出的恒牙是下颌第一恒磨牙，约6岁在第二乳磨牙的远中萌出，不替换任何乳牙。依次萌出顺序为中切牙、侧切牙、第一前磨牙、尖牙、第二前磨牙、第二磨牙和第三磨牙，第三磨牙一般在18岁左右开始萌出。

6～7岁以后，直到12～13岁，乳牙渐为恒牙所替换，此时期称为替牙期，或为混合牙列期。12～13岁以后为恒牙期，所以常规牙齿正畸一般在13岁以后实施。

（2）牙位记录法　目前临床上常用的方法是部位记录法。

以"＋"符号将上、下牙弓分为4区。符号的水平线用子区分上、下；垂直线用于区分左、右。┘代表患者的右上区，称为A区；└代表患者的左上区，称为B区；┐代表患者的右下区，称为C区；┌代表患者的左下区，称为D区。用阿拉伯数字1～8分别依次代表中切牙至第三磨牙；用罗马数字Ⅰ～Ⅴ分别依次代表乳中切牙至第二乳磨牙。

①乳牙的临床牙位：用罗马数字书写表示如下。

例如：左下颌第一乳磨牙书写为Ⅳ̄或ⅣD。

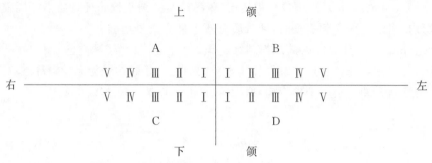

②恒牙的临床牙位：用阿拉伯数字书写如下。

例如：右上颌第一前磨牙书写为 4 或 4A。

	上						颌							
右	8	7	6	5	4	3	2	1	1	2	3	4	5	6	7	8	左
	8	7	6	5	4	3	2	1	1	2	3	4	5	6	7	8	

下 颌

二、牙周组织

牙周组织包括牙龈、牙槽骨、牙周膜。上述组织共同完成支持牙的功能，所以牙周组织又可称为牙支持组织。

(一)牙龈(gum)

牙龈为包围和覆盖在牙颈部和牙槽突边缘的口腔黏膜，质地坚韧，呈浅粉红色。靠近牙颈处的游离牙龈，称为游离龈。它与牙齿间的空隙，称为龈沟，正常龈沟深度不超过 2 mm。两邻牙之间的龈突起，称为龈乳头。

(二)牙槽骨(alveolar bone)

牙槽骨是上、下颌骨包围和支持牙根的部分，亦称牙槽突。与颌骨体之间并没有明确的界限。牙槽骨是一种高度可塑性组织，亦是人体骨骼中最为活跃的部分。可随着牙齿的生长发育、脱落替换和咀嚼压力而变动。牙槽骨受压力时吸收、受牵引力时增生，因此临床上利用此特性对牙齿行正畸治疗，将牙齿排列整齐。

(三)牙周膜(periodontal membrane)

牙周膜是致密的结缔组织，环绕牙根，位于牙根与牙槽骨之间并与牙龈结缔组织相连接，在根中 1/3 处最薄。内含丰富的神经、血管，具有营养、感觉的功能。牙周膜中大量的胶原纤维一端埋入牙骨质，另一端埋入牙槽骨中，将牙固定在牙槽窝内，具有悬韧带的作用，能抵抗和调节牙所承受的咀嚼压力，亦称牙周韧带。

第三节　颌面部的应用解剖及生理

颌面部是机体的主要显露部分，指面部的中 1/3 和下 1/3 部分，由颌骨、颞下颌关节、涎腺以及肌肉、神经、血管和软组织构成。

一、颌骨

(一)上颌骨

上颌骨(maxilla)是面中部最大的骨骼,由左右两侧形态结构对称但不规则的两块骨构成,并于腭中缝处连接成一体,上颌骨由一体四突构成(图 7 - 3 - 1)。

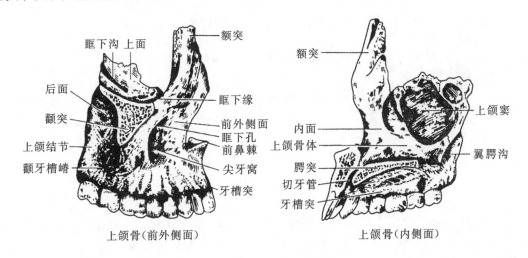

图 7 - 3 - 1 上颌骨(前外侧面,内侧面)

上颌骨体前面与上面交界处形成眶下缘,眶下缘中点下方约 0.6~1 cm 处有眶下孔,眶下神经及血管从此通过,眶下孔是眶下神经阻滞麻醉的进针和注射部位。眶下孔的下方,有一浅的骨壁凹陷,称尖牙凹,该处骨质菲薄,常经此凿骨进入上颌窦内施行手术。上面为眶面,构成眶下壁的大部分。其后份中部有眶下沟,向前、内、下通眶下管,开口于眶下孔。后面又称颞下面,以颧牙槽嵴与前面为界,后下部分有粗糙的圆形隆起,称上颌结节,为上牙槽后神经血管通过,上牙槽后神经阻滞麻醉时麻药即注入此处。内面即鼻面,构成鼻腔的外侧壁,在中鼻道有上颌窦的开口通向鼻腔。

上颌骨体内空腔为上颌窦,上颌窦的形状与上颌骨体一致,呈底向鼻面,尖向颧突的锥体状空腔。上颌窦下壁与上颌后牙牙根的关系密切,根尖炎时可波及上颌窦,摘取断根不慎可将断根推入窦腔内。上颌骨的四个突起分别为额突、颧突、腭突和牙槽突。

1.额突 为一尖细骨板,位于上颌骨内上方,向上突起至鼻与眶之间,分别与额骨、鼻骨和泪骨相连,其外侧面参与构成眶内缘及鼻背。

2.颧突 为一锥形突起,向外与颧骨相接,向下延至第一磨牙槽突称颧牙槽嵴,是上牙槽后神经麻醉的标志。

3.腭突 是上颌骨体与牙槽突向内延伸形成的水平骨板,在中线与对侧腭突连接形成腭中缝,并和其后方的腭骨水平板一同连接形成硬腭来分割口腔及鼻腔。

4.牙槽突 系上颌骨体向下延伸并包绕上颌牙根的突起部分,两侧牙槽突在中线连接形成马蹄形。此部分骨质疏松,故上颌牙齿拔出时均可采用浸润麻醉。

(二)下颌骨

下颌骨(mandibular)是颌面部唯一可以活动且最坚实的骨骼,在正中线处两侧联合呈马蹄形。位于面部下 1/3,分为水平位的下颌体与垂直位的下颌支两部分,下颌体下缘与下颌支后缘相连接的转角处称为下颌角(图 7 - 3 - 2)。

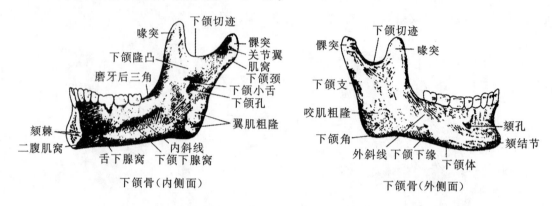

图 7 - 3 - 2 下颌骨(内侧面,外侧面)

1.下颌体 下颌体呈弓形,有内外两面及牙槽突和下颌体下缘。下颌体外侧面相当于前磨牙区上下缘之间有颏孔,正中有直嵴称正中联合,在其两旁近下颌缘处,左右各有一隆起称颏结节。从颏结节经颏孔下方向后上延续至下颌支前缘的骨嵴称外斜嵴。下颌支上缘向前有喙突,向后有髁状突,之间有下颌切迹。下颌体上部为牙槽突,内外骨板均由较厚的骨密质构成。下缘圆钝坚实,为下颌骨骨质最致密处,常作为手术切口标志。外侧面前磨牙下方有开口向外上后方的颏孔,为下颌管的开口,有颏神经、血管通过。并有斜向后上方的骨嵴称外斜线,其下方有颈阔肌附着。下颌体内面有与外斜线相对应的骨嵴为内斜线,有下颌舌骨肌附着,内斜线上下骨壁有两个凹,分别为舌下腺和颌下腺所在。

2.下颌支 为几乎垂直的长方形骨板,上方有两个突起,前上方为喙突,有颞肌与咬肌附着,后方为髁状突,与颞骨下方的关节窝间以关节盘相邻,共同构成颞下颌关节。髁状突和喙突之间为乙状切迹。髁状突是下颌骨的主要生长中心之一,在下颌骨发育完成前遭受损伤或破坏会影响下颌骨的发育,可导致颌面畸形。下颌支内面中央偏后上处有下颌孔,为下牙槽神经、血管通入下颌管的入口,是下牙槽神经麻醉时的注射点。

二、肌肉

口腔颌面部肌肉可分表情肌与咀嚼肌两大群,其主要功能为咀嚼、语言、表情和吞咽动作。

(一)表情肌

面部表情肌多薄而短小、收缩力弱,起自骨壁或筋膜浅面,止于皮肤。主要有眼轮匝肌、口轮匝肌、上唇方肌、下唇方肌、笑肌、三角肌、颊肌等组成。当肌纤维收缩时,牵引额部、眼睑、口唇和颊部皮肤的活动,显露各种表情。面部表情肌均由面神经支配其运动。面神经受损害时,可引起表情肌瘫痪,造成面部畸形。面部损伤或手术时,由于表情肌的收缩牵拉创口皮肤,使创面裂口宽大,造成组织缺失的假象,处置时应逐层缝合以免形成内陷。

（二）咀嚼肌

咀嚼肌主要附着在下颌骨上，司开口、闭口及下颌骨的前伸与侧方运动，可分为闭口和开口两组肌群，此外还有翼外肌。其神经支配均来自三叉神经之下颌神经的前股纤维，主管运动。闭口肌群（升颌肌）主要附着在下颌支上，有咬肌、颞肌、翼内肌。开口肌群（升颌肌）主要附着在下颌体上，是构成口底的主要肌肉，有二腹肌、下颌舌骨肌和颏舌骨肌。翼外肌在开口运动时，可牵引下颌骨前伸和侧向运动。强大的咀嚼肌由三叉神经、舌下神经及面神经各分支支配，相互协调，完成咀嚼、言语、吞咽等复杂的功能活动。下颌骨骨折时，肌群间平衡关系破坏，骨断端常因咀嚼肌不同方向的牵引使骨折片移位，造成牙列变形，咬合错乱和咀嚼肌功能障碍。

三、血管

（一）动脉

颌面部血液供应特别丰富，主要来自颈外动脉的分支，有舌动脉、颌外动脉、颌内动脉和颞浅动脉等。这些分支在颌面部相互吻合密集成网，使颌面部血供非常丰富。这一解剖特点具有双重临床意义，一方面损伤和手术时易出血，另一方面口腔颌面部组织具有很强的抗感染与再生愈合能力。

（二）静脉

颌面部静脉大多与同名动脉伴行，面静脉瓣膜发育不完善，稀少且薄，一定的条件下可改变其血流方向，且与颅内海绵窦相通连。当面部肌肉收缩或挤压时易使血液反流。因此颌面部感染，特别是由鼻根至两侧口角三角区的感染，若处理不当，细菌或感染因子可循静脉途径向颅内扩散，引起海绵窦栓塞性静脉炎等严重的颅内并发症。

四、淋巴

颌面部淋巴分布非常丰富，淋巴管组成网状结构，收纳淋巴液，汇入淋巴结，为颌面部的重要防御体系。颌面部较重要的淋巴结群有耳后淋巴结、腮腺淋巴结、颌上淋巴结、颌下淋巴结、颏下淋巴结和位于颈部的颈浅和颈深淋巴结。正常情况下，淋巴结小而柔软，不易扪及，当其所收纳的范围内出现炎症或肿瘤转移时，相应的淋巴结就会发生肿大、变硬和压痛等表现，对疾病的治疗及预后判断有重要的临床意义。

五、神经

口腔颌面部的运动神经主要是面神经，感觉神经主要是三叉神经。

（一）面神经

面神经（facial nerve）司颌面部表情肌的运动、舌前 2/3 的味觉和涎腺的分泌。面神经从茎乳孔出颅，经腮腺深浅叶之间分出颞支、颧支、颊支、下颌缘支及颈支，呈扇形分布于面部，支配表情肌的运动。面部手术时，应了解面神经各支的走行，以免损伤后造成面部畸形的严重后果。

(二)三叉神经

三叉神经(trigeminal nerve)司颌面部的感觉和咀嚼肌的运动。其感觉神经分为三支出颅,即眼支、上颌支、下颌支。其中上、下颌支与口腔科关系较为密切。

1. 眼神经 由眶上裂出颅,分布于眼球和额部。

2. 上颌神经 由圆孔出颅,经翼腭窝达眶下裂,经眶下沟入眶下管,最后出眶下孔为眶下神经,分布于睑、鼻侧和上唇的皮肤和黏膜。上颌神经主要分支为颧神经、翼腭神经、上牙槽后神经、上牙槽中神经和上牙槽前神经,分布于相应部位的皮肤、黏膜和上颌牙及牙龈。

3. 下颌神经 为三叉神经最大的分支,含有感觉和运动两种神经纤维。由卵圆孔出颅后分为前后两干,前干较小,除颊神经为感觉神经外,其余均为支配咀嚼肌的运动神经;后干较大,多为感觉神经,主要分支有耳颞神经、下牙槽神经和舌神经,分布于相应部位的皮肤、黏膜和下颌牙及牙龈。

六、涎腺

口腔颌面部有三对大涎腺,即腮腺、颌下腺和舌下腺,各有导管开口于口腔。此外,还有遍布于唇、颊、腭、舌等处黏膜的小黏液腺。唾液腺分泌的涎液为无色而黏稠的液体,进入口腔内则为唾液,它有润湿口腔,软化食物的作用。唾液内还含有淀粉酶和溶菌酶,具有消化食物和抑制病菌活动的作用。

(一)腮腺

腮腺(parotid gland)是最大的一对涎腺,位于两侧耳垂前下方和下颌后窝内,其分泌液为浆液。腮腺导管开口于正对上颌第二磨牙的颊侧黏膜上。此导管在面部投影标志即耳垂到鼻翼和口角中点连线的中 1/3 段上,在面颊部手术时,注意不要损伤导管。

(二)颌下腺

颌下腺(submandibular gland)位于颌下三角,分泌液主要为浆液,含有少量黏液,其导管开门于舌系带两旁的舌下肉阜。此导管常因涎石堵塞而导致下颌下腺炎症。

(三)舌下腺

舌下腺(sublingual gland)位于口底舌下,为最小的一对涎腺。分泌液主要为浆液,含有少量黏液,其导管有 5～10 条短而细的排泄管,直接开口于舌下襞的黏膜上,有的与颌下腺导管相通。

七、颞下颌关节

颞下颌关节(temporo mandibular joint)为唯一的联动关节,具有转动和滑动两种功能,其活动与咀嚼、语言、表情等功能密切相关。颞下颌关节上由颞骨关节窝、关节结节,下由下颌骨髁突以及位于两者间的关节盘、关节囊和周围的韧带所构成。此外,还有每侧三条关节韧带:茎突下颌韧带、蝶下颌韧带和颞下颌韧带,附着于下颌骨,可以调节和限制下颌骨的运动范围。

练习题

A1 型题

1.具有支持、固定牙齿功能的是(　　)

A.牙周组织　　　B.口腔前庭　　　C.固有口腔　　　D.唇颊部　　　E.舌腭部

2.在解剖上分隔口腔和鼻腔的是(　　)

A.牙列　　　　　B.舌　　　　　　C.腭　　　　　　D.口底　　　　　E.腭垂

3.下牙槽神经阻滞麻醉进针点的标志是(　　)

A.牙槽骨　　　　B.颊脂垫　　　　C.牙周膜　　　　D.颊肌　　　　　E.颧骨

4.人体当中最硬、最耐磨的组织是(　　)

A.牙槽骨　　　　B.上颌骨　　　　C.牙釉质　　　　D.牙本质　　　　E.下颌骨

5.乳牙的数目(　　)

A.22 个　　　　　B. 24 个　　　　C.26 个　　　　D. 20 个　　　　E.18

6.属于牙周组织的是(　　)

A.牙釉质　　　　B.牙本质　　　　C.牙骨质　　　　D.牙周膜　　　　E.牙髓

7.腭前神经麻醉的标志(　　)

A.切牙乳头　　　B.上唇系带　　　C.腭大孔　　　　D. 颊垫尖　　　E.翼下颌皱襞

(任　冬)

第八章　口腔护理概述

学习目标

1. 掌握口腔科常用的检查方法及常见护理诊断。
2. 熟悉口腔疾病常见的临床表现。
3. 了解口腔科疾病的辅助检查手段、口腔科病房的护理管理。

第一节　口腔科患者的护理评估

一、健康史

询问患者口腔卫生习惯、有无口腔溃疡、白斑、牙龈出血、龋齿、口臭、牙本质过敏、牙齿松动、牙体、牙列缺失、张口受限、牙外伤史、吸烟史、过敏史、遗传史以及由牙病引起三叉神经痛等病史。

二、身体状况

(一)牙痛

牙痛是口腔科疾病患者最常见的症状,也是口腔科患者就诊的最主要的主诉之一,病因不同所引起的牙痛的性质、部位、疼痛持续时间等均有所不同。牙痛的特点包括自发性疼痛、刺激痛和咬合痛。引起牙痛常见的原因有以下几点。

1. 牙齿本身疾病　深龋、牙髓炎、髓石、牙本质过敏、外伤等。

2. 牙周组织疾病　牙周组织损伤、坏死性龈炎、龈乳头炎、牙周脓肿、牙槽脓肿、各种急慢性根尖周围炎、冠周炎及干槽症等。

3. 邻近组织的疾病　邻近组织炎症时,可波及齿槽神经所支配的牙齿,发生类似牙髓炎疼痛,如颌骨骨髓炎、急性上颌窦炎等。邻近组织出现占位性病变或压迫神经时也可引起牙痛,如上颌窦或颌骨的肿瘤等。

4. 神经精神疾病　颞下窝和翼腭窝肿物压迫三叉神经或三叉神经本身疼痛常以牙痛为主诉来就诊。部分的抑郁型精神病患者可出现正常牙齿的疼痛。

5. 全身疾病　流感、神经衰弱、癔症、月经期和绝经期等可诉牙痛;心脏病也可引起心源性牙痛。

(二)牙齿松动

正常情况下牙齿只有极轻微的生理活动度(1 mm 以内),只要超过生理活动度,多为病理原因所致,常见牙齿松动的原因有以下几点。

1.牙周病　是引起牙齿松动的最常见疾病。

2.外伤　前牙最易受累,因所受外力大小不同,可致牙周膜撕裂使牙齿松动或折断、脱位等。

3.颌骨疾病　如颌骨内肿瘤或囊肿、颌骨骨髓炎等,可压迫牙齿使其移位,或者破坏颌骨,引起牙齿松动。

(三)牙龈出血

牙龈出血是指牙龈在无任何刺激时出血,出血量多,且无自限性。引起牙龈出血的常见原因有以下几点。

1.局部因素　牙龈炎、牙周病、食物嵌入、不良修复体刺激、拔牙后牙龈的撕裂未缝合、外伤、牙龈肿瘤等。

2.全身因素　血液病、维生素 C 缺乏症、肝硬化、脾功能亢进、尿毒症、苯中毒、严重的消化功能紊乱、艾滋病等。

(四)口臭

口臭是口腔、鼻咽部和某些全身疾病均可出现的一种症状,常常给患者带来较大的精神负担而到口腔科就诊。常见口臭的原因有以下几点。

1.口腔卫生不良　口腔不洁、牙石、牙垢过多嵌塞于牙间隙和龋洞内的食物发酵、腐败是产生口臭的主要原因。

2.口腔疾病　牙体牙髓疾病如龋病、残根、残冠、牙髓炎等;口腔黏膜病如口腔黏膜的糜烂、溃疡等;牙周组织疾病如牙周炎、牙龈炎、智齿冠周炎等。

3.鼻咽部疾病　化脓性上颌窦炎、萎缩性鼻炎、小儿鼻内异物、扁桃体炎等。

4.全身性疾病　糖尿病、消化不良、胃肠疾病、尿毒症、肺部感染、白血病引起的牙龈和黏膜的坏死等。

(五)牙齿着色和变色

正常牙齿呈黄白色,有光泽。

1.牙齿着色　是指牙齿表面有外来色素沉积,牙齿的表面呈褐色、黑色等,色素来源于饮食中的有色物质或口腔中的产色细菌。长期接触某种矿物、药物或化合物等也可引起牙齿的特殊着色。

2.牙齿变色　分个别牙变色和全口牙变色两种,前者常见于局部原因,如因牙外伤后,牙体治疗时使用某些药物,渗入到牙本质小管,可使牙齿染成青灰色、褐色、粉红色或黑色(硝酸银)、棕红色(酚醛树脂)。全口牙齿变色常见于氟斑牙(黄褐色)和四环素牙(青灰色),是由于在牙齿发育期间摄入过多氟或四环素药物所致。

(六)张口受限

正常张口度大小相当于患者自身的示指、中指和无名指合拢时三指末关节的宽度,约 3.7 cm 左右,凡不能达到正常张口度者,即称为张口受限。常见的原因有以下几点。

1.组织损伤　以外伤为多见,如颧骨和颧弓骨折、下颌骨髁突骨折、颞下颌关节挫伤或口腔颌面部软组织损伤者均可引起张口受限。

2.感染　见于下颌智齿冠周炎、牙源性颌骨骨髓炎以及颌面部间隙感染、颞下颌关节或闭口肌群炎症累及等。

3.肿瘤　见于颞下颌关节或闭口肌群的占位性病变。

4.全身因素　破伤风患者咀嚼肌阵发性痉挛,紧张性收缩,可引起张口受限;因精神因素引起的癔症发作也可致张口受限,使用暗示疗法治疗时,可以解除张口受限症状。

(七)其他表现

咀嚼功能障碍、吞咽困难、颌面部肿胀或压痛等。

三、实验室及辅助检查

1.化验检查　通过临床检验、生化检验、血液学检验、细菌学检验等,对颌面外科疾病的诊断、治疗及全身情况监测具有重要的意义。

2.X线检查　X线检查可以用于牙体、牙髓、牙周及颌骨病变的诊断。

3.牙髓活力测验　临床上,常采用对温度或电流的不同反应来协助诊断牙髓是否有病变、病变发展的阶段,以及牙髓的活力是否存在等情况。

4.穿刺检查　对触诊有波动感或非实质性含液体的肿块,可用注射针作穿刺检查。通过穿刺抽吸肿块内容物,了解内容物的颜色、透明度及黏稠度等性质,可以进一步协助诊断。当怀疑为颈动脉体瘤或动脉瘤时,则禁忌行穿刺检查。

5.活体组织检查　根据病变的部位、大小、位置深浅不同可采用穿刺抽吸、钳夹或切取活检。主要用于明确肿瘤的病变性质、类型及分化程度,对诊断和治疗具有决定性意义,但也非绝对可靠,应结合临床和其他检查方法综合分析。

6.其他　包括涂片检查、超声检查、CBCT检查、透照检查等。

四、心理-社会状况

(一)延迟就医心理

口腔病患者大多口腔卫生不良,不能及时发现所患牙病,一旦出现疼痛或其他明显症状才就医;也有部分患者自行服用止痛药,暂时止痛则认为牙病已经好了,不能及时到医院诊治,延误了治疗时机,导致严重口腔疾患的发生。

(二)恐惧心理

大多数患者对钻牙有畏惧心理,惧怕疼痛,不愿及时就诊。

(三)求治心切

部分口腔疾病急性发作时,患者疼痛难忍,烦躁不安,常以急诊就医,迫切要求立即为其解除疼痛。

(四)对面容美观要求高

口腔疾患多在面部,在疾病治疗的同时,患者往往对面部外形的维持和美观改善要求高,一旦未达到预期值,则可引发较为复杂的心理问题和医疗纠纷。

(五)焦虑不安

多数口腔疾病伴有不同程度的疼痛,治疗时间较长,影响进食,引起患者焦虑不安。先天畸形、外伤、恶性肿瘤术后引起面容毁损的患者焦虑自卑心理更为严重。

(六)社交障碍

因口腔疾病而致的口臭,语言等功能障碍以及颜面的改变,都严重地影响到患者的正常社会生活,患者不愿多与社会群体接触,孤独寂寞,自卑心理严重,常自我禁锢,导致自我形象的紊乱。

(七)社会支持不足

常见于唇腭裂患者,此类患者若没有进行整复术,通常伴有自卑、孤僻等心理问题,患者父母也会受到来自各方面的压力和心理创伤。唇、腭裂术后,还需对患者进行较为系统的语音训练,才能改善腭裂语音。语音序列治疗的时间较长,经济花费高,同龄儿童的歧视,家属缺乏相关卫生知识等因素,都导致唇、腭裂患者社会支持不足。

第二节　口腔科常用检查及护理配合

一、一般检查

1.检查前准备

(1)环境:检查时,保持诊室安静、整洁,光源必须充足,以自然光最理想,它能真实反映牙齿、牙龈和口腔黏膜的色泽。室温保持在 20～24℃,室内相对湿度在 55％～60％。

(2)设备:将与手术有关的设备、器械及材料合理摆放,方便医生和护士的操作。

(3)器械:口腔检查常用器械有口镜、探针和镊子。

(4)患者体位:患者常取仰卧位或坐位。护士备好检查器械、漱口杯等,让患者坐在综合治疗椅上,围好胸巾,调试照明灯光,使患者头部处于较固定的状态,既感到舒服,又便于检查。根据情况调整综合治疗椅的高度,使之与检查者的高度相适应。检查上颌牙时,患者背部和头部稍微后仰,使上颌牙列与地面约成 45°～60°度角;检查下颌牙时,患者正坐,下颌面与地面平行,高度与医生肘部平齐。

2.基本检查方法

(1)问诊:了解患者疾病发生的原因、发展、诊疗过程及疗效、既往健康状况以及家族成员的健康状况等,主要是了解患者的主诉、现病史、既往史和家族史等。

(2)视诊:观察患者的口腔黏膜、牙齿、涎腺及修复体等的情况。

①牙齿:观察牙齿的数目、形态、颜色,有无残根、残冠、多生牙、牙石;观察有无龋病、充填材料的种类、充填物是否密合等。注意牙弓的大小、形态、位置及咬合关系是否正常。

②口腔黏膜:包括牙龈、唇、颊、舌、腭、口底等,注意观察口腔黏膜的色泽及完整性有无改变,有无充血、肿胀、溃疡、角化、疱疹、畸形、瘢痕、色素沉着及肿块等。

③涎腺:涎腺检查重点是三对大涎腺,即腮腺、颌下腺和舌下腺的检查。但因某些涎腺疾病是系统性的,故不可忽视小涎腺的检查。主要观察腺体两侧是否对称、形态大小有无变化、导管开口处有无红肿、狭窄、瘢痕和分泌物情况,特别应注意分泌物的颜色、量和性质。

④修复体:应仔细观察修复体的密合情况及使用情况,有无咬合关系异常及创伤表现,外形是否正常。

（3）探诊：用探针可以了解牙齿有无龋洞、龋洞的深浅、位置、牙髓暴露的情况及敏感的反应程度。还可以探及龈下牙石的有无、牙周袋的深度、瘘管的长度及方向。当有充填物时，可探测其与牙体的密合度及有无继发龋等。牙周探诊及测量的方法是用带有刻度的牙周探针来探测牙周组织。通过探诊可了解牙周袋的范围、深度，牙龈与附着龈的关系，牙龈与牙齿的附着关系。正常龈沟的深度不超过 2 mm，当龈沟深度超过 2 mm 即称为牙周袋。探诊时要有支点，动作要轻巧，以免引起患者的不安或产生不必要的剧痛。

（4）叩诊：用口镜或镊子柄轻轻叩击牙齿。方法有两种，其一是垂直叩击牙齿的𬌗面或切缘，用来检查根尖有无损伤。正常牙齿叩击时声音清脆，若叩击音变浊且有叩痛则说明根尖出现病变。其二是侧方叩击，即叩击牙齿的侧面，检查牙周的病变。注意应先叩击邻近的正常牙再叩击患牙，叩痛的程度用（＋）、（＋＋）、（＋＋＋）表示。

（5）触诊（扪诊）：用手指或镊子夹持棉球扪压牙周组织，观察有无溢脓、疼痛和波动感。将手指放在两邻近的唇（颊）侧的牙颈部，让患者作各种方向的咬合动作，感受各牙所受咬合力，以此推断患者有无创伤性咬合。扪诊时操作要轻柔，不能给患者增加痛苦。

牙齿松动度的检查是用镊子夹持前牙的唇（颊）舌面或抵住后𬌗面轻轻摇动。若仅有唇（颊）舌方向移动，松动幅度在 1 mm 以内为Ⅰ度松动；若唇（颊）舌向及近远中方向均有活动，松动幅度在 1～2 mm 为Ⅱ度松动；若唇（颊）舌向、近远中及垂直多方向活动，松动幅度在 2 mm 以上为Ⅲ度松动。

（6）嗅诊：借助检查者嗅觉以助诊断。如糖尿病患者口腔有"烂苹果"气味；坏死性龈炎则有腐败腥臭味；坏疽的牙髓组织有特别的腐臭味等。

（7）咬诊：用以检查患者在咬合时有无牙齿的松动、移位及疼痛，还可了解上、下颌牙齿早接触点的具体部位及范围。方法有空咬法和咬实物法。空咬法是让患者直接咬紧上、下牙并作咬合运动，观察患者的反应及牙齿情况；咬实物法是嘱患者咬紧棉卷或棉签，观察其变化。若要了解上、下牙的早接触点，可以让患者咬蜡片或咬合纸（蓝色），观察咬后蜡片的情况及牙齿上着色点的位置及范围，可找到早接触点。

（二）颌面部检查

1. 表情与意识神态检查　通过观察颌面部表情与意识神态的变化，能了解某些颌面部外科疾病、全身性疾病的情况以及患者的意识状态、性格、体质及病情的轻重等，如颅脑损伤或功能衰竭常伴有瞳孔和意识神态改变；面神经麻痹的患者可出现患侧额纹消失、眼睑闭合不全、口角歪斜等。

2. 外形与色泽检查　观察颌面部外形及轮廓，比较左右是否对称、协调。观察皮肤的色泽、弹性、皱纹和质地，有助于了解疾病，如外伤、畸形和肿瘤都有外形的改变，白斑病、恶性黑色素瘤等疾病可引起皮肤颜色变化。

3. 面部其他器官检查　眼、耳、鼻等面部器官与某些颌面部疾病关系密切，应同时检查，由于这些器官的检查有很强的专业性，必要时需邀请有关专科会诊，协助获得正确的结论。

4. 病变部位和性质检查　对已发现的病变，应作进一步检查，了解病变的范围、大小、形态、质地、温度、湿度、活动度以及与邻近组织的关系，有无波动感、捻发音和触痛，特别注意两侧不对称或畸形的患者。对于有瘘管、窦道的患者，可以用探针探查，必要时可注入染色剂或造影剂检查，以了解其走向和深度。

5.语音及听诊检查 语音及听诊检查对某些疾病的诊断具有重要意义,如"含橄榄音"见于舌根部肿物的患者;"腭裂语音"常见于腭裂的患者;"吹风样杂音"见于动静脉畸形的患者;颞下颌关节区的"弹响音"见于颞下颌关节紊乱综合征的患者等。

6.淋巴结检查 淋巴结检查对口腔颌面部炎症和肿瘤患者的诊断和治疗具有重要意义。患者一般取坐位,头稍低,略偏向检查侧,使被检查部位的皮肤、肌肉松弛。检查者站在患者的右前或右后方,手指紧贴检查部位,按一定顺序,由浅入深滑动触诊。滑动触摸枕部、耳后、耳前、腮腺、颊部、颌下、颏下、颈前后三角等部位的淋巴结。注意其大小、形态、硬度、活动度,有无与周围粘连及压痛等。应特别注意健、患侧的对比检查。

7.颞下颌关节检查 主要包括面形及关节动度检查;咀嚼肌检查;下颌运动检查;咬合关系检查等。

第三节 口腔科患者常用护理诊断

1.急性疼痛 与牙体牙髓病、外伤、急性炎症、骨折等有关。

2.慢性疼痛 与口腔黏膜病损以及食物刺激有关。

3.口腔黏膜受损 与口腔黏膜炎症、萎缩、增生、口腔肿瘤、外伤、手术、温度或化学刺激等有关。

4.组织完整性受损 与颌面部溃疡,炎症,温度的、化学的、机械性的刺激,放射线治疗及外伤等有关。

5.知识缺乏 缺乏口腔科疾病的有关防治及护理知识。

6.焦虑 与疾病、外伤、损伤性检查、疼痛性治疗及手术效果等有关。

7.社交障碍 与口臭、面容改变等有关。

8.体温过高 与各种急性感染有关。

9.身体意象紊乱 与颌面部外伤或手术后等引起的外表变化及功能改变等有关。

10.语言沟通障碍 与疼痛、炎症引起颌面部肿胀、张口受限、外伤、骨折、口腔敷料填塞、术后禁止发音等有关。

11.有感染的危险 与口腔颌面部组织的损伤或手术后抵抗力下降、营养不足、张口受限、口腔卫生不良等有关。

12.营养失调:低于机体需要量 与颌面部组织损伤、炎症、张口困难等影响进食以及缺乏营养知识、口腔颌面部疾患或食欲降低、摄入食物不足等有关。

13.潜在并发症:感染、出血等。

第四节 口腔科患者手术的常规护理

一、手术前常规护理

手术是治疗口腔颌面外科疾病的重要手段,手术创伤、麻醉及疾病本身都可引起患者机体发生一系列的反应,直接影响患者的术后恢复,因此,围手术期护理尤为重要。

1.了解患者的既往史、现病史、过敏史等情况 尤其是与现患疾病相关的病史和用药情况。向患者介绍手术治疗的必要性和重要性,并说明手术前后应注意的问题。对于手术可能引起的疼痛和体形改变,应向患者做好认真细致的解释工作,以消除患者的紧张和惧怕情绪。

2.指导和帮助患者保持口腔卫生 帮助患者了解有关摄取足够营养和增进食欲的技巧。为缺乏唾液的患者提供含水分多的软食。

3.术前常规准备

(1)术前检查:核对各项检验报告是否正常,包括血尿常规、出凝血试验、肝肾功能、胸片、心电图等,了解患者有无药物过敏史,有无糖尿病、高血压、心脏病或其他全身疾病,有无手术禁忌证,以保证手术安全。

(2)皮肤准备:一般在手术前2小时为宜。面部手术应行面部剃须,剃净患侧耳后3～5 cm毛发,并剪去鼻毛。腭裂患者术前3天用呋喃西林、麻黄碱或其他抗生素滴鼻液滴鼻。涉及头皮或额瓣转移的手术需剃光头发。备皮范围应大于手术区5～10 cm。

(3)口腔清洁:术前3天用1∶5000氯己定或1%艾力克漱口。牙结石过多者应行牙洁治术。

(4)全麻患者按全麻术前护理常规:如呼吸道、消化道的准备以及术前床上大、小便训练等。

(5)术前1日做抗生素的过敏试验并记录结果。

(6)手术当日详细检查病历及术前准备工作,去除患者饰物、义齿等,排空膀胱,更换手术衣。术前0.5～2小时,遵医嘱静脉输入预防性抗菌药物,并观察。

(7)病房护士与手术室护士做好患者交接,并对患者及家属进行心理支持。

二、手术后常规护理

1.按全麻术后常规护理 麻醉清醒后,保持患者半坐卧位,有利排痰。指导患者用适合的方法咳嗽,即在吸气末屏住呼吸3～5秒后用力从胸部咳出,进行两次短促有力的咳嗽。

2.观察伤口肿胀及敷料渗出情况 保持引流管的通畅,观察并记录引流物的量、色、性状等,密切监测患者的生命体征的变化。

3.对术后疼痛的患者评估疼痛的部位、性质、程度 伤口引起的疼痛可采取松弛法、注意力转移法等护理措施,必要时遵医嘱给予止痛药。

4.对语言沟通障碍的患者 鼓励用文字或手势进行表达和交流。

5.加强口腔护理 防止切口感染,并注意加强术后营养。

6.加强心理护理 缓解患者及家属的焦虑和恐惧情绪。

第五节 口腔科护理管理

一、门诊护理管理

在口腔科护理工作中,对护理人员的要求与其他科室有较大不同,不但要求医护配合协调、四手操作技能娴熟,调制材料保证质量,同时也要求护士具备丰富的人文知识,建立"以患者为中心"的护理模式,满足患者生理、心理、社会和精神文化等多方面的需要。

1.保持诊室整齐、清洁、舒适、安静、空气清新、采光良好、设备良好,处于备用状态。洗手池旁备好洗手液、擦手纸巾等。

2.所需器械、材料、药品齐全,摆放位置固定。办公用品如处方笺、化验单、治疗单等,按固定位置摆放好。

3.对患者初步问诊后合理分诊,优先安排急重症、老弱及残疾人就诊,维持好就诊秩序。

4.患者就诊时,引导患者坐于椅位,调整体位,使患者舒适并有利于医生操作,常规协助患者漱口。在治疗过程中,按需传递器械、药品及调拌好的材料,并在需要时配合医生进行四手操作。

5.治疗过程中注意观察患者反应,适时解答患者问题。

6.治疗结束时给予生活、用药、预防及预约复诊等方面必要的护理指导。

7.及时收检和处置诊疗器械,避免二次污染。保证牙科手机的灭菌、养护与保管,做好小器械的消毒灭菌工作。

8.下班前应将牙椅回位。随时保持设备运转良好,提醒专职人员对设备定期维护与保养。

二、颌面外科病房护理管理

口腔科颌面外科病房的护理管理与一般病房要求基本相同,但应注意口腔科患者的特点。

1.保持病室整洁、安静、安全、舒适、美观,为患者营造一个有利于诊治与休息的人性化环境。保证病室空气流通、采光良好与光线柔和,避免光污染影响患者休息。

2.耐心向患者及家属介绍病房及医院情况、管理制度,使患者尽快适应环境。重视患者的心理反应与心理问题,有针对性地及时解决患者存在的心理问题。与患者及家属建立良好的人际沟通关系,适时向其进行口腔健康宣教,提高患者自护能力,维护良好的护患关系。

3.患者入院时,协助医生初步检查,认真进行护理评估并做好记录,处理首次医嘱,同时协助医生做好各项处置的准备工作。患者出院时,应进行全面的护理评价,并对患者有针对性地进行健康指导。

4.换药室、监护室设备及多功能监护仪、抢救车等急救物资应专人管理,保证功能良好,随时备用。

5.出院后患者床单元应行终末处置,床及被褥采用床单位消毒器进行深层次消毒。

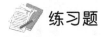 **练习题**

A1 型题

1.正常龈沟的深度不超过(　　　)

A. 0.5 mm　　　B. 1 mm　　　C. 2 mm　　　D. 3 mm　　　E. 4 mm

2.检查根尖部有无损伤时,一般采用以下哪种方法(　　　)

A. 视诊　　　B. 叩诊　　　C. 探诊　　　D. 嗅诊　　　E. 温度诊

3.口腔科常用的检查器械有(　　　)

A. 压舌板、口镜、镊子　　　B. 镊子、口镜、探针　　　C. 口镜、镊子、钳子

D. 叩诊锤、镊子、探针　　　E. 压舌板、叩诊锤、口镜

4.正常张口度的简易测量(　　　)

A. 检查者食、中、无名指三指末节的宽度。

B. 检查者食、中、无名指三指中节的宽度。

C. 被检查者食、中、无名指三指末节的宽度。

D. 被检查者食、中、无名指三指中节的宽度。

E. 被检查者食、中、无名指三指末节的厚度。

5. 对牙齿Ⅱ度松动的描述正确的是（　　　）

A. 唇(颊)舌方向移动，松动幅度在 1 mm 以内。

B. 唇(颊)舌方向移动，松动幅度在 2 mm 以内。

C. 唇(颊)舌向及近远中方向均有活动，松动幅度在 1～2 mm。

D. 唇(颊)舌向及近远中方向均有活动，松动幅度在 2 mm 以上。

E. 唇(颊)舌向、近远中及垂直多方向活动，松动幅度在 2 mm 以上。

（蒋晓芳）

第九章　口腔科常见疾病患者的护理

第一节　牙体组织病患者的护理

 学习目标

1.掌握牙体组织病的临床表现、护理评估及主要护理诊断。
2.了解龋病、牙髓炎、根尖周炎的病因及治疗原则。
3.能制定牙体组织常见疾病的护理措施。

一、龋病

 案例导入

　　患者,女,38岁。3个月前发现右下颌后牙遇冷热食物刺激或食物嵌塞而疼痛,近1周疼痛逐渐加重,疼痛持续时间逐渐延长而就诊。口腔检查:右下颌第二磨牙殆面深龋洞,冷刺激疼痛明显,刺激去除后疼痛即刻消失;探诊疼痛无穿髓孔,叩诊(一),牙齿无松动,牙周检查(一),余未见异常。

　　龋病(dental caries)是由口腔细菌等各种因素的共同作用导致的牙齿硬组织慢性进行性破坏的一种疾病。龋病是人类的常见病、多发病,被世界卫生组织列为人类重点防治的疾病之一(图9-1-1)。

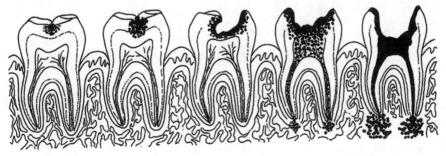

图9-1-1　龋齿的发展过程

【护理评估】

(一)健康史

龋病的发病机制至今仍未完全明确,目前被普遍接受的龋病病因学说是四联因素论。

1.细菌　龋病是一种细菌感染性疾病,目前公认的致龋菌有:变形链球菌、乳酸杆菌、放线菌,其中最主要的致龋菌为变形链球菌。细菌致龋是以牙菌斑的形式存在,牙菌斑是一种致密、黏稠、非钙化、胶质样的膜状细菌团,细菌在菌斑中繁殖、分解蔗糖、产酸使菌斑下方的牙体组织脱钙、分解而缺损出现龋洞。

2.食物　食物在口腔内的局部作用与龋病的关系非常密切,主要是富于黏性的糖类,对龋病的发生起重要的促进作用,其程度与糖的物理性状、摄入量、频率、时间和方式有关。纤维性食物如蔬菜、肉类等对牙面有机械性摩擦与清洗作用,且不容易发酵,不利于龋病的发生。

3.宿主　影响龋病发生的宿主因素主要指牙齿、唾液与机体的全身状态三方面。牙齿的沟、窝、点、隙、邻面、颈部以及牙拥挤、重叠、错位等均易积存牙菌斑,有助于龋病的发生。唾液的性质、流量、流速、成分对龋病发病有重要的作用,唾液分泌量少、流速慢,易患龋;全身营养状态差,某些矿物质(如氟、钙、磷等)、维生素的缺乏等都是致龋因素。

4.时间　龋病的发生和发展是一个慢性过程,从初期龋到临床形成龋洞一般需1.5~2年。因此保持口腔卫生、控制菌斑形成,减少糖类食物在口腔内停留的时间,可有效地预防龋病。

(二)临床表现

龋病最易发生于牙齿的殆面,其次是牙齿的邻面,另外病变常好发于磨牙,其次是双尖牙。龋病的主要临床特征是牙齿色、质、形的改变。根据病变深度可分为浅龋、中龋和深龋。

1.浅龋　病变只限于牙釉质或牙骨质,患者多无自觉症状。初期因牙釉质脱钙使牙表面失去光泽,呈白垩色、黄褐色或黑色。探针检查有粗糙感或有浅层龋洞形成,无探痛。

2.中龋　病变已进展到牙本质浅层,黑色龋洞形成。牙齿遇冷、热、酸、甜等刺激产生酸痛感觉,以冷刺激尤为显著,但刺激去除后,症状立即消失。龋洞内有坏死的软化牙本质与食物残渣,探之质软,有探痛。

3.深龋　病变已进展到牙本质深层,距牙髓组织较近。患者自觉症状明显,遇冷、热、酸、甜和食物嵌入洞内时,产生明显的疼痛症状,但无自发痛。检查可见很深的龋洞,龋洞内可有坏死的软化牙本质或嵌塞食物,探痛明显。

(三)辅助检查

1.X线检查　可借助X线摄像检查发现邻面龋、颈部龋等隐匿部位的龋损,并了解龋洞的深度。

2.牙髓活力检测　多用冷热刺激进行检查,亦可使用电活力测定。了解深龋的牙髓状况,以确定治疗方案。

(四)心理-社会状况

由于龋病病程缓慢,不危及生命,因此多不易受到患者重视,有的患者认为牙病不是病,不去口腔科就诊而延误了治疗时机,从而导致严重的并发症。而且患者普遍对钻牙存在恐惧心理,也是影响患者就诊的原因之一。

(五)治疗原则

龋病应早发现、早治疗,需采用充填治疗以恢复牙齿外形和功能。

【常见护理诊断及合作性问题】

1.牙体组织完整性受损　与龋病造成牙体硬组织缺损有关。

2.恐惧　与担心预后和害怕疼痛等有关。

3.知识缺乏　缺乏龋病防治及自我保健知识。

【护理措施】

(一)充填窝洞,恢复牙齿外形和功能

龋病的治疗主要采用充填术。在进行充填治疗过程中,护士应进行如下配合。

1.术前准备

(1)器械准备:为医生准备所需器械。如:检查盘、双头挖器、各型车针、黏固粉充填器、玻璃板、调拌刀、银汞合金充填器、雕刻刀、成形片、成形片夹、咬合纸、橡皮轮。

(2)药品准备:丁香油、樟脑酚、2%碘伏、75%乙醇。

(3)材料准备:充填材料如氧化锌丁氧香油黏固粉、磷酸锌黏固粉、玻璃离子黏固粉、氢氧化钙双糊剂、复合树脂、银汞合金。

2.术中配合

安排患者就位,调节好椅位及光源。在医生治疗操作时,护士应在旁配合,保持术野清晰,按操作步骤及时准确地为医生提供所需器械及用物,遵医嘱调制各类充填材料。具体操作为:①窝洞预备:医生去腐制洞过程中,随时调节光源,及时吸唾,协助扩大术野,保持术野清晰;②充填护理:首先隔湿、消毒,备洞完毕后吹干窝洞,消毒小棉球窝洞内消毒;其次垫底、充填,浅龋不需要垫底直接永久性充填材料充填,中龋用磷酸锌粘固粉单层垫底,深龋用氧化锌丁香油粘固粉及磷酸锌粘固粉双层垫底,然后充填材料充填窝洞。一般前牙选用复合树脂或玻璃离子粘固粉充填,后牙选用银汞合金充填;最后调牙合及磨光,嘱患者轻轻上下咬合,检查有无高点,调整咬合后递磨光器做表面磨光。

3.术后指导　医生完成治疗后,向患者交代注意事项及预约复诊时间。银汞合金充填的牙齿应嘱24小时内不能用该牙咀嚼食物,以免充填物脱落。深龋充填后如有疼痛应及时到医院复诊。

(二)消除恐惧

向患者介绍充填术的目的和治疗方法,做好解释工作,让患者了解治疗步骤及目的,取得患者的合作,消除患者对钻磨牙齿的恐惧心理。

(三)健康指导

1.保持口腔卫生,养成饭后漱口、早晚刷牙的习惯,以减少菌斑及食物残渣的滞留时间。刷牙方法要正确,采用上下竖刷法,避免横刷。

2.定期口腔检查,一般2～12岁每半年1次,12岁以上每1年1次。以便早期发现龋病,及时治疗。

3.采取特殊的防护措施,如使用含氟牙膏、窝沟封闭等,提高牙齿的抗龋能力。

4.合理饮食,少摄入糖果、饼干等食品,特别教育儿童和青少年在临睡前勿进甜食。

5.使用银汞合金充填的牙齿,嘱患者 24 小时内不能用该牙咀嚼食物,以免充填物脱落。深龋充填后如有疼痛应及时到医院复诊。

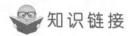 **知识链接**

全国爱牙日

1989 年,由卫生部、教委等部委联合签署,确定每年的 9 月 20 日为我国爱牙日。宗旨是通过爱牙日活动,广泛动员社会的力量,在群众中进行牙病防治知识的普及教育,增强口腔健康观念和自我口腔保健的意识,建立口腔保健行为,从而提高全民族的口腔健康水平。建立爱牙日是加强口腔预防工作,落实预防为主要方针的重要举措。

二、牙髓炎

牙髓炎(pulpitis)是深龋的常见并发症,也是临床上牙痛的主要原因。临床上分为急性牙髓炎和慢性牙髓炎两种。

【护理评估】

(一)健康史

1.感染 牙髓炎多继发于深龋,主要是细菌、毒素通过牙本质小管、暴露的牙髓和牙周途径刺激牙髓,造成牙髓组织的炎症。

2.理化刺激 龋病治疗过程中的消毒药物(酚、樟脑、硝酸银)、垫底充填材料(磷酸锌粘固粉深龋垫底)等化学刺激可刺激牙髓,引起牙髓病变。

3.温度刺激 牙体治疗时温度过高、电流及机械压力等物理刺激可引起牙髓充血,转化成牙髓炎。

(二)临床表现

1.急性牙髓炎 临床特征是发病急,疼痛剧烈。疼痛具有以下特点。

(1)自发性阵发性疼痛:未受到任何外界刺激的情况下,突然发生剧烈的自发性尖锐疼痛。早期疼痛持续时间短,缓解时间长。炎症晚期疼痛持续时间长,缓解时间短。

(2)冷、热刺激可加剧疼痛:一般早期对冷刺激敏感,牙髓炎化脓时热刺激加剧疼痛,冷刺激可缓解疼痛,临床上常见患者口含冷水止痛。

(3)夜间疼痛加重:平卧时由于牙髓腔内充血,压力增加,故牙痛常夜间发作而难以入睡,或从睡眠中痛醒。

(4)疼痛不能定位:疼痛常沿三叉神经分布区域放射至同侧上、下牙及头面部甚至耳、颞部和咽部,患者有时不能明确定位。

2.慢性牙髓炎 慢性牙髓炎是临床上最常见的一型牙髓炎,多由龋病发展而来。临床特点是:疼痛较轻,为隐痛、钝痛或胀痛,反复发作。当温度刺激或食物嵌入龋洞中可有剧烈的疼痛,去除刺激源疼痛会缓缓消失。患者常可定位患牙,自觉患牙咬合不适或轻度叩痛。检查可见穿髓孔或牙髓息肉。

(三)辅助检查

1.探诊检查 可见患牙有深龋或其他牙齿硬组织疾患、充填体或深牙周袋等;探诊常引起剧烈疼痛,有时可探及微小穿髓孔。

2.X线检查　可借助X线摄像检查发现邻面龋、颈部龋等隐匿部位的龋损,并了解龋洞的深度。

3.牙髓活力检测　多用冷热刺激进行检查,亦可使用电活力测定,了解牙髓活力状况。患牙可有深龋或其他牙齿硬组织疾患、充填体或深牙周袋等;探诊常可以引起剧烈疼痛,有时可探及微小穿髓孔;温度测验时,患牙的反应极其敏感。

(四)心理-社会状况

当急性牙髓炎发作,伴随难以忍受的疼痛时,患者会意识到其严重性,常有迫切求医的欲望,但又恐惧钻牙,产生焦虑不安。

(五)治疗原则

1.紧急开髓引流,解除患者的痛苦,待症状缓解后,再作进一步彻底治疗。

2.尽量保留患牙,可以进行盖髓术、活髓切断术、干髓术、根管治疗术和牙髓塑化术等。

3.抗感染治疗,尽快控制炎症。常用头孢类、喹诺酮类抗生素注射或口服。

【常见护理诊断及合作性问题】

1.疼痛　与牙髓腔内充血、压力增高有关。

2.恐惧　与疼痛反复发作和惧怕治疗等有关。

3.潜在并发症:根尖周炎、颌骨骨髓炎等。

4.知识缺乏　缺乏牙髓炎预防、治疗及护理的相关知识。

【护理措施】

(一)缓解牙齿疼痛

1.缓解疼痛

(1)开髓引流:是最有效的止痛方法。协助医生施行局麻,医生用牙钻开髓后,可见渗出物或脓液从牙髓腔流出,护士即用温生理盐水冲洗髓腔,并将丁香油小棉球置于髓腔内。

(2)对症护理:清除龋洞内软化牙本质与食物残屑后,遵医嘱给予丁香油或樟脑酚棉球置于龋洞内暂时止痛,必要时强刺激留针待疼痛缓解。给予止痛药口服。亦可常选用合谷、迎香、下关、颊车等穴位,针刺缓解疼痛,强刺激留针待疼痛缓解。

2.药物护理　遵医嘱给予抗生素和甲硝唑等治疗,视病情静脉点滴、肌内注射或口服。

3.治疗配合　牙髓炎早期或晚期,根据病情配合医生做以下治疗:选择保留活髓的方法,如盖髓术、活髓切断术;不能保存活髓的牙齿时,可选用保存牙体的治疗方法,如干髓术、根管治疗、塑化治疗。

(二)减轻恐惧

急性牙髓炎症状较重,应同情和关心患者,耐心听取其诉说。治疗前配合医生向患者解释治疗的目的及步骤,告知配合的要求,尽快消除其紧张、恐惧心理,使之能配合治疗和护理。

(三)密切观察病情,预防并发症

患者采用干髓术治疗时,要密切观察牙髓失活效果,嘱患者尽快复诊,以免药物渗入根管造成根尖周炎发生。

(四)健康指导

1.急性期牙痛明显,咀嚼困难,采用少吃多餐,嘱患者半流质饮食。忌烟酒。疼痛时可半坐卧位,以减轻疼痛。进食后嘱其清洁口腔,去除食物残渣。

2.向患者介绍牙髓炎的病因、治疗方法和护理配合,以及牙病早期治疗的重要性,讲述保持口腔卫生、预防龋病的重要性。

3.干髓治疗、根管治疗需要多次完成,嘱患者遵医嘱按时复诊。

三、根尖周炎

【护理评估】

根尖周炎(periapical periodontitis)是指牙齿根尖部牙骨质及其周围的牙周膜和牙槽骨发生的炎症性疾病,多数是由牙髓病变继发而来的。临床上分为急性根尖周炎和慢性根尖周炎。

(一)健康史

1.细菌感染 牙髓炎或牙髓坏死时,细菌、炎性渗出物与坏死组织,通过根尖孔感染根尖组织,是根尖周炎最主要的感染途径。

2.化学刺激 在牙髓病治疗过程中,药物使用不当或充填材料刺激性过强,可引起化学性根尖周炎。

3.创伤 牙齿的外伤和长期咬𬌗创伤,都可损伤根尖周组织引起病变。

(二)临床表现

1.急性根尖周炎

炎症初期患牙有伸长浮出,咬合时有早接触和不适感,疼痛较轻,疼痛范围局限于患牙根部,故患者能够明确指出患牙。当形成化脓性根尖周炎(牙槽脓肿)时(图9-1-2),患牙浮出和伸长的感觉逐渐加重,出现自发性、持续性钝痛及咬合痛和叩痛,疼痛不受温度变化的影响,且能准确定位。局部牙龈黏膜红肿、压痛,体温升高。当脓肿达骨膜下时,患牙的持续性、搏动性跳痛更加剧烈,患者感觉疼痛难忍。检查患牙根尖处牙龈红肿,前庭沟肿胀变平,触诊有深部波动感,叩痛(+++)。可伴有体温升高,身体乏力等全身症状。脓肿达黏膜下时,由于黏膜下组织疏松,脓液到达黏膜下时,压力明显降低,患牙疼痛明显减轻,全身症状缓解。检查根尖区黏膜的肿胀局限,呈半球形隆起,扪诊时波动感明显,脓肿较表浅而易破溃。

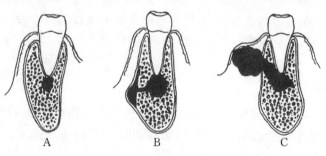

A   B   C

图9-1-2 急性牙槽脓肿的三个发展阶段

2.慢性根尖周炎

多无明显症状,有时患牙咀嚼时伴不适感。口腔检查可查及深龋洞或充填体及其他牙体硬组织疾患,牙冠变色,探诊及牙髓活力测验无反应,叩诊无明显异常反应或仅有不适感,一般牙齿不松动,根尖区牙龈有瘘管。

(三)辅助检查

慢性根尖周炎牙髓活力测试无反应,X线片显示根尖区有骨质破坏的影像。

(四)心理-社会状况

急性根尖周炎患牙的剧烈疼痛,患者可有紧张、焦虑。慢性根尖周炎患者自觉症状不明显,常被患者忽视,当患牙出现胀肿及瘘管时,才促使患者就诊;由于患者对治疗过程缺乏了解,期望一次治愈,缺乏治疗耐心。

(五)治疗原则

1.及时开放髓腔、拔除根髓,使脓液或渗出液及时从根管引流。

2.合并骨膜下或黏膜下脓肿,应行脓肿切开排脓术。

3.给予抗生素等药物积极控制炎症,待急性期症状缓解后再作根管治疗。

【常见护理诊断及合作性问题】

1.疼痛 与根尖周炎症反应、牙槽脓肿引流不畅有关。

2.体温升高 与根尖周组织急性感染有关。

3.焦虑 与疼痛反复发作、咀嚼不适有关。

4.知识缺乏 缺乏本病的预防、治疗和护理相关知识。

【护理措施】

(一)缓解牙齿疼痛

1.开髓减压引流的护理 开髓减压引流是控制急性根尖周炎的首要措施。为医生备齐所需器械,消毒酚棉球及短棉签,3%过氧化氢溶液及生理盐水。打开牙髓腔后,配合医生充分冲洗髓腔,吸净冲洗液,吹干髓腔及吸干根管。配合医生将消毒酚棉球及短棉签置入根管内及根管口,防止食物残渣掉入。窝洞不予封闭,以利引流。

2.脓肿切开的护理 切开脓肿前,协助医生对术区进行清洁、消毒、隔湿准备。并按医嘱准备好麻醉药物,切开排脓时,协助医生保持术野清晰,随时做好冲洗准备,深部脓肿,术后放置橡皮引流条,嘱患者定期换药至伤口清洁、无渗出物。

3.牙体病专科治疗的护理措施 根尖周炎主要采取根管治疗术进行治疗,治疗过程中,护士应进行如下配合。

(1)术前准备:治疗前除准备好充填术使用的器械外,还需备根管扩挫针、光滑髓针、拔髓针、根管充填器、根管充填材料、消毒棉捻或纸捻等。

(2)术中配合:医生进行牙体专科各项治疗过程中,护士按其操作步骤与医生进行密切配合,及时准确地为医生所需器械及物品,遵医嘱调制各类充填材料。

(3)术后指导:向患者交代术后注意事项,嘱患者按医嘱准时复诊,保持治疗的连续性,以达到治疗的最佳效果。

(二)降低体温

遵医嘱给予抗生素、甲硝唑、镇痛剂、维生素等药物口服,注意观察用药后反应。

(三)减轻焦虑

向患者解释治疗过程和可能出现的问题,及通过以上治疗后可以达到的预期效果,消除患者的焦虑情绪,使患者树立治疗疾病的信心。

(四)健康指导

1.嘱患者注意适当休息,高热患者多饮水,进流质及半流质食物,注意口腔卫生。

2.让患者了解根尖周炎的发病原因及危害,治疗过程及可能出现的问题。

3.向患者讲明开髓减压及脓肿切开均是应急处理,当急性炎症消退后,必须继续采取根除病原的治疗方法,如根管治疗,才能达到根治目的。

4.进行各项治疗时,需要患者的合作。在此过程中,嘱患者按时复诊,保证各项治疗的连续性,达到治疗的最佳效果。

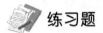 练习题

一、A1、A2 型题

1.龋病的病因是(　　)

A.细菌因素　　　　　　　　B.食物因素　　　　　　　C.细菌和牙菌斑因素

D.细菌、食物、宿主因素　　　E.细菌、食物、宿主、时间因素

2.中龋即为(　　)

A.牙釉质龋　　B.牙本质浅龋　　C.牙本质深龋　　D.牙骨质龋　　E.咬颌面龋

3.食物中特别容易致龋的物质是(　　)

A.蔬菜　　B.蔗糖　　C.肉类　　D.脂肪　　E.矿物质

4.急性牙髓炎止痛的最有效的方法是(　　)

A.药物止痛　　B.开髓引流　　C.直接或间接盖髓　　D.摘除牙髓　　E.拔除患牙

5.急性牙随炎的主要疼痛特点是(　　)

A. 锐疼　　B. 自发性持续性疼痛　　C. 点击样疼痛　　D. 自发性阵发性疼痛　　E.钝痛

6.急性化脓性根尖周炎的发展过程,一般经历的 3 个阶段为(　　)

A.浆液期、化脓期、引流期

B.根尖脓肿、骨膜下脓肿、黏膜下脓肿

C.根尖炎症、根尖肉芽肿、根尖囊肿

D.急性根尖炎、慢性根尖炎、慢性根尖周脓肿

E.以上均不正确

7.患者,男,48 岁,2 周左侧牙咬物感到不适,冷水可引起疼痛。近 2 天来疼痛加剧,夜间痛,并引起同侧头、面部痛,痛不能定位。体检:左侧第二磨牙深龋洞。该患者最可能诊断为(　　)

A.慢性牙髓炎急性发作　　　　B.急性冠周炎　　　　C.牙龈乳头炎

D.三叉神经痛　　　　　　　　E.中耳炎

二、A3 型题

(8～9 题共用题干)

女,45 岁,1 周来左侧后牙咬物不适,冷水引起疼痛。近 2 日来,夜间疼痛影响睡眠,并引起同侧头、面部痛,痛不能定位。检查时见左侧下颌第一磨牙、第二磨牙均有咬合面龋洞。

8.为确定牙位进行的一项检查是(　　)

A.探诊　　　　B.叩诊　　　　C.松动度检查　　　　D.温度测验　　　　E.X 线片检查

9.患牙的诊断最可能是(　　)

A.深龋　　　　　　B.可复性牙髓炎　　　　C.急性牙髓炎

D.慢性牙髓炎　　　E.牙髓坏死

第二节　牙周组织病患者的护理

学习目标

1.掌握牙周组织常见疾病的临床表现、护理评估、主要护理问题。

2.熟悉牙周组织病的病因、治疗原则。

3.能制定牙周组织常见疾病的护理措施。

牙周组织疾病是指牙齿支持组织(包括牙龈、牙周膜、牙槽骨和牙骨质)的疾病。

一、牙龈炎

【护理评估】

牙龈炎(gingivitis)是局限于牙龈组织的炎症,以儿童和青少年较为普遍。

(一)健康史

牙菌斑是引起牙龈炎的始动因素,口腔卫生不佳、牙菌斑长期积聚、经常食物嵌塞、牙结石、咬合关系不良、不良修复体等局部因素刺激均可引发或加重牙龈的炎症。某些全身因素如内分泌紊乱、维生素 C 缺乏、营养障碍与系统性疾病也可成为牙龈炎的促进因素。妊娠期妇女由于雌、孕激素水平的改变,也可使原有的慢性牙龈炎加重和改变特性。

(二)临床表现

患者偶有牙龈发痒,发胀不适感,可有口臭。常因咬硬物或刷牙时出血,但无自发性出血。

检查见牙龈边缘和龈乳头充血、肿胀发亮,使正常粉红色的牙龈变成鲜红色或深红色,探之易出血。龈缘变厚,不再紧贴牙面,龈沟加深达 3 mm 以上,形成假性牙周袋。

慢性牙龈炎病变主要局限于龈乳头和游离龈,一般无明显自觉症状,部分患者有牙龈发痒、发胀等不适感,可有口臭。常因咬硬物或刷牙时出血,但无自发性出血。检查可见:牙龈边缘或龈乳头充血、水肿、呈暗红色,牙龈边缘变厚,龈乳头圆钝,质地松软,点彩消失,探诊易出血。

青春期牙龈炎是由于青春期内分泌改变,牙龈对致炎物质的易感性增加,加重牙龈对局部刺激的反应,引起牙龈炎。多见于青年女性,好发于前牙唇侧的龈乳头及龈缘,牙龈呈暗红或鲜红,触诊易出血,牙龈乳头呈球形隆起,质地松软,触之易出血。

妊娠期牙龈炎患者一般妊娠前即有不同程度的慢性牙龈炎,妊娠2～3个月开始出现明显症状,至8个月达高峰,分娩后约2个月,可恢复到妊娠前状态。常发生于前牙,牙龈呈暗红或鲜红,触诊易出血,质地松软,表面光滑。牙列不齐或有创伤性咬合的牙间乳头,迅速增大,呈扁圆形向近远中发展,称妊娠瘤。

(三)辅助检查

影像学检查:X线显示牙槽骨呈水平式吸收、牙周膜间隙增宽、骨小梁疏松等。

(四)心理-社会状况

反复牙龈出血,可引起患者恐惧;口臭则影响人际交往,易产生焦虑和自卑心理。

(五)治疗原则

1.定期清除牙结石及菌斑,消除对牙龈的刺激。

2.去除不良修复体。

3.给予药物含漱、冲洗龈沟和牙龈涂药等局部治疗。

【常见护理诊断及合作性问题】

1.口腔黏膜受损　与牙龈炎症有关。

2.社交障碍　与牙龈出血、口臭、牙齿缺失有关。

3.知识缺乏　缺乏本病的预防、治疗和护理知识。

【护理措施】

(一)促进口腔黏膜完整

1.洁治术的护理　协助医生或独立进行去除牙菌斑和牙结石,减少对牙龈的刺激,促进牙龈炎症消退,恢复牙龈正常形态。消毒洁治器械,洁治时正确传递或使用洁牙机,洁治时注意观察患者一般情况,如表情、面色等。洁治完毕,用3%过氧化氢溶液及生理盐水交替冲洗龈袋,并嘱患者漱口,棉球擦干牙龈,用镊子夹持碘甘油置于龈沟内。同时去除口内不良修复体、纠正不良习惯,矫正食物嵌塞,注意保持口腔卫生。

2.药物护理　遵医嘱指导患者用药,如服用抗生素、甲硝唑等;给予氯己定(0.1%洗必泰)等含漱液漱口,消除口臭。

(二)恢复社交

耐心向患者解释牙龈炎的治疗知识,告知他们经过治疗后,牙龈炎的口臭等症状会很快消失,恢复患者的社交信心。

(三)健康指导

1.指导患者合理营养饮食,多吃新鲜蔬菜和水果,通过机械性作用,减少牙菌斑,增加维生素C的摄入,忌烟酒。

2.开展卫生宣教,指导患者采取正确的刷牙方法及其他保持口腔卫生的措施,如牙线及牙签的正确使用。让患者了解牙龈炎如不及时治疗,发展到牙周炎时对口腔健康带来的危害,增强患者防病意识。

3. 积极治疗牙龈炎并定期复查，以巩固治疗效果。

二、牙周炎

案例导入

患者李某，女性，65 岁，退休教师，诉牙齿出血、咀嚼无力 3 个月余。口腔检查：口腔卫生差，牙周有大量结石，上切牙临床牙冠变长，牙龈萎缩Ⅱ°，牙松动Ⅲ°，上切牙唇侧移位 3 mm，牙周袋 4～5 mm，袋内有溢脓，探诊牙龈出血。

牙周炎(periodontitis)是牙龈、牙周膜、牙槽骨及牙骨质等牙周支持组织发生的慢性破坏性疾病。除有牙龈炎的症状外，牙周袋的形成是其主要临床特点。临床最常见的是慢性牙周炎，病程长、进展慢、发病率高，由长期存在的慢性牙龈炎向深部牙周组织发展而引起。慢性牙周炎发病率在 35 岁以后明显增高，且随着年龄增长，其严重程度也增加。

【护理评估】

(一)健康史

1. 局部因素　主要是牙菌斑以及牙结石、食物嵌塞、不良修复体等加重菌斑滞留的因素。当细菌数量及毒性增强或机体防御能力减弱时，由于龈下微生态环境改变，牙周致病菌使牙龈的炎症加重，导致胶原破坏、结合上皮向根方增殖形成牙周袋及牙槽骨吸收。咬合创伤亦是破坏牙周组织的重要因素。

2. 全身因素　可影响牙周组织对局部刺激的反应，如营养代谢障碍，维生素 B、维生素 C 的缺乏，影响牙周组织的修复与形成；维生素 D 与钙、磷的缺乏则影响牙槽骨的正常矿化与修复再生。自主神经功能紊乱、精神因素、免疫功能障碍与系统性疾病都可能造成牙周组织的退行性变，促进牙周炎的发生与发展。

(二)临床表现

1. 牙龈红肿、出血　早期一般无明显症状和不适，常表现为无痛性牙龈出血。一组或数个牙的牙龈充血、肿胀，龈色变红或暗红、点彩消失，刷牙、咀嚼、吸吮时易出血。

2. 牙周袋形成　由于炎症的刺激，牙周膜破坏，牙槽骨吸收，牙龈上皮附着加深，龈与牙根分离，龈沟加深到 3 mm 以上，成为病理性牙周袋(图 9-2-1)。随着牙周袋的加深及牙龈炎症肿胀的加剧，更利于牙菌斑的堆积和滞留，使炎症进一步加重，牙周袋进一步加深，而形成一个进行性破坏的恶性循环。

3. 牙齿松动、咀嚼无力　由于牙周膜破坏，牙槽骨吸收，牙齿失去牙周支持力，牙齿出现松动、移位和咀嚼无力。

4. 牙周脓肿　由于细菌感染，呈化脓性炎症改变，而发生袋内溢脓，引流不畅，常在患牙的颊或舌侧形成牙周脓肿，

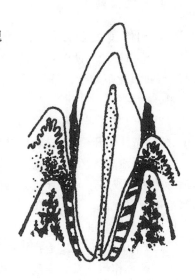

图 9-2-1　牙周袋形成

而出现红肿疼痛。轻压牙周袋外壁,有脓液溢出,并伴有明显口臭。

5.牙龈退缩 由于牙石的刺激与牙周袋的形成,致牙龈退缩,牙根暴露。

(三)辅助检查

影像学检查:X线片检查可见牙周膜间隙增宽,牙槽骨呈不同程度的吸收。牙槽嵴顶降低,严重时牙槽嵴顶部分或全部吸收、破坏甚至消失。

(四)心理-社会状况

牙周炎是一种慢性疾病,早期仅有牙龈红肿和刷牙、咀嚼时出血,患者对其危害性认识不够,常不被患者重视。当疾病进一步发展,出现牙周脓肿、牙齿松动、咀嚼无力,影响咀嚼功能及面容时,患者易产生焦虑情绪。由于口臭影响患者的社会交往,使其产生自卑心理。

(五)治疗原则

1.消除局部刺激因素,消除牙周袋,固定松动牙,拔除无法保留的患牙。

2.加强抗感染治疗,尽快控制炎症。

3.视病情制订治疗方案,有计划进行局部处理。

【常见护理诊断及合作性问题】

1.口腔黏膜受损 与牙龈炎症、充血肿胀有关。

2.社交障碍 与牙龈出血、口臭、牙周袋形成、牙齿松动等有关,影响正常的社交活动有关。

3.知识缺乏 缺乏口腔卫生保健知识及本病的预防与治疗知识。

【护理计划】

1.减轻牙龈炎症,减少出血,口腔黏膜修复。

2.处理牙周袋,脓肿消失,做好心理护理,社交能力增强。

3.做好健康指导,患者能说出牙周炎的防治知识。

【护理措施】

(一)修复受损牙周组织

1.药物护理 遵医嘱使用抗生素,给予氯己定漱口剂等含漱;协助医生进行局部治疗,如用3%过氧化氢溶液冲洗牙周袋,袋内抹以碘甘油或碘酚等药物,涂擦时应避免烧灼邻近黏膜组织。

2.协助医生完成各项局部治疗 牙周专科治疗主要有龈上洁治术、龈下刮治术、翻瓣刮治术、牙周脓肿切开引流,松动牙结扎固定术等。护士应进行如下配合。

(1)术前准备:①配合医生向患者说明治疗的目的及操作方法,取得患者合作。②准备好消毒洁治器或超声波洁牙机,备好磨光用具。牙周手术时准备手术所需的各种器械物品、牙周塞治剂及丁香油。③术前给予患者0.1%氯己定溶液含漱1分钟。用1%碘伏消毒手术区。遵医嘱备好局部麻醉药(2%利多卡因),牙周手术时需消毒口周皮肤、铺消毒巾。

(2)术中护理:医生治疗操作时,保持术野清晰,协助牵拉口角,吸净冲洗液,保证手术视野清晰。按操作步骤及时准确地为医生提供所需器械及用物,与医生进行密切配合。

(3)术后护理:医生完成治疗后,向患者交代注意事项及预约复诊时间。如牙周袋手术后,嘱患者注意保护创面,24小时内不要漱口、刷牙,宜进冷软食物。遵医嘱服用抗生素以防止感染。术后1周拆线,术后6周内勿探测牙周袋。

(二)恢复社交

向患者介绍有关牙周病的预防知识,消除患者的心理压力和思想顾虑,取得配合,增强治疗信心,恢复社交。

(三)健康指导

1.指导患者合理营养饮食,多吃新鲜蔬菜水果,增加维生素C的摄入,禁烟酒。

2.牙周炎术后应定期复诊,以巩固疗效,防止疾病的进一步发展。

3.牙周炎治疗后要做好口腔卫生保健,少食糖类食物,养成饭后漱口及早晚刷牙的习惯,掌握正确的刷牙方法,经常进行牙龈按摩等。

4.去除发病因素,积极改善食物嵌顿,预防和矫治错牙合畸形,戒除烟酒,矫正口腔不良卫生习惯等。

5.积极治疗全身性疾病,如糖尿病、贫血、消化道疾病等,加强饮食营养,增强体质,提高机体抵抗力。

【护理评价】

经过治疗及护理,患者是否:①黏膜修复。②社交能力增强。③说出牙周炎的防治知识。

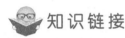 知识链接

正确的刷牙方法

保持口腔卫生的关键是早晚刷牙、饭后漱口,但大多数人并没有掌握正确的刷牙方法。如果刷牙方法不适当,不但达不到刷牙的目的,反而会引起各种不良后果。主要危害一方面是引起口腔内软组织损伤,最常见的是牙龈组织的萎缩,所以掌握正确的刷牙方法是预防牙周疾病的关键,常采用以下两种刷牙方法。

1.水平颤动法:水平颤动法用短颤的横刷动作,最能洁净菌斑,故又称为沟内刷牙法。置刷毛毛尖与牙齿牙龈面成45°角而轻度加压,刷毛顶端部分进入龈沟,而部分在沟外,然后作前后向颤动6~8次,颤动时刷毛移动仅为1 mm。同时拉刷后牙咬牙合面,清洁牙合面的窝沟点隙。

2.旋转刷牙法:又称竖刷法。刷毛与牙面成45°刷毛头指向牙龈,和牙龈轻轻接触,然后向牙冠方向转动,速度不要太快,这样重复8~10次,逐渐在每个牙齿的唇(颊)面和舌面移动。在刷咬牙合面时,刷毛置于咬牙合面上前后移动。

练习题

1.引起牙龈炎的主要病因是(　　)

A.牙菌斑和细菌　　　B.维生素缺乏　　　C.咬合创伤

D.食物嵌塞　　　E.不良修复体

2.牙周炎的主要特征是(　　)

A.牙龈红肿　　B.牙周袋形成　　　C.龋病　　　D.错颌　　　E.牙结石

3.龈沟深度超过多少毫米称为牙周袋（　　）

A. 1 mm　　　B. 1.5 mm　　　C. 2 mm　　　D. 2.5 mm　　E. 3 mm

4.牙周炎区别于牙龈炎的主要特点是（　　）

A.牙周炎有牙菌斑　　　　B.牙周炎有真性牙周袋　　C.牙龈炎的牙龈面水肿

D.牙周炎有牙石的堆积　　E.牙周炎有软垢

5.牙周病最有效的预防措施有（　　）

A.正确刷牙、定期洁治、养成良好的口腔卫生习惯

B.盐水漱口，使用药物牙膏　　　C.改变偏侧咀嚼习惯

D.定期调𬌗，去除创伤因素　　　E.牙龈翻瓣手术

6.某男，35 岁，近半年来刷牙时经常出血，无其他不适。体检：全口较多结石、牙龈肿胀、暗红色，探查出血明显，牙齿无松动。该患者最可能的诊断为（　　）

A.牙周炎　　　B.急性根尖周炎　　　C.慢性根尖周炎　　　D.牙龈炎　　E.龋病

7.牙龈炎的主要治疗措施（　　）

A.刷牙　　　B.洁治　　　C.漱口　　　D.牙龈翻瓣手术　　　E.调𬌗

第三节　口腔黏膜病患者的护理

学习目标

1.掌握口腔黏膜病的临床表现、护理评估及主要护理问题。
2.熟悉常见口腔黏膜病的病因、治疗原则。
3.能制定口腔黏膜常见疾病的护理措施。

一、复发性口腔溃疡

 案例导入

患者，女，35 岁。近 3 个月工作较忙，经常加班，失眠。口腔反复出现自发性剧烈烧灼痛，进食时更甚。检查见唇、颊、舌缘多处黏膜散发的圆形或椭圆形浅溃疡，边界清晰，周围充血，边缘微凸，中心凹陷，表面覆以灰黄色的假膜。

复发性口腔溃疡(recurrent oral ulcer)又称复发性阿弗他溃疡，是口腔黏膜病中最常见的，患病率高达 20% 左右。本病具有周期性反复发作的特性，有自限性，一般 7～10 天自愈。本病任何年龄均可发生，以中青年女性多见。

【护理评估】

(一)健康史

复发性口腔溃疡的病因目前尚不清楚，与多方面因素有关：如免疫功能失调、忧郁、长期失眠、黏膜损伤感染、内分泌失调、消化道溃疡、维生素缺乏等。

(二)临床表现

患者有自发性剧烈烧灼痛,进食时疼痛更甚。病程持续约 7～10 天,具有不治而愈的自限性。口腔黏膜任何部位均可发生,但好发于唇、颊、舌缘、舌腹、前庭沟等角化较差的部位。初期口腔黏膜充血不适,很快破溃成圆形或椭圆形溃疡,周围有红晕,边缘微凸,中心凹陷,基地软,边界清晰,表面覆以灰黄色的假膜。临床上复发性口腔溃疡分为三种类型。

轻型口腔溃疡:最常见,约占 80%。溃疡呈圆形或椭圆形,边界清晰,孤立散在,溃疡数目为 1～5 个,呈孤立散在,一般直径 2～4 mm。好发于口腔黏膜无角化或角化较差的区域,如舌尖、舌缘、舌腹、软腭及唇内侧等处。溃疡有"红、黄、凹、痛"特征,即溃疡中央凹陷,基底不硬,周边有约 1 mm 的充血红晕带,表面覆有浅黄色假膜,灼痛感明显。

口炎型口腔溃疡:溃疡小而多,溃疡数目多达数十个,散在分布于口腔黏膜任何部位。相近溃疡可融合成片,黏膜充血发红,疼痛较重。有自限性,愈合后不留瘢痕。

腺周口腔溃疡:溃疡大而深,直径可在 1～3 cm 左右,中央凹陷、边缘不整齐而隆起,基底较硬,深及黏膜下层直至肌层,呈"弹坑状"。病程可持续数月之久,愈合后留有瘢痕,甚至造成舌尖、腭垂缺损。

(三)心理-社会状况

复发性口腔溃疡反复发作,虽没有明显的全身症状和体征,但患者十分痛苦。溃疡发作期间,患者常惧怕进食,求治心切。

(四)治疗原则

1.局部治疗主要是保护创面,缓解疼痛,促进溃疡愈合。

2.全身治疗主要是对因治疗,减少复发。

【常见护理诊断及合作性问题】

1.疼痛　与口腔黏膜破损、食物刺激有关。

2.焦虑　与口腔溃疡反复发作难以根治、进食疼痛有关。

3.知识缺乏　缺乏相关疾病的防治知识。

【护理措施】

(一)减轻疼痛

1.止痛　若疼痛剧烈,可在进食前用 0.5% 盐酸达克罗宁液或 1% 丁卡因溶液用棉签涂布溃疡面,可迅速止痛。

2.口腔护理　①单个溃疡用 10% 硝酸银或 50% 三氯醋酸等烧灼,进行治疗时,护士应协助隔离唾液、压舌,切勿使药液超出溃疡面,以免伤及周围正常黏膜。②中药散剂局部喷撒,常用双料喉风散、锡类散、冰硼散等。③口腔溃疡药膜(由抗生素、激素、止痛剂等组成)帖敷,每日 3～4 次,也可用 2.5% 金霉素甘油糊剂涂布。对溃疡面大、经久不愈的腺周口疮可局部用糖皮质激素软膏涂抹创面。

3.药物护理　反复发作者,可遵医嘱给予滋阴降火的中药治疗,如知柏地黄丸等。症状特别严重时可酌情给予地塞米松片口服,每次 0.75 mg,每日 2～3 次,连用 3 日即可。

(二)减轻焦虑

耐心解释疏导,使其了解本病有自限性,不经治疗 7～10 天也能自愈,减轻焦虑情绪。特别是对重型溃疡患者,因其病情长而缺乏治疗的信心,应向患者解释病情,减轻其焦虑情绪,鼓励患者树立信心,积极配合治疗。

(三)健康指导

1.注意口腔卫生,餐后漱口,早晚刷牙。给予全流、半流质温凉易消化饮食。

2.保持良好的精神状态,避免紧张、过度劳累、情绪有较大波动等。

3.改变不良的生活习惯,如吸烟、饮酒、喜食刺激性食物等不良习惯。

4.开展疾病知识宣教,让患者了解复发性口腔溃疡的防治及自我护理常识,学会自我调节,去除诱因,防止复发。

二、口腔单纯性疱疹

口腔单纯性疱疹(oral herpes simplex)又名疱疹性口炎,由单纯疱疹病毒引起的口腔黏膜病,是一种常见的口腔黏膜急性传染性发疱性病变。

【护理评估】

(一)健康史

单纯性疱疹主要通过呼吸道、皮肤和黏膜密切接触传播感染引起,在口和口周围发生的疱疹,99%是由 I 型疱疹病毒感染引起的。当机体抵抗力下降时,病毒活跃繁殖,导致疱疹发生。

(二)临床表现

本病发生于 6 岁以下儿童,6 个月至 2 岁婴幼儿更多见。初起时,患儿发热、头痛、流涎、拒食、烦躁不安。1~2 天后,口腔黏膜充血、水肿、出现成簇针尖大小透明水疱,相互融合成较大溃疡,覆盖有淡黄色假膜,周围充血发红。颌下淋巴结肿大、压痛。7~10 天溃疡可自行愈合,不留瘢痕。

(三)心理-社会状况

由于患儿年龄小,不会用语言表达内心感受,常表现为躁动不安、哭闹拒食,家长易产生烦躁及焦虑情绪,求治心切。

(四)治疗原则

1.抗病毒,预防继发感染。

2.局部涂药,促进溃疡愈合。

【常见护理诊断及合作性问题】

1.疼痛　与口腔黏膜破损、食物刺激有关。

2.知识缺乏　缺乏口腔单纯疱疹的防治知识。

【护理措施】

(一)减轻疼痛

1.止痛　使用 0.5%达克罗宁糊剂、2.5%金霉素甘油糊剂涂敷溃疡面。也可用锡类散、养阴生肌散、西瓜霜粉剂局部敷撒。

2.药物护理　服用抗病毒药物阿昔洛韦、更昔洛韦、利巴韦林等,必要时静脉输液,补充维生素 B 和维生素 C。

(二)健康指导

1.耐心向患儿家长解释本病的发病原因,治疗和护理知识,消除他们紧张焦虑情绪,能配合护理工作。

2.告知患儿家属本病的发病原因及特点,嘱患儿家属遵医嘱用药,并注意保持患儿的口腔清洁。

三、口腔念珠菌病

口腔念珠菌病(oral candidiasis)是白色念珠菌感染所引起的口腔黏膜疾病。以哺乳期婴幼儿及体弱儿童多见,具有传染性,又称新生儿鹅口疮或雪口病。

【护理评估】

(一)健康史

白色念珠菌为单细胞真菌。25%～50%的健康人,其口腔、消化道、阴道可带有念珠菌,但并不发病,当机体防御功能下降或全身长期大量应用广谱抗生素及免疫抑制剂导致菌群失调时,该菌就会大量繁殖而致病。婴儿常在分娩过程中被阴道念珠菌感染或通过被念珠菌污染的哺乳器及母亲乳头感染而致病。

(二)临床表现

好发于婴幼儿的唇颊、舌、腭等黏膜处。检查可见唇、颊、舌、腭等损害区黏膜充血,出现散在白色柔软小斑点,随后融合成白色丝绒状斑片,斑片附着不十分紧密,稍用力可擦除而遗留潮红溢血的创面。患儿常烦躁不安、啼哭、拒食、偶有低热,全身反应轻。

(三)实验室及辅助检查

实验室检查:病灶取样涂片检查可发现典型的菌丝和孢子。

(四)心理-社会状况

由于患儿躁动不安、哭闹拒食,家长易产生烦躁及焦虑情绪,求治心切。

(五)治疗原则

1.局部可用 2%～4%碳酸氢钠(小苏打)溶液或浓茶水洗涤擦拭患儿口腔。

2.母亲在哺乳前后应洗净乳头或严格消毒哺乳用具,以免重复感染。

3.病情严重的成人患者可给予抗真菌药物。

【常见护理诊断及合作性问题】

1.口腔黏膜受损　与黏膜充血、白色斑块物覆盖有关。

2.知识缺乏　缺乏本病的预防和护理知识。

【护理措施】

(一)促进黏膜修复

1.遵医嘱给予 2%～4%碳酸氢钠液擦拭或漱口,使口腔呈碱性环境以抑制念珠菌的生长繁殖。

2.患处用消毒无菌纱布清洗后,涂制霉菌素液,每日 3～4 次。

3.重症患儿遵医嘱给予抗真菌药物,如酮康唑、咪康唑等,口腔局部抗真菌药物制剂涂抹。

(二)健康指导

1.耐心向患儿家长解释本病的发病原因、治疗和护理知识,消除他们的紧张焦虑情绪,能配合护理工作。

2.告知患儿家长相应的预防措施,哺乳期间注意哺乳用具及母亲乳头要经常清洗消毒,保持清洁。哺乳后用温开水清洗口腔,保持口腔清洁。

3.经治疗病变消失后,仍需继续用药3～5日,预防复发。

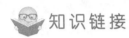知识链接

手足口病

手足口病是由肠道病毒引起的,是以手、足皮肤疱疹和口腔黏膜疱疹或破溃后形成溃疡伴发热为特征的疾病。皮肤疱疹多在发病第2天出现,皮疹呈离心性分布,常见于手指或足趾背面、指甲周围及足跟边缘;婴幼儿或皮疹多者,还可见于手掌、足底、臀部、大腿内侧以及会阴部。先是玫瑰色红斑或斑丘疹,1天后即有部分皮疹形成半透明的疱疹,临床上有不痒、不痛、不结痂、不留瘢痕的"四不"特征。治疗主要是抗病毒及对症治疗,可服用维生素B、维生素C及抗病毒药物,或用抗生素、鱼肝油涂抹口腔,消炎止痛。患儿充分休息,保证患儿衣服清洁,避免皮疹感染。口腔溃疡的幼儿要注意口腔卫生,进食前后可用生理盐水或温开水漱口。

四、口腔黏膜白斑

【护理评估】

口腔黏膜白斑(oral leukoplakia,OLK)是发生在口腔黏膜的白色或灰白色角化性病变的斑块状损害。少数白斑可发生癌变,其癌变率约为3％～5％,以中老年男性多见。

(一)健康史

1.吸烟 是最常见的原因,口腔白斑患者中吸烟者占80％～90％。

2.饮食习惯 如饮酒、常吃过热或辛辣食物。

3.不良刺激 口腔内的残根、残冠、不良修复等长期不良刺激均可能诱发白斑。

4.其他 白色念珠菌感染、维生素A、维生素B_{12}和叶酸的缺乏、缺铁性贫血、内分泌紊乱等因素能影响上皮角化,也与白斑的发生有关。

(二)临床表现

1.症状 患者口腔黏膜有粗糙感、干涩感、味觉减退,当伴有溃烂时,可有刺激痛。

2.体征 检查口腔白斑好发于颊黏膜,舌部次之。唇、前庭沟、腭、牙龈也有发生。斑块呈灰白色或乳白色,稍高于黏膜,边界清楚,表面粗糙,触之较硬。少数可有皲裂和溃疡。

(三)心理-社会状况

当患者了解该病可为口腔黏膜癌前病变时,易产生焦虑、恐惧心理。有强烈治疗的意愿,但又对治疗结果缺乏信心。

(四)治疗原则

消除刺激因素,对症治疗,定期复查。白斑治疗过程中如有增生、硬结、溃疡等改变时,应

及早手术切除或冷冻治疗。

【常见护理诊断及合作性问题】

1. 口腔黏膜受损 与口腔黏膜变色、增厚、皲裂、糜烂、溃疡有关。

2. 恐惧 与惧怕白斑癌变有关。

3. 知识缺乏 缺乏口腔白斑病的治疗与预防知识。

【护理措施】

(一)手术切除病损

1. 遵医嘱用药,局部用 0.1%～0.3%维 A 酸软膏或鱼肝油涂擦。口服维生素 A、维生素 E、叶酸等,或复合维生素制剂,连续 1～2 个月。

2. 协助医生拔除口腔内牙齿残根、摘除不良修复体等。

3. 白斑需手术切除或冷冻治疗时,遵医嘱准备好手术所需物品,如器械、冷冻剂、麻药、敷料、棉球等。术中正确传递器械,保持手术视野清晰,术后嘱患者遵医嘱服药,定期复诊。

(二)消除恐惧

给予患者积极的心理支持,帮助其消除恐惧、焦虑情绪,使其能正确对待疾病、树立信心,积极配合治疗。如需手术时,术前向患者解释手术过程和手术的必要性,以争取患者的积极配合。

(三)健康指导

1. 告知患者口腔白斑的发病因素,戒烟、戒酒是预防口腔白斑发生的最有效措施。

2. 注意口腔卫生,消除一切局部刺激因素。如少吃刺激性食物,及时清除牙结石,拔除残根、残冠、不良修复体等。

3. 嘱患者遵医嘱定期复查。对已治愈的白斑患者需追踪观察,一般每半年或 1 年复查 1 次,以便对复发者早发现、早治疗。

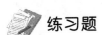 练习题

A 型题

1. 复发性口腔溃疡具有自限性,自愈一般需( )

A. 3～5 天 B. 5～7 天 C. 7～10 天 D. 10～12 天 E. 12～15 天

2. 复发性口腔溃疡可能的护理诊断是( )

A. 体温升高 B. 口腔黏膜改变 C. 吞咽困难 D. 语言沟通障碍 E. 知识缺乏

3. 轻型复发性口腔溃疡好发部位不包括( )

A. 唇 B. 舌缘、舌尖 C. 硬腭 D. 颊 E. 前庭沟

4. 念珠菌病的致病菌是( )

A. 金黄色葡萄球菌 B. 变形链球菌 C. 绿脓杆菌 D. 大肠杆菌

E. 白色念珠菌

5. 治疗白斑的首要措施是( )

A. 手术切除 B. 0.2%维甲酸溶液局部涂布 C. 维生素 A 口服

D. 去除刺激因素 E. 增强机体免疫能

6.鹅口疮多见于( )

A.婴幼儿或儿童　　　　　B.婴幼儿或老年人　　　　　C.成人

D.儿童或成人　　　　　E.成人或老年人

7.轻型复发性阿弗他溃疡的口腔损害临床特征是( )

A.散在圆形或椭圆形溃疡、疼痛　　　　B.散在多形性溃疡、疼痛

C.分散成簇针头大小物透明小疱　　　　D.增生性菜花状溃疡

E.白色小丘疹连成线条状或网状损害( )

8.复发性口腔溃疡护理措施中,不正确的是

A.口腔局部消炎,止痛、促愈合　　　　B.手术切除

C.局部涂溃疡膜　　　D.补充营养　　　E.局部喷撒锡类散

9.男婴,3个月,1周来口腔黏膜出现白色凝乳状的斑点及斑块,可擦掉,患儿啼哭,哺乳困难。应怀疑为( )

A.口腔念珠菌病　　　　　B.复发性口腔溃疡　　　　　C.疱疹性龈口炎

D.球菌性口炎　　　　　E.克罗恩病

(任 冬)

第四节　口腔颌面部感染患者的护理

学习目标

1.掌握面部疖痈、智齿冠周炎及颌面部间隙感染的护理措施。

2.熟悉颌面部感染常见病的临床表现。

3.了解口腔颌面部间隙感染的治疗原则和辅助检查手段。

口腔颌面部感染是因致病微生物入侵引起的口腔颌面部软、硬组织局部乃至全身的复杂炎症性疾病。

口腔颌面部位于消化道和呼吸道的起始端,通过口腔和鼻腔与外界相通,正常时即有大量的微生物存在,在颜面部各器官部位遭受损伤、手术或全身抵抗力下降等因素影响下,均可导致正常微生物生态失调的内源性或外源性感染的发生。

颜面及颌骨周围存在较多相互连通的潜在性筋膜间隙,其间含疏松的蜂窝结缔组织,形成感染易于蔓延的通道,加之颜面部血液循环丰富,鼻唇部静脉常无瓣膜,致使在鼻根至两侧口角区域内发生的感染易向颅内扩散,而被称为面部"危险三角区"。

面颈部具有丰富的淋巴结,口腔、颜面及上呼吸道感染,可沿相应淋巴引流途径扩散,发生区域性的淋巴结炎,特别是儿童淋巴结发育尚未完善,感染易穿破淋巴结被膜,形成结外蜂窝织炎。

口腔颌面部感染以牙源性感染最多见,经由淋巴途径的腺源性感染多见于婴幼儿,损伤性、血源性及由于手术、穿刺、各种操作消毒不严的医源性继发性炎症则较少见。本节主要介绍面部疖痈、冠周炎、颌面部间隙感染患者的护理。

一、面部疖痈

面部皮肤是人体毛囊及皮脂腺、汗腺最丰富的部位之一，又是人体暴露部位，接触外界污物、细菌机会多，易招致损伤，因此引起单一毛囊及其附件的急性化脓性炎症者称疖，其病变局限于皮肤浅层组织。相邻多数毛囊及其附件同时发生急性化脓性炎症者称痈，其病变波及皮肤深层毛囊间组织，并可能造成大范围的炎性浸润或组织坏死。

颜面部疖、痈致病菌主要是金黄色葡萄球菌。皮肤不洁或剃须等原因引起皮肤的损伤均可成为局部诱因；全身衰竭、患消耗性疾病或糖尿病的患者，也易发生疖痈。

【护理评估】

(一)健康史

仔细询问病史，了解患者是否患有消耗性疾病或糖尿病等，有无皮肤不洁或剃须等原因引起皮肤的损伤等，询问患者有无搔抓、挤压、挑刺、热敷等局部不当的处理措施。

(二)临床表现

疖初期为皮肤上出现红、肿、热、痛的小硬结，呈锥形隆起，触之疼痛；2～3 天硬结顶部出现黄白色脓头，周围为红色硬盘，患者自觉局部瘙痒、烧灼感及跳痛，之后脓头破溃，排出少量脓液后疼痛减轻；或其顶端形成一个脓栓，与周围组织分离进而脱落，炎症逐渐消退，创口自行愈合。除引流区淋巴结可伴轻度肿痛外，一般无明显全身症状。若处理不当，可导致炎症扩散。

痈好发于唇部，上唇多于下唇，男性多于女性。感染的范围和组织坏死的深度均较疖严重并伴剧烈的疼痛。炎症初期可形成迅速增大的紫红色炎性浸润块，其后皮肤上出现多个黄白色脓头，破溃后溢出脓血样分泌物，继之脓头周围组织亦有坏死，坏死组织溶解排出后，可形成多个蜂窝状腔洞。感染可波及深层组织，引起皮下组织坏死，致使整个病变区组织呈酱紫色浸润块，痈周围和深部的组织呈弥散性水肿。唇痈患者常发生局部区域淋巴结肿大、压痛。全身中毒症状明显，更易伴发颅内海绵窦静脉炎、菌血症、脓毒症以及中毒性休克和水电解质紊乱，从而导致较高的死亡率。

(三)实验室及辅助检查

1.血常规检查　白细胞计数增高、中性粒细胞比例增高。

2.脓液细菌培养　明确致病菌。

3.药物敏感试验　选择正确的抗生素。

(四)心理-社会状况

面部疖、痈发生于颜面部，患者常认为影响自己的面容，妨碍正常社交，因而出现焦虑、烦躁。个别患者擅自采取不当处理方法，如随意搔抓或挤压排脓等，往往会导致炎症扩散。也有患者对本疾病重视不够，以致延误治疗导致严重后果。

(五)治疗原则

面部疖、痈的治疗应局部与全身治疗相结合。在炎症早期，无显著全身症状时应以局部治疗为主，同时选择必要的药物治疗。

【常见护理诊断及合作性问题】

1.有感染扩散的危险　与局部和全身抵抗力低下有关。

2.体温过高　与感染导致全身中毒反应有关。

3.疼痛　与炎症刺激有关。

4.知识缺乏　缺乏对疖、痈治疗的正确认识。

【护理措施】

(一)严密观察病情,防止感染扩散

1.密切观察患者生命体征和病情的变化,警惕并发症的发生,如患者有无脑膜炎、脑脓肿、颅内高压、败血症以及有无中毒性休克等症状,若发现以上异常情况,应及时汇报医生,积极配合给予对症治疗和相应的护理措施。

2.提供舒适安静的休息环境,嘱患者卧床休息。唇痈患者应限制唇部活动,如说话及咀嚼等。病情严重者进食时,可用管饲或鼻饲流质,增加液体摄入。

(二)恢复并维持正常体温

遵医嘱使用抗生素,观察疗效。体温过高者应给予物理降温如头部湿敷、酒精擦浴等,或遵医嘱使用解热镇痛药。

(三)减轻疼痛

疖初起时可用2%碘酊或碘伏涂擦局部,每日一次;痈可用高渗盐水或含抗生素的盐水纱布局部湿敷。对急性炎症得到控制并有明显皮下脓肿的考虑切开引流,解除疼痛。护士准备相应的药物、器械等,协助医生,进行以上操作,术中注意观察患者反应。

(四)健康指导

向患者介绍颜面部的生理特点及疖痈处理不当可导致的严重后果。告诉患者当面部发生疖、痈时,切忌搔抓、挤压、挑刺、热敷等,一定及时到医院就诊,防止感染扩散。

二、智齿冠周炎

智齿冠周炎,是指智齿(第三磨牙)萌出不全或阻生时,牙冠周围软组织发生的炎症。主要发生于18～25岁智齿萌出期的青年人和萌出不全阻生智齿的患者。临床上以下颌智齿冠周炎多见,常以急性炎症形式出现。

【护理评估】

(一)健康史

人类种系发生和演化过程中,随着食物越来越精细,导致咀嚼器官的退化,造成颌骨长度与牙列所需长度的不协调。第三磨牙是最后萌出的牙,常因萌出位置不足而导致阻生。阻生智牙在萌出过程中,牙冠可部分或全部为龈瓣覆盖,龈瓣和牙冠之间形成较深的盲袋(图9-4-1),有利于食物残渣的潜藏和细菌的滋生,加上来自冠部牙龈的机械性损伤,使龈瓣及附近组织形成溃疡,易受感染。当机体抵抗力下降、局部细菌毒力增强时,常诱发冠周炎急性发作。

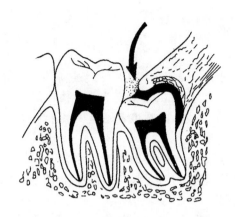

图 9-4-1　阻生牙引起的盲袋

(二)临床表现

1.症状

初期全身无明显反应,患者自觉患侧磨牙后区胀痛不适,在进食、咀嚼、吞咽、开口时疼痛加重;炎症继续发展,局部自发性跳痛并可放射至耳颞区;炎症侵及咀嚼肌则出现不同程度的张口受限,甚至"牙关紧闭"。全身症状可有不同程度的畏寒、发热、头痛、食欲减退、全身不适等。慢性冠周炎多无明显症状,局部有轻度压痛、不适。

2.体征

检查常见下颌智齿萌出不全,冠周软组织红肿、糜烂、触痛。探针可探及阻生牙并可从龈袋内压出脓液。重者炎症可波及腭舌弓和咽侧壁,伴明显的开口困难。当化脓性炎症局限后,可形成冠周脓肿,有时可自行破溃。炎症严重时,可引起邻近组织器官或筋膜间隙的感染。通常患侧下颌下淋巴结常有肿胀、压痛。

(三)心理-社会状况

发病初期症状轻微,常被患者忽视而延误治疗,致使炎症迅速发展,甚至出现严重的并发症。此时患者急于就诊,因疼痛、张口受限、进食困难而感到十分痛苦和焦虑。阻生牙需拔除时患者惧怕手术疼痛产生恐惧心理。

(四)实验室及辅助检查

实验室检查可见白细胞总数稍有增高、中性粒细胞比例上升、核左移。X线片检查,可帮助了解阻生牙的生长方向、位置、牙根及牙周情况。

(五)治疗原则

急性期治疗以消炎、镇痛、切开引流、增强机体抵抗力为主。当炎症转入慢性期后,对于不可能萌出的阻生牙应尽早拔除,以防感染再发。

【常见护理诊断及合作性问题】

1.急性疼痛　与感染有关。

2.潜在并发症:面颊瘘、间隙感染等。

3.知识缺乏　缺乏疾病的有关防治及护理知识。

【护理措施】

(一)减轻疼痛

1.局部护理　协助医生对冠周炎龈袋用1%～3%过氧化氢溶液、生理盐水、1∶5000高锰酸钾液、0.1%氯己定反复冲洗,直到溢出液清亮为止。擦干局部,用探针蘸取2%碘酒、碘甘油或少量碘酚入龈袋内,每日1～3次,并嘱患者用温热水等含漱剂漱口,保持口腔卫生。

2.手术护理

(1)切开引流:如龈瓣附近脓肿形成,协助医生及时切开并放置引流条。

(2)龈瓣切除:急性炎症消退后,对有足够萌出位置且牙位正常的智齿,协助医生在局麻下切除智齿冠周龈瓣,以消除盲袋。

(3)智牙拔除术:急性炎症消退后,若智牙牙位不正,无足够萌出位置,相对的同名牙位置不正或已拔除者,为避免炎症复发,均应尽早拔除。协助医生,在局麻下拔牙,选择合适的局麻药物、器械等,嘱患者术后注意事项。

(二)密切观察病情,预防并发症

如患者出现体温升高、张口受限、呼吸困难等情况,应警惕并发症的发生,及时报告医生并协助护理。

(三)健康指导

向患者宣传冠周炎的发病原因及早期治疗的重要性,由于阻生智齿可能引起局部感染、邻牙损害、颞下颌关节紊乱病,成为牙源性囊肿及肿瘤的潜在病源,且本身无法建立正常的咬合关系而行使功能,故对无保留价值的阻生牙、病灶牙,待急性炎症消退后应及时拔除,防止复发。

三、颌面部间隙感染

口腔、颜面、颈部深面的知名解剖结构,均有致密的筋膜包绕,在这些筋膜之间充满着脂肪或疏松结缔组织。感染常沿这些薄弱的结构扩散,故将其视为感染发生和扩散的潜在间隙。根据解剖结构和临床感染常表现的部位,将其分为眶下间隙、咬肌间隙、翼下颌间隙、颞下间隙、颞间隙、下颌下间隙、咽旁间隙、颊间隙、口底间隙等。感染累及潜在筋膜间隙内结构,初期表现为蜂窝织炎,故此类感染又称为颌面部蜂窝织炎,在脂肪结缔组织变性坏死后,则可形成脓肿。化脓性炎症可局限于一个间隙内,亦可波及相邻的几个间隙,形成弥散性蜂窝织炎或脓肿,甚至可沿神经、血管扩散,引起海绵窦血栓性静脉炎、脑脓肿、败血症、纵隔炎等严重并发症。

【护理评估】

(一)健康史

1.细菌感染　多为需氧菌和厌氧菌引起的混合感染,也可为葡萄球菌、链球菌等引起的化脓性感染,或厌氧菌等引起的腐败坏死性感染。

2.继发感染　口腔颌面部间隙感染均为继发感染,最常见为牙源性感染,如下颌第三磨牙冠周炎、根尖周炎等;其次是腺源性感染,多见于幼儿;损伤性及血源性感染少见。

(二)临床表现

局部表现为红、肿、热、痛、功能障碍,引流区淋巴结肿痛等典型症状。重者可出现高热、寒战。如咀嚼肌受累,可出现张口受限,进食困难。炎症侵及喉头、咽旁、口底,可引起局部水肿,使咽腔缩小、压迫气管或致舌体抬高后退,造成不同程度的呼吸和吞咽困难。浅层间隙感染炎症局限时可扪及波动感;深层间隙感染局部有凹陷性水肿及压痛点。

全身症状因细菌的毒力及机体的抵抗力不同而有差异,如患者表现为畏寒、发热、头痛、全身不适、乏力、食欲减退、尿量减少等;严重感染可伴有败血症、脓血症,甚至可发生中毒性休克等症状。

(三)心理-社会状况

颌面部间隙感染所致局部及全身症状严重,患者对疾病的预后十分担忧,感到紧张及焦虑,常常表现出烦躁不安、失眠、沉默或多语,此时特别需要亲人的安慰和细心的照顾。

(四)实验室及辅助检查

1.波动试验　在炎症局限形成脓肿后,波动感是浅部脓肿的重要特征。深部脓肿,波动感不明显,但压痛点比较清楚,按压脓肿区的表面皮肤常出现不能很快恢复的凹陷性水肿。

2.穿刺法　协助确诊深部脓肿有无脓液或脓肿的部位。

3.B超或CT检查　进一步明确脓肿的部位及大小;或引导进行深部脓肿的穿刺或局部给药等。

4.实验室检查　可见白细胞计数明显升高或出现中毒颗粒、核左移。

5.脓液涂片及细菌培养检查　可确定细菌种类,指导用药。腐败坏死性感染脓液稀薄、污黑且有恶臭;化脓性感染脓液呈黄色或粉红色。

(五)治疗原则

颌面部间隙感染的治疗要从全身和局部两方面考虑。但对于轻度感染,一般局部治疗即能治愈。对于严重的感染,应仔细检查并判断感染的严重程度;评估患者全身状况,了解其免疫及抗御感染的能力;必要时切开引流,清除感染灶,合理使用抗生素。

【常见护理诊断及合作性问题】

1.急性疼痛　与感染引起局部肿胀、组织受压有关。

2.体温过高　与感染引起全身反应有关。

3.焦虑　与病情严重、全身不适及担心预后有关。

4.潜在并发症:海绵窦血栓性静脉炎、脑脓肿、败血症等。

【护理措施】

(一)减轻疼痛

1.一般护理　注意休息,为患者提供安静舒适的休息环境。急性期感染严重者应卧床休息,尽量少说话,减少活动,避免不良刺激。给予高营养易消化的流质饮食,张口受限者采取吸管进食。注意保持局部清洁,一般每日用0.9%的生理盐水行口腔冲洗3次,必要时可配合使用含氯漱口液或1%～1.5%过氧化氢液漱口。

2.治疗配合

(1)药物护理:急性期脓肿未形成阶段,可局部外敷中成药六合丹、抑阳散、金黄散等,可起到消肿、止痛或促进炎症局限的作用。病情严重者遵医嘱给予全身支持治疗,静脉输液,以减轻中毒症状。

（2）手术护理：颌面部间隙感染已化脓并形成脓肿或脓肿已自溃而引流不畅时，应进行切开引流或扩大引流术。由牙源性感染引起的炎症，治疗好转后，应拔除病灶牙，否则炎症易反复发作。如肿胀严重引起呼吸困难者，必要时行气管切开术。护士准备相应的药物、器械等，协助医生在局麻下，进行以上操作，术中注意观察患者反应。

（二）恢复体温

体温过高时，给予头部湿敷、温水浴、酒精擦浴等物理降温；必要时及时遵医嘱应用药物降温。

（三）密切观察病情，预防并发症

及时准确按医嘱用药，严密观察病情，注意生命体征、局部及全身症状变化，做好护理记录。警惕海绵窦血栓性静脉炎、败血症、脓毒血症、窒息等并发症的发生。

（四）健康指导

向患者介绍口腔颌面部解剖结构，使其认识间隙感染的危害性。感染控制后，嘱患者及时处理病灶牙。指导患者进行自我护理，如口腔卫生、进食方式、局部创口的自我保护、预防感染的措施等。

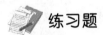 练习题

A1 型题

1. 面部危险三角区内的感染，若处理不当可引起（　　）

A. 海绵窦血栓性静脉炎　　　　B. 鼻前庭炎　　　　　　C. 角膜炎

D. 急性根尖周炎　　　　　　　E. 结膜炎

2. 对智牙冠周炎的护理中，常用的冲洗药物不包括（　　）

A. 1%～3%过氧化氢溶液　　　B. 生理盐水　　　　　　C. 0.1%氯己定

D. 碘甘油　　　　　　　　　　E. 1：5000 高锰酸钾液

3. 口腔颌面部间隙感染多来源于（　　）

A. 牙源性感染　　　　　　　　B. 腺源性感染　　　　C. 损伤性感染

D. 血源性感染　　　　　　　　E. 逆行性感染

第五节　口腔颌面部损伤患者的护理

学习目标

1. 掌握口腔颌面部损伤的急救护理措施。

2. 熟悉口腔颌面部损伤的临床表现。

3. 了解口腔颌面部损伤致病因素。

　　口腔颌面部损伤是口腔常见病多发病,与全身损伤有共同之处,但口腔颌面部,具有其特殊的解剖及生理特点及功能,因此口腔颌面部损伤与急救各有其特点。口腔颌面部损伤的类型很多,临床上以软组织损伤、牙和牙槽突损伤、颌骨骨折为常见。

【护理评估】

(一)健康史

　　口腔颌面部损伤平时多因工伤、运动损伤、交通事故和生活中的意外伤害所致,战时主要为火器伤。

(二)临床表现

　　1.口腔颌面部损伤的特点

　　(1)口腔颌面部血液循环丰富在损伤时的利与弊:由于血运丰富,一方面伤后出血多,易形成血肿,引起窒息;另一方面,组织抗感染与再生能力强,易于创口愈合。

　　(2)牙在损伤时的利与弊:颌面部损伤常伴有牙损伤,牙上的结石、细菌等可带入深部组织,引起创口感染,影响愈合;另外,牙列的移位和咬合关系错乱也有利于诊断颌骨骨折。

　　(3)易并发颅脑损伤:上颌骨或面中 1/3 部位损伤容易并发颅脑损伤,包括脑震荡、脑挫伤、颅内血肿和颅底骨折等。

　　(4)有时伴有颈部伤:下颌骨损伤易并发颈部伤,注意有无颈部血肿、颈椎损伤或高位截瘫。

　　(5)易发生窒息:颌面部损伤时,可因组织移位、肿胀及舌后坠、血凝块和分泌物的堵塞而影响呼吸甚至发生窒息。

　　(6)影响进食和口腔卫生:颌面部损伤后会影响张口、咀嚼、语言等功能,妨碍进食;患者应注意口腔卫生,预防创口感染。

　　(7)易发生感染:颌面部窦腔多,存在大量细菌,若与创口相通,易发生感染。

　　(8)可伴有其他解剖结构的损伤:颌面部唾液腺、神经等广泛分布,如腮腺损伤可并发涎瘘;面神经损伤可并发面瘫等。

　　(9)面部畸形:颌面部受损伤后,常有不同程度的面部畸形,加重患者的心理负担。

　　2.损伤分类及特点

　　(1)口腔颌面部软组织损伤:根据损伤原因和伤情的不同可分为擦伤;挫伤;刺、割伤;撕裂或撕脱伤;咬伤等,表现为皮肤变色及皮下淤血、疼痛、肿胀、伤口出血,甚至咀嚼功能障碍等,严重者可出现休克症状。经过急救后患者全身情况好转,条件具备,即应对创口进行早期清创术。

　　(2)牙及牙槽突损伤:一般前牙及上颌牙槽突损伤较多。有牙挫伤、牙脱位、牙折、牙槽突骨折等几类,常伴唇和龈的肿胀和撕裂伤。治疗时应将牙槽突及牙复位到正确的解剖位置。

　　(3)颌骨骨折:包括上颌骨骨折、下颌骨骨折及上、下颌骨联合骨折等。

　　骨折伴发出血、肿胀、疼痛、骨折移位、咬合关系错乱、感觉异常和功能障碍等。颌骨骨折患者应及早进行治疗,若全身情况不佳,应先抢救患者生命。目前手术开放复位坚强内固定为主要的治疗技术。

(三)心理-社会状况

　　口腔颌面部损伤多因意外伤害,尤其是交通事故所致,常伴发其他部位的损伤和危及生命的并发症,患者常有不同程度的面部畸形,从而加重其心理负担,表现出恐惧与焦虑情绪,患者及家属对手术疗效期望较高。

(四)实验室及辅助检查

X线片、CT检查显示骨折部位、数目、方向、类型、骨折移位和牙与骨折线的关系等情况。

【常见护理诊断及合作性问题】

1.有窒息的危险 与软组织移位、水肿、血凝块和分泌物堵塞等有关。

2.体液不足 与损伤后失血过多有关。

3.吞咽困难 与疼痛、咬合错乱、咀嚼功能障碍、下颌制动有关。

4.潜在并发症:休克、颅脑损伤、感染等。

【护理措施】

(一)保持呼吸道通畅,防止窒息

窒息分为阻塞性窒息和吸入性窒息两类。护士协同医生进行急救。

对阻塞性窒息的患者,先解开颈部衣扣,并使患者的头部偏向一侧或采取俯卧位,采用俯卧位时,需垫高患者的前额。用手指或器械伸入口腔咽喉部,迅速取出阻塞物。用吸引器吸出分泌物、血液、血凝块等。如有舌后坠时,可将舌拉出口外,缝线固定于外衣扣上或颈部绷带上。对因肿胀压迫呼吸道的患者可经口鼻插入通气管,如呼吸已停止,可紧急做环甲膜切开术进行复苏。

对吸入性窒息的患者,应立即行快速气管切开术,通过气管导管,充分吸出进入下呼吸道的血液、分泌物和其他异物。

(二)有效止血、抗休克

1.止血 出血的急救,应根据损伤的部位、出血的来源和程度等采用相应的止血办法。止血时还应结合患者生命体征的观察,判断出血量,及时补充血容量,纠正出血性休克。常用的止血方法有压迫止血,如指压止血法、包扎止血法、填塞止血法等;结扎止血;药物止血等。

2.抗休克 对休克早期或处于代偿期的患者,应迅速建立输液通道,快速补充血容量,可输入晶体液和胶体液,成人首剂量一般为 2000 mL,在此基础上观察全身状况,遵医嘱再做处理;中度休克者以输全血为主,第 1 h 可输血 1000 mL,然后根据患者临床表现,调整补充其他液体;对重度休克患者,要在 10～30 min 内快速输入全血 1500 mL,以后根据需要调整输血、补液的量和速度。

(三)改善吞咽功能

因组织损伤,患者无法正常进食。依据伤情决定饮食的性质与种类,能进食者给予高热量、高蛋白、高维生素和矿物质丰富饮食。根据医嘱给予用流质、半流质、稀软食品。

(四)密切观察病情,防止并发症

观察生命体征,测量体温、脉搏、呼吸、血压,观察神志及瞳孔变化。严密观察伤口出血情况,出血多出现休克、颅脑损伤、感染等征兆时,应及时报告医生,并协助护理。

(五)健康指导

宣传口腔颌面部损伤的危害,提高人们的预防保健意识。鼓励患者待全身状况好转后,早期活动,进行功能锻炼,促进伤口愈合,预防并发症。

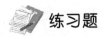练习题

A1 型题

1. 以下哪一项不是常见的颌面部损伤类型(　　)

A. 软组织损伤　　　　　　B. 面瘫　　　　　　C. 牙和牙槽突损伤

D. 颌骨骨折　　　　　　　E. 脑挫伤

2. 以下哪一项不是颌面部损伤易发生窒息的原因(　　)

A. 分泌物的堵塞　　　　　B. 组织移位、肿胀　　　　C. 牙损伤

D. 舌后坠　　　　　　　　E. 血凝块阻塞

3. 对窒息患者的急救,以下做法不正确的是(　　)

A. 对患者采取仰卧位或头偏向一侧　　　　　　B. 若有阻塞物,应迅速取出

C. 用吸引器吸出分泌物、血凝块等　　　　　　D. 严重者可做气管切开

E. 舌后坠时,应将舌拉出口外并固定

第六节　牙列缺损和牙列缺失患者的护理

学习目标

1. 掌握牙列缺损和牙列缺失患者的护理措施。
2. 熟悉牙列缺损和牙列缺失的概念及危害。
3. 了解牙列缺损和牙列缺失的治疗方法。

牙列缺损是指在上、下颌牙列内的不同部位有不同数目的牙齿缺失,牙列内同时有不同数目的天然牙存在。牙列缺失是指上颌、下颌或上下颌牙齿全部缺失,又称无牙颌。牙列缺损或缺失后破坏了咀嚼器官的完整性,如未及时修复,可造成缺隙的邻牙倾斜移位,影响口腔功能,或引起龋病、牙周病、颞颌关节功能紊乱等疾患。

【护理评估】

(一)健康史

主要原因为龋病、牙周病、外伤、颌骨疾病或发育障碍等造成牙列缺损或缺失。了解患者健康状况,有无慢性疾病或传染性疾病,有无药物过敏史或牙用材料过敏史。

(二)身体状况

患者因牙列缺损的范围、程度、部位、数量的不同,可有不同的临床表现,如咀嚼功能减退、发音功能障碍、缺牙区牙龈、牙槽骨萎缩、面容改变等。

(三)辅助检查

通过 X 线摄片检查,了解患者口腔当前情况或治疗情况。

(四)心理-社会状况

牙缺失后,多数患者往往因发音不准、容貌变化和咀嚼功能受到影响,产生焦虑心理,不愿与人交往。患者对治疗效果期望很高,希望能恢复原来的面容美观和功能。

(五)治疗原则

牙列缺损或缺失可采用义齿进行修复。考虑到牙龈及牙槽骨的吸收问题,一般在拔牙后1～3个月后进行义齿修复。牙列缺损患者可用固定义齿和可摘局部义齿修复。牙列缺失患者可用全口义齿修复。设计制作的义齿除要恢复原来牙列的生理功能外,且不能损害口腔组织的健康。

【常见护理诊断及合作性问题】

1.焦虑　与容貌变化、发音和咀嚼功能受到影响有关。
2.组织完整性受损　与牙列缺损或缺失所致有关。
3.语言沟通障碍　与前牙缺损导致发音不清有关。
4.知识缺乏　缺乏对修复治疗的方法及相关知识。

【护理措施】

(一)减轻焦虑

向患者介绍各种义齿修复方法及效果,鼓励患者在规定时间内尽早修复缺失牙,恢复正常生活。

(二)修复失牙,改善咀嚼、语言功能

失牙患者的治疗步骤是:备牙、取模和戴牙。在修复治疗过程中,护士应根据治疗需要,及时增减器械及传递所需用物,主动进行椅旁配合。

1.牙体预备的护理　引导患者上椅位,戴上胸巾,调节椅位及光源。治疗前向患者解释磨牙的目的,取得患者合作。医生治疗时,放好吸唾器,协助医生牵拉口角,压患侧舌体,暴露术区。

2.制取印模的护理　选择合适的托盘,印模材料。遵医嘱调拌所需印模材料,配合医生制取印模后,经消毒处理,灌注模型,预约患者复诊时间,清理用物,消毒后归还原处。

3.义齿试戴的护理　核对患者病历、姓名及义齿,安排患者于治疗椅上。将已完成的义齿放入检查盘内,备齐所需用物。医生试戴成功,将义齿抛光、消毒后,交患者戴入口内,教会患者正确摘戴义齿。

(三)健康指导

告知患者失牙后及时进行修复的重要性。教会患者正确使用及保护义齿,交代注意事项,有问题及时复诊。

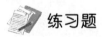 练习题

A1 型题

1.以下哪项不是牙缺失后的危害(　　　)

A.咀嚼功能减退　　　　B.面容改变　　　　C.不妨碍发音

D.缺牙区牙龈萎缩　　　E.缺牙区牙槽骨萎缩

2.对牙列缺失患者的护理不包括(　　　)

A.鼓励患者越早镶牙越好　　　B.向患者介绍各种义齿修复方法及效果

C.医生治疗过程中做好配合　　　D.教会患者正确摘戴义齿

E.给予患者必要的健康指导

第七节　先天性唇腭裂患者的护理

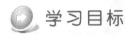 学习目标

> 1.掌握先天性唇腭裂患者的临床表现及护理措施。
>
> 2.了解先天性唇腭裂患者的概念。

先天性口腔颌面部发育畸形,以唇裂、腭裂最常见,占所有面部畸形的 2/3,其患病率约为 1‰。据统计,唇腭裂男女性别比为 1.5：1,男性多于女性。唇腭裂患者常有不同程度的功能障碍和外貌缺陷。治疗主要采用手术整复的方法,以达到恢复功能和形态接近正常的目的。

一、先天性唇裂

唇裂是胎儿在发育过程中,特别是胎儿发育成形的前 12 周,受到某些因素的影响,使上颌突与球状突未能融合而发生裂隙。

【护理评估】

(一)健康史

引起胚胎发育和融合障碍的确切原因尚不明确,可能为多种因素影响所致,根据大量研究表明,唇裂的发生可能与遗传、营养、感染和损伤、内分泌、药物、物理和烟酒等因素有关。

(二)临床表现

临床上,根据裂隙部位可将唇裂分为单侧唇裂和双侧唇裂。根据裂隙的程度分为 3 度。Ⅰ度唇裂:仅限于红唇部分裂开;Ⅱ度唇裂:上唇部分裂开,但鼻底尚完整;Ⅲ度唇裂:整个上唇至鼻底完全裂开(图 9-7-1)。

唇裂可造成唇部外形缺陷和吸吮、咀嚼、语言、表情等功能障碍。

(三)心理-社会状况

婴幼儿期未进行整复术者,常有自卑心理,性格孤僻,不愿与人交往,常会受到同龄儿童的歧视,父母也受到极大的心理创伤,对治疗方法、术后效果和患儿的前途担忧。

(四)治疗原则

主要采用外科手术整复的方法,以恢复正常的口唇形态和功能。一般认为,单侧唇裂整复术最适宜的年龄是 3～6 个月,体重达 5～6kg 以上,双侧唇裂一般可推迟至 6～12 个月。

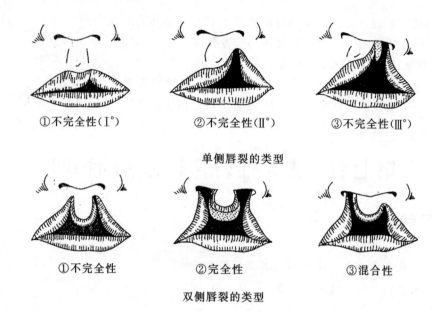

①不完全性(Ⅰ°)　②不完全性(Ⅱ°)　③不完全性(Ⅲ°)

单侧唇裂的类型

①不完全性　②完全性　③混合性

双侧唇裂的类型

图 9-7-1　单侧、双侧唇裂的类型

【常见护理诊断及合作性问题】

1.组织完整性受损　与先天性畸形有关。

2.有感染的危险　与唇部切口暴露或未及时清除鼻涕、食物残渣等有关。

3.知识缺乏　父母缺乏对疾病认识及正确喂养知识。

【护理措施】

(一)恢复组织完整性

1.术前护理

(1)介绍术前注意事项及手术预后情况,指导患儿父母注意患儿保暖,预防上呼吸道感染,以免延误手术。

(2)对患儿进行全面身体检查,包括体重、营养状况、心肺情况、X线胸部摄片、血、尿常规等。对全身或局部出现的不正常情况,均应查明原因,治疗并恢复正常后方可手术。

(3)术前1天用肥皂水清洗唇鼻部,生理盐水擦洗口腔,成人应剪去鼻毛、剃胡须、洁牙、清除病灶,并用含漱剂漱口。

(4)婴幼儿术前3天停止母乳和奶瓶喂养,改用汤匙喂养。婴幼儿术前4小时给予10%葡萄糖液或糖水100~150 mL口服,随后禁食禁饮;成人术前8~12小时禁食禁饮。

2.术后护理

(1)麻醉未醒前,应使患者平卧,头偏向一侧,以免误吸。麻醉清醒后,取半卧位,头偏向一侧,以利口内分泌物流出。

(2)患者清醒后4小时,可给予少量流汁或母乳,指导患者家属用滴管或汤匙喂饲,以免引起伤口感染。

(二)密切观察病情,预防感染

1.严密观察病情和生命体征变化,伤口有无出血,肿胀等,并认真记录。观察患者术后有无脱水、高热等症状,并及时处理。

2.保护伤口,防止伤口裂开、感染,术后当天可用敷料覆盖,涂抗生素软膏,任其暴露;每日以0.9%盐水清洗创口,保持创口清洁,但切忌用力拭擦创口;如伤口表面已形成血痂,用过氧化氢溶液、0.9%盐水清洗,以防痂下感染。术后24小时内,遵医嘱给予适当的抗生素,以预防伤口感染。

(三)健康指导

1.向患儿父母解释唇裂相关知识,教会患儿父母清洁唇部及牙槽骨的方法。

2.正常愈合的创口,可在术后5~7d拆线,拆线后也应注意保护,防止创口裂开。

3.术后3月复诊,如发现唇部或鼻部修复仍有缺陷,择期行二期整复术。

二、先天性腭裂

腭裂与唇裂一样,是胎儿在发育过程中,因某些因素影响,原发腭突与继发腭突未能融合而形成的裂隙。腭裂可单独发生,也可与唇裂伴发。腭裂不仅有软组织畸形,更主要是骨组织缺损和畸形,对患者造成多种生理功能障碍和影响。

【护理评估】

(一)健康史

与唇裂相似,绝大多数畸形的发生是遗传与环境两种因素共同作用的结果。

(二)临床表现

患儿腭部裂开,口鼻相通,造成吸吮功能障碍,发音不清,发音时呈含橄榄语音;口鼻腔自洁环境发生改变,鼻腔分泌物流入口腔,造成口腔卫生不良,易引起局部感染;腭裂患儿同时伴有牙槽突裂,导致牙列紊乱和错位;多数患儿伴有先天性上颌骨发育不足,面中部塌陷畸形,严重者呈碟形脸。也有部分患儿同时伴有听力障碍,先天性心脏病等先天疾患。

根据硬、软腭的骨质、黏膜、肌层的裂开程度和部位,可把腭裂分为以下几类:软腭裂、不完全性腭裂、单侧完全性腭裂、双侧完全性腭裂。

(三)心理-社会状况

患者因发音障碍、颌面部畸形,存在严重的功能障碍,常有自卑、性格孤僻、焦虑等心理;患者父母也存在焦虑状态,因对本病治疗方法、术后效果和患者的前途担忧,对手术效果期望过高。

(四)治疗原则

腭裂需要综合序列治疗,采用外科手术整复的方法,以恢复腭的正常形态和功能,还需要一些非手术治疗,如正畸治疗、缺牙修复、语音治疗以及心理治疗等。

腭裂整复术最合适的手术年龄,归纳起来大致有两种意见:一种意见是主张早期手术,约在8~18个月左右手术为宜;另一种意见认为在5~6岁左右施行手术。

【常见护理诊断及合作性问题】

1.组织完整性受损　与先天畸形有关。

2.有感染的危险　与唇部切口暴露、呼吸道分泌物增加及喂养不当有关。

3.知识缺乏　与患者及家属对腭裂疾病认识不足有关。

【护理措施】

(一)恢复组织完整性

1.术前护理

与唇裂患者术前护理基本一致,但腭裂整复术更复杂,创伤更大,失血量也较多,故应周密准备。

(1)首先对患者进行全面的健康检查,对畸形程度严重、大年龄的腭裂患者,要事先做好输血准备和术后应用抗生素的药敏试验,如需要,预先制备腭护板。

(2)术前3天开始用1:5000呋喃西林液反复漱口,呋喃西林麻黄碱液滴鼻,每日3次,保持口鼻清洁。

(3)指导患儿父母采取正确的喂养方法,改用汤匙或滴管喂饲喂养,以适应术后的进食方法。婴幼儿术前4~6小时禁食禁饮;成人全麻术前8小时禁食禁饮。

2.术后护理

(1)腭裂手术拔管后,患者往往有一嗜睡阶段,应严密观察患者的呼吸、脉搏、体温;体位宜平卧,头侧位或头低位。

(2)患者完全清醒2~4小时后,可喂少量糖水,观察0.5 h,没有呕吐时可进流质饮食,每次进食量不宜过多。流质饮食持续至术后1~2周,半流质1周,2~3周后可进普食。

(3)保持口腔清洁,指导患者多饮水,可用1%呋喃西林麻黄碱液滴鼻,每日3次。

(二)密切观察病情,预防感染

密切观察患者术后情况,观察有无脱水、高热等情况,并及时处理。注意保护伤口,每天用75%乙醇清洗,保持清洁;如有血痂形成,可用3%过氧化氢溶液和生理盐水冲洗,以防痂下感染。遵医嘱应用抗生素,以预防感染。

(三)健康指导

向患者及家属解释腭裂的序列治疗;对手术治疗后的患者多鼓励其参加社交活动,术后1个月复诊;腭裂的正畸治疗、语音治疗等择期进行。

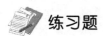 练习题

A1 型题

1.先天性唇裂的分类,描述错误的是(　　　)

A.Ⅰ度唇裂:仅限于上唇部分裂开　　　B.Ⅱ度唇裂:上唇部分裂开,但鼻底尚完整

C.Ⅱ度唇裂:上唇、鼻滴部分裂开　　　D.Ⅲ度唇裂:整个上唇至鼻底完全裂开

E.根据裂隙部位可将唇裂分为单侧唇裂和双侧唇裂

2.以下不是腭裂患儿的临床表现的是(　　　)

A.发音时呈含橄榄语音　　　　　　　B.同时伴有牙槽突裂

C.面中部塌陷畸形,严重者呈碟形脸　　D.患儿多伴有智力低下

E.吸吮功能障碍

附：牙拔除术患者的护理

牙拔除术（extraction of teeth）是口腔颌面外科最基本的手术，是治疗某些牙病及其引起的局部或全身疾病的应用最广泛的手术；可造成局部组织不同程度的损伤，出现出血、肿胀、疼痛等，甚至导致全身反应，故应给予足够重视。牙拔除术应按照无菌原则实施。

1. 术前护理

（1）耐心向患者解释说明手术过程中及手术后可能出现的反应及并发症，消除其恐惧心理，以最佳状态配合拔牙术。

（2）了解患者的要求和全身健康情况，仔细询问患者有无药物过敏史，必要时做药物过敏试验；嘱患者避免空腹拔牙。

（3）选择合适的拔牙器械，并备好所需敷料。

（4）复杂拔牙术还要做好口腔卫生，常用 1∶5000 呋喃西林或 0.05% 洗必泰溶液漱口。

2. 术中配合

（1）拔牙前再次核对所拔牙齿并配合医生保持手术野清晰，随时传递医生所需器械。

（2）复杂拔牙协助医生劈牙，必要时做好缝合准备。缝合时，协助医生拉开患侧口角、止血和剪线等。

3. 术后护理

（1）嘱患者咬纱布球 30 分钟后吐出，若出血较多可延长至 1 小时，但不能留置太长时间，以免腐臭，引起感染和出血。

（2）拔牙当天不能漱口，以免冲掉血凝块。拔牙后 24 小时内，唾液中混有淡红色血水是正常现象。

（3）拔牙后不要用舌舔吸伤口或反复吐唾液、吮吸。拔牙后 1 小时可进湿凉软食，不宜吃过热、过硬的食物。

（4）嘱患者术后若有明显的出血、肿胀、发热、疼痛、张口受限等症状时应及时复诊。伤口缝合者，嘱术后 5~7 天拆线。

第八节　口腔预防保健与健康教育

 学习目标

> 1. 掌握刷牙、漱口的正确方法。
> 2. 熟悉牙间隙清洁的方法。
> 3. 了解口腔预防保健的内容。

一、口腔预防保健

二十世纪后半叶的现代医学发展已经进入了新公共卫生和后医学时代，开始抛弃了把重点放在医治已患疾病的患者的传统，并且从预防人群疾病发生，控制疾病发展，向着健康促进，预防、医疗和康复的全方位发展，以增进全民健康为目标。二十一世纪必将成为促进健康，全民卫生保健的时代。

口腔的预防保健关系到保存健康牙列,维持口腔结构尽可能长期处于一种适当的健康状态。它包括初级预防:如氟化物应用、饮食控制、窝沟封闭、保护牙髓;二级预防(干预):牙体外科、牙周病学、正畸学及其他领域问题的早期诊断与早期治疗;三级预防(修复):固定与活动修复学方面的功能恢复与康复。

二、口腔健康教育

口腔健康教育的目的是使人们认识到并能终生做到维护口腔健康,它以教育的手段促使人们主动采取有利于口腔健康的行为,如通过有效的口腔健康教育计划或教育活动调动人们的积极性,通过行为矫正、口腔健康咨询、信息传播等,以达到建立口腔健康行为的目的。

自我口腔保健在口腔预防保健领域和维护人们口腔健康方面所占的地位越来越重要,其主要方法有漱口、刷牙、牙间隙清洁等。

1.漱口 一般用于饭后,用自备的清洁水或盐水含漱。为了辅助预防和治疗口腔疾病,常用加入某些药物的溶液作为含漱剂,但应注意药物漱口液不能用作长期漱口。

漱口时将少量漱口液含入口内,紧闭双唇,上下牙稍微张开,使液体通过牙间隙区轻轻加压,然后鼓动两颊及唇部,使漱口液能在口腔内充分地接触牙面、牙龈及黏膜表面,同时运动舌,使漱口液在口腔内充分活动。利用水力反复冲洗滞留在口腔各处的碎屑和食物残渣,然后将漱口水吐出。若带有活动义齿,应先取下义齿再含漱,同时将义齿洗刷干净。

2.刷牙 刷牙是去除牙菌斑,保持口腔清洁的重要自我保健方法。提倡每天饭后刷牙,有利于清除牙菌斑和保持牙龈健康。刷牙的质量比次数更重要。一般人群宜选择软毛牙刷,采用巴斯刷牙法,能去除龈缘附近与龈沟内的牙菌斑,特别是邻间区,牙颈部与暴露的根面区,适用于所有人群。

刷牙时,手持刷柄,刷毛指向根尖方向(上颌牙向上,下颌牙向下),刷毛约与牙长轴呈 45° 角,以短距离(2~3 mm)水平颤动牙刷,勿使毛端离开龈沟,至少颤动 10 次。重新放置牙刷将牙刷移至下一组 2~3 颗牙。注意重叠放置,不要遗漏。保证每颗牙,每个牙面都要刷干净。刷牙时间不少于 3 分钟。

3.牙间隙清洁 单凭漱口和刷牙并不能完全清洁牙齿,尤其是牙间隙处滞留的菌斑,而大多数龈炎由此处发生,因此,对咬合关系异常或牙齿排列不齐引起的食物嵌塞,需采用其他方法加以处理。最常使用的有牙线、牙签、牙间刷等。

牙线是用尼龙线、丝线或涤纶线制成的用来清洁牙齿邻面的一种有效洁牙工具,它有助于牙邻面间隙或牙龈乳头处的清洁,特别对平的或凸的牙面最合适,优点比牙签多,值得提倡使用。使用时,不能强行用力,要让牙线轻柔地滑入间隙,可移到牙龈沟底但不能进入牙龈组织,以免引起牙龈不适或出血。牙线在每侧牙面上刮 4~6 次,直到牙面清洁。

牙签多为木制、橡胶、塑料等类型,材质较硬,使用不当易使牙间龈组织发生萎缩,牙间隙增大而加重食物嵌塞,因此,牙签适用于老年人,牙龈萎缩、牙间隙增大的患者。

牙间刷为单束毛刷,用于清除难以自洁的牙面和牙间隙中的牙菌斑。适用于牙列不齐,口腔内有复杂修复体或牙龈萎缩,根分叉暴露的患者。

练习题

A1 型题

1. 口腔预防保健的初级预防不包括(　　)

A. 饮食控制 　　　　B. 氟化物应用 　　　　C. 窝沟封闭

D. 固定修复 　　　　E. 牙周病学

2. 有关漱口,下列说法不正确的是(　　)

A. 一般饭后漱口 　　　　B. 清水和盐水可用来漱口

C. 可长期用药物漱口液含漱 　　D. 戴活动义齿的,需将义齿洗刷干净

E. 戴活动义齿的,应先取下再含漱

3. 有关刷牙的方法,以下描述正确的是(　　)

A. 每天刷牙一次即可 　　　　B. 刷牙时,刷毛须向着根尖方向

C. 刷牙时,刷毛由上向下刷 　　D. 保证牙齿唇面刷干净即可

E. 刷牙时,用力才能刷干净

4. 对牙间隙清洁的描述,以下错误的是(　　)

A. 牙签适合所有人群 　　　　B. 牙间刷适合牙龈萎缩、根分叉暴露患者

C. 牙线优点比牙签多 　　　　D. 使用牙线时,须用力将牙线压入牙间隙内清洁

E. 牙线不能压入牙龈组织引起出血

(蒋晓芳)

实践指导

一、眼科护理技术操作

实训一　滴眼药水法

【操作目的】

1.用于预防、治疗眼部疾病,如抗生素滴眼液。

2.用于检测、手术或术前准备,如散瞳、表面麻醉眼药水。

【操作准备】

滴眼液、滴瓶或滴管、无菌棉球或棉签、治疗盘。

滴眼药水

【操作步骤】

1.操作前先洗手,核对患者的姓名、性别、床号、眼别、滴眼液名称、浓度,检查滴眼液是否变色、混浊及沉淀等变质现象。

2.向患者解释滴药的目的和方法,以便取得合作。

3.患者取坐位或仰卧位,头向后仰并向患侧倾斜,眼向上注视。

4.操作者站在患者对面或者头侧,用棉签擦去患眼分泌物,以左手拇指或棉签轻轻向下拉开下睑,右手垂直持滴管或眼药瓶距眼 1~2cm 将药液 1~2 滴滴入下穹隆的结膜囊内。轻提上睑覆盖眼球,使药液均布于结膜囊内。用棉签擦去溢出的药液,嘱患者轻闭眼 2~3 分钟。

【注意事项】

1.滴眼前严格执行查对制度,切忌滴错,特别对散瞳与缩瞳剂应尤其注意,以免造成严重后果。

2.滴眼时动作要轻巧,勿压迫眼球,特别是对眼外伤、手术后及角膜溃疡患者。药液不可直接滴在角膜上,滴管口勿接触眼睑、睫毛或其他部位。

3.滴药前先挤掉 1~2 滴眼液,易沉淀滴眼液(如可的松)应充分摇匀后再用。

4.滴用阿托品、毒扁豆碱等毒性较大的药物,应于滴药后压迫泪囊 2~3 分钟,以免药物经泪道流入鼻腔吸收中毒。

5.滴用多种眼药水时,先滴刺激性弱的药物,再滴刺激性强的药物,用药间隔时间不应少于 5 分钟。双眼用药,先滴健眼,再滴患眼。

6.滴管勿倒置,每次吸入药液不可过多。滴眼液、滴管定期消毒、更换。

实训二　涂眼药膏法

【操作目的】

1.治疗结膜炎等眼球前段疾病,眼药膏涂布于结膜囊内,可使眼药在结膜囊内保留时间更长,作用更持久。

2.覆盖、润滑结膜囊,保护结膜、角膜如睑闭合不全者,通常在睡前和手术后使用。

【操作准备】

眼药膏、消毒圆头玻璃棒、消毒棉球或棉签。

【操作步骤】

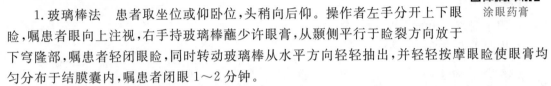
涂眼药膏

1.玻璃棒法　患者取坐位或仰卧位,头稍向后仰。操作者左手分开上下眼睑,嘱患者眼向上注视,右手持玻璃棒蘸少许眼膏,从颞侧平行于睑裂方向放于下穹隆部,嘱患者轻闭眼睑,同时转动玻璃棒从水平方向轻轻抽出,并轻轻按摩眼睑使眼膏均匀分布于结膜囊内,嘱患者闭眼 1~2 分钟。

2.软管法　左手分开上下眼睑,右手持药膏软管,先将开口处药膏挤去少许,将药膏直接挤入下穹隆部,放松下睑后提上睑,嘱患者闭眼 1~2 分钟。

【注意事项】

1.涂眼膏前先洗手并检查玻璃棒圆头是否光滑完整,以免损伤结膜和角膜。

2.涂眼膏时不要将睫毛随同玻璃棒卷于结膜囊内以免刺激角膜引起不适。

3.涂药膏时,动作宜轻柔,不要将管口触及睫毛和睑缘。若同时使用眼药水,应先滴眼药水,再涂眼药膏。

4.双眼涂眼膏者,应分别使用玻璃棒,防止交叉感染。玻璃棒要定期消毒。

实训三　结膜囊冲洗法

【操作目的】

1.清除结膜囊内的异物、酸碱化学物质、脓性分泌物。

2.眼科手术的术前结膜囊清洁常规准备。

【操作准备】

洗眼壶或洗眼吊瓶、受水器、冲洗液、消毒棉球、治疗巾。

【操作步骤】

1.护士操作前洗手,做好查对与解释。

2.患者取坐位或仰卧位,头向冲洗侧倾斜,自持受水器紧贴患眼侧面颊部或颞侧。

3.治疗巾铺于患者肩部,以防冲洗液污染衣物。擦净眼分泌物及眼膏。

4.操作者左手分开患者上下眼睑,右手持洗眼壶,距眼球 3~5 cm,冲洗时先将水流冲于颊部皮肤,然后再移至眼部,进行结膜囊冲洗。嘱患者眼球向各方向转动,并翻转上下眼睑,充分暴露结膜囊各部分,彻底清洗。

【注意事项】

1.冲洗液温度要适宜,可先在手背上试温,勿过热过冷。

2.眼球穿通伤及较深的角膜溃疡禁忌冲洗。对酸碱腐蚀伤冲洗要及时,且反复冲洗。

3.冲洗时洗眼壶距眼球不宜过高或过低,不可接触眼部,冲洗液也不可进入健眼。

4.眼睑肿胀或儿童以及不合作者可用眼睑拉钩分开上、下眼睑再行冲洗。

5. 冲洗动作要轻柔, 冲洗力不宜过大, 冲洗液不可直接射向角膜。

6. 冲洗传染性眼病的用具, 用后应彻底消毒。

实训四　泪道冲洗法

【操作目的】

1. 用于泪道疾病的诊断、治疗。

2. 内眼手术前的泪道清洁。

【操作准备】

注射器、泪道冲洗针头、泪点扩张器、0.5～1％丁卡因液、无菌冲洗液、抗生素滴眼液、无菌棉签或棉球、受水器。

【操作步骤】

1. 操作前洗手, 核对患者姓名和眼别, 并向患者解释操作步骤及意义, 以取得合作。

2. 患者取坐位或仰卧位, 头稍向后仰。如患儿不能配合, 可让家属协助固定。

3. 压迫泪囊将其中的分泌物挤出, 然后用蘸有 0.5％～1％丁卡因的棉片置于上下泪点之间, 闭目 3～5 分钟。

4. 嘱患者眼向上注视, 操作者用左手食指拇指分开眼睑, 用拇指固定下睑缘, 充分暴露下泪小点, 右手持装有生理盐水或抗生素药液的 5 mL 注射器, 将冲洗针头垂直插入下泪小点 1～2 mm后, 转向水平方向向鼻侧进针约 4～6 mm, 然后固定并缓慢注入冲洗液。

5. 通过观察上、下泪点有无液体、脓液返流; 体验推注时有无阻力; 询问患者有无液体流入鼻腔或咽部, 从而判断泪道通畅情况。

6. 记录冲洗结果

(1)泪道通畅: 冲洗液至前鼻孔或后鼻孔流入咽腔。

(2)鼻泪管狭窄: 冲洗液少量流入鼻腔, 大部分从上泪点返流。

(3)鼻泪管阻塞: 冲洗液全部从上泪点缓缓返流。

(4)慢性泪囊炎: 冲洗液和脓性分泌物一起从上泪点返流。

(5)泪小管阻塞: 冲洗液从原泪点返流出来。

7. 术闭, 点抗生素滴眼液, 防止感染。

【注意事项】

1. 操作要轻巧、准确、平稳, 以防损伤结膜及角膜。

2. 泪点狭窄者, 先用泪点扩张器扩大泪点, 再进行冲洗。

3. 若进针遇有阻力, 不可强行推进, 以免损伤泪道。若下泪小点闭锁, 可由上泪小点冲洗。

4. 急性炎症时不宜进行泪道冲洗。

5. 冲洗时注意观察和倾听患者的不适症状, 若出现眼睑皮下肿胀, 说明针头误入皮下, 应停止冲洗, 并给予热敷、按摩, 必要告知医生处理。

实训五　泪道探通法

【操作目的】

1.用于泪道疾病的诊断　探明泪道阻塞的部位和程度。

2.用于泪道疾病的治疗　探通泪小管或鼻泪管狭窄或阻塞,治疗先天性泪道阻塞所致泪囊炎。

【操作准备】

泪道探针、泪点扩张器、0.5～1％丁卡因、无菌冲洗液、抗生素滴眼液、棉签、棉球、受水器。

【操作步骤】

1.操作前洗手,核对患者姓名和眼别,并向患者解释操作步骤及意义,以取得合作。

2.患者取坐位或仰卧位,头稍向后仰。如患儿不能配合,可让家属协助固定。

3.用蘸有 0.5％～1％丁卡因的棉片置于上下泪点之间,闭目 3～5 分钟。

4.嘱患者眼向上注视,操作者用左手食指拇指分开眼睑,用拇指固定下睑缘,充分暴露下泪小点,将泪道探针垂直插入下泪小点 1～2 mm 后,转向水平方向向鼻侧进针,待触及泪囊凹骨壁时,稍后退改为垂直方向,朝向鼻泪管推进,待探针把柄与眉毛齐平为止。

【注意事项】

1.操作要轻巧,切忌用力粗暴,以免形成假道或引起血肿。

2.泪点狭窄者,先用泪点扩张器扩大泪点,再使用探针。

3.探通时有阻力的部位即为泪道阻塞的部位,不可强行推进,以判断是狭窄还是阻塞。

4.急性炎症及泪囊内有脓液时不宜进行泪道探通。

5.探通时,应注意观察和倾听患者的不适症状,若出现不适,应停止探通,必要告知医生处理。

实训六　球结膜下注射法

【操作目的】

1.将药液注入球结膜下组织内,提高药物在眼局部的浓度,并延长药物的作用时间。

2.促进局部新陈代谢和病变的恢复,常用于治疗眼球前段疾病。

【操作准备】

1～2 mL 注射器、4～5 号针头、0.5％～1％丁卡因、注射药物、抗生素眼药水、眼膏、纱布眼垫、棉签、棉球、胶布、开睑器、消毒治疗盘。

【操作步骤】

1.注射前洗手,核对患者的姓名、眼别、药物的名称及剂量,并解释取得合作。

2.患者取坐位或仰卧位,患眼用 0.5％～1％丁卡因表面麻醉 2 次,间隔 3～5 分钟。

3.操作者用左手分开眼睑,不合作者用开睑器开睑,暴露注射部位的球结膜。右手持装有药液的注射器,颞下方注射时嘱患者向鼻上方注视,颞上方注射时嘱患者向鼻下方注视。

4.针头与角膜切线方向平行,与眼球 10°～15°角,斜面朝向巩膜面,避开血管刺入结膜下,缓慢推药,边推边退,结膜呈鱼泡样隆起,每次注射量一般为 0.3～1 mL。

5.注射完毕,拔出针头,滴抗生素眼药水,涂眼膏眼垫包盖。

【注意事项】

1.注射时嘱患者勿转动眼球。不合作者固定镊固定眼球后再注射。针头刺入的方向指向穹隆部,以防刺伤角膜。

2.注射可能会伤及结膜血管引起结膜下出血,需向患者解释。注射后如有出血,可用棉签压迫片刻。待出血停止后,作热敷以助吸收。

3.如注射散瞳药物应注意观察患者的全身状况及瞳孔是否散大。

4.多次注射应更换注射部位,以免结膜下粘连。

实训七　球旁注射法

【操作目的】

眼前节病变用药,提高局部药物浓度及药物作用时间。

【操作准备】

注射器、$5_{1/2}$针头、消毒棉签、棉球、皮肤消毒液。

【操作步骤】

1.操作前洗手,核对患者姓名和眼别,药物名称与剂量,向患者解释操作步骤及意义。

2.患者取坐位或仰卧位,头稍向后仰。

3.常规消毒眼睛周围皮肤。

4.嘱患者眼向内上注视,操作者左手用棉签固定眶下缘中外 1/3 处,右手持注射器经皮肤刺入眶内,紧贴眶下壁垂直进针 1 cm,回抽无回血,缓慢注入药液。左手固定好皮肤,缓慢拔针,无菌棉签压迫针眼无出血为止。

【注意事项】

1.若进针遇有阻力,不可强行推进,可稍拔出针头,改变方向后再进针。

2.注射时,若出现眼睑肿胀,眼球突出,说明有出血,立即拔出针头,加压止血。必要告知医生处理。

实训八　球后注射法

【操作目的】

1.常用于内眼手术的球后麻醉。

2.治疗各种眼底病,如急性视神经炎症给药。

【操作准备】

注射器、球后注射针头、注射药物、无菌棉签及纱布、绷带、皮肤消毒液、治疗盘、消毒手套等。

【操作步骤】

1.操作前洗手,核对患者姓名、眼别、药物名称与剂量,并向患者解释操作步骤及意义,以取得合作。

2.患者取仰卧位,用皮肤消毒液(如络合碘液)常规消毒下睑皮肤。

3.嘱患者眼向鼻上注视,并保持眼球不动。操作者戴消毒手套,用左手固定注射部位皮肤,右手拿注射器在眶下缘中外 1/3 处进针,经皮肤沿眶缘下壁垂直刺入 1 cm,再将针头稍斜向内、后、上方,向眶尖方向推进 2 cm,回抽无血,缓慢推入药液约 2 mL 左右。

4.拔针后用无菌纱布压迫进针部位及眼球,预防球后出血。

【注意事项】

1.注射前做好解释工作,固定好头部,以防因恐惧晃动,配合操作。

2.严格执行无菌操作。

3.进针操作要轻,不要过于偏向鼻侧,如果进针过程有明显的抵抗感,不可强行进针,以防刺伤眼球。进针深度不宜超过 3.5 cm,以防损伤视神经。

4.如果回抽有回血,应立即拔针,用纱布压迫止血。若注射后急剧眼胀痛、眼球突出、运动受限,为球后出血,应立即拔针绷带加压包扎。必要告知医生处理。

实训九　泪液分泌试验

【操作目的】

判断泪液基础分泌量与反射分泌量,为诊断干眼症提供依据。

【操作准备】

1.患者准备　被检查者端坐检查椅上,擦净眼睛。

2.护士准备　洗手、评估受检者的认知能力、讲解检查方法。

3.物品准备　5 mm×35 mm 测量滤纸、抗生素眼药数、0.5%丁卡因眼药水、秒表。

【操作步骤】

1.泪液基础分泌量测定

(1)用 1 条 5 mm×35 mm 测量滤纸,将一端折弯 5 mm,置于下睑内侧 1/3 结膜囊内,其余部分悬垂于皮肤表面,轻闭双眼,5 分钟后测量滤纸被泪水渗湿的长度。

(2)取出滤纸后,抗生素点眼。

2.泪液反射分泌量测定

(1)0.5%丁卡因眼药水点眼 2~3 次,用 1 条 5 mm×35 mm 测量滤纸,将一端折弯 5 mm,置于下睑内侧 1/3 结膜囊内,其余部分悬垂于皮肤表面,轻闭双眼,5 分钟后测量滤纸被泪水渗湿的长度。

(2)取出滤纸后,抗生素点眼。嘱患者不要眼揉眼,以免角膜上皮脱落。

(3)结果判断

①泪液基础分泌量测定主要评价泪腺功能,短于 10 mm 为异常。

②泪液反射分泌量测定主要评价副泪腺功能,短于 5 mm 为异常。

【注意事项】

检查前禁忌:避免情绪刺激。

实训十　剪睫毛法

【操作目的】

眼科内眼手术术前准备。

【操作准备】

眼药膏、无菌棉球、眼科小剪刀、生理盐水、注射器、冲洗针头等。

【操作步骤】

1.操作前洗手,核对患者姓名、眼别,向患者说明操作目的、方法及配合要点。

2.患者取坐位或仰卧位。

3.于剪刀刀刃两侧涂上眼药膏,以便黏住剪下的眼睫毛。

4.嘱患者向下看,操作者左手固定上睑皮肤,并使睑缘稍外翻,右手拿剪刀减去上睑睫毛。用棉球不断擦去剪下的睫毛,以防脱落到结膜囊。

5.剪刀用完,消毒备用。

【注意事项】

1.操作时嘱患者安静,动作要轻,防止剪破眼睑皮肤或者损伤眼球。

2.如果有眼睫毛脱落进入眼内,要使用生理盐水冲洗。

实训十一　眼部换药、眼包扎法

(一)眼部换药

【操作目的】

1.观察伤口、清洁伤口,减少细菌的繁殖和分泌物对局部组织的刺激。

2.伤口局部外用药物,促使炎症局限,或促进伤口尽早愈合。

3.使局部得到充分休息,减少患者痛苦。

【操作准备】

治疗车、治疗盘、无菌纱布、棉签、抗生素眼药水、胶布、吉尔碘、75%乙醇、弯盘、污物桶。

【操作步骤】

1.核对姓名、眼别,向患者说明换药的目的、方法及配合要点。

2.协助患者取坐位或仰卧位,评估术眼的情况。

3.解开绷带,取下纱布,规范处理更换掉的用物。

4.检查皮肤和结膜伤口情况、有无感染及手术后效果。

5.分泌物较多者,先用生理盐水清洁,然后用75%乙醇或吉尔碘消毒皮肤伤口,点抗生素眼药和眼膏。

6.覆盖消毒纱布,遵医嘱告知患者下次换药时间。

【注意事项】

1.严格执行查对制度和无菌技术操作原则。

2.操作熟练,动作轻柔,术眼皮肤伤口消毒液不能进入眼内。

3.合理掌握换药的间隔时间,间隔时间过长不利伤口愈合,间隔时间过短因反复刺激伤口也会影响伤口愈合,同时增加患者痛苦,并造成浪费。

4.每次换药完毕,须将一切用具放回指定位置,认真洗净双手后方可给另一患者换药。

(二)眼包扎法

【操作目的】

1.保护患眼,隔绝外界光线进入眼内,减轻刺激和细菌侵袭,使患者得到充分休息。

2.加压包扎止血及治疗虹膜脱出。

3.避免眼球组织暴露和外伤,预防角膜穿孔。

4.部分眼部手术后,减少术眼活动,减轻局部反应。

【操作准备】

20 cm 纱条 1 根、无菌眼垫、眼用绷带、眼膏、医用胶布等。

【操作步骤】

1.操作前洗手、戴口罩,查对医嘱、患者姓名、眼别。

2.患者取坐位,告知患者眼部绷带包扎的目的、方法、以取得配合。

3.遵医嘱涂眼膏后眼垫覆盖。

4.单眼包扎者,在健眼眉中心部置一条长 20 cm 绷带纱条。绷带头端向健眼,从耳上方由枕骨粗隆下方绕向前额缠绕头部 2 圈后,经患眼由上而下斜向患侧耳下,绕过枕骨至额部。再如上述绕眼数圈,最后将绷带再经前额水平绕头 1～2 周用胶布固定,结扎眉中心部的绷带纱条。

5.双眼包扎者,绷带按"8"字形包扎双眼。以绷带从右侧耳上开始(左侧也可),在前额缠绕 1～2 圈后,向下斜至双侧耳下,水平经颈部,由右侧耳下向上斜过前额水平缠绕一圈,再向下斜至对侧耳下,如此重复斜绕数次,最后在前额水平缠绕固定。

【注意事项】

1.单眼包扎时,应将患眼完全包住,斜至健侧前额时,不可将健眼遮挡,以免引起患者行动不便。

2.如系儿童,应嘱其注意保持头部相对稳定,防止绷带脱落。

3.包扎时不可过紧,以免局部循环障碍,引起患者头痛,头晕和不适。

4.绷带勿加压于耳,层次要分明,固定点必须在前额部,绕后头部一定要固定在枕骨结节之上,以免滑脱。

(张秀梅)

二、耳鼻咽喉科护理技术操作

实训十二　额镜及头灯的使用方法

【操作目的】

1.借助额镜将光线聚焦反射到检查或治疗部位,完成耳鼻咽喉科的检查或治疗。

2.直接利用耳鼻咽喉科医用头灯进行检查及治疗。

【操作准备】

额镜、光源、医用头灯。

【操作步骤】

1.额镜的使用方法

(1)被检查者取坐位,检查或治疗部位朝向检查者。

(2)检查者调节双球关节的松紧,使镜面灵活转动但不松滑。

(3)调节额镜头带的长度,选择合适的头围后佩戴额镜。

(4)将镜面贴近左眼或右眼(尽量选择常用眼),光源置于同侧,略高于被检查者耳部,相距10~20 cm,并使投射于额镜上的光线反射后会聚于被检部位,双眼睁开进行检查。

2.头灯的使用方法

(1)被检查者取坐位,检查或治疗部位朝向检查者。

(2)检查者调节头围后佩戴头灯,打开灯光开关。

(3)调节万向灯头,使光线聚焦于被检部位。

额镜的使用

头灯的使用

【注意事项】

1.使用额镜应保持检查姿势端正;保持检查者瞳孔、镜孔、反光焦点和检查部位成一条直线。

2.使用头灯不要用手触摸灯泡的玻璃部分。

实训十三　剪鼻毛

【操作目的】

1.清晰手术视野,便于手术操作。

2.具有清洁、预防感染的作用。

【操作准备】

鼻镜、额镜、眼科小剪刀、棉签、弯盘及凡士林。

【操作步骤】

1. 患者坐位,清洁鼻腔,头稍向后仰,固定。

2. 取少量凡士林涂抹在眼科剪的剪刀上。

3. 左手食指向上推鼻尖或使用鼻镜暴露鼻前庭,右手持剪刀顺鼻毛根部剪下。

4. 用凡士林棉签将鼻腔内残余鼻毛擦净即可。

【注意事项】

1. 操作应在充分照明下进行,避免伤到鼻黏膜以及皮肤。

2. 对于年幼或不能配合的患者,可不用剪鼻毛。

实训十四　鼻腔滴药法

【操作目的】

1. 收缩鼻腔黏膜,主要用于鼻炎、后组鼻窦炎及部分分泌性中耳炎的局部治疗。

2. 保持鼻腔润滑,防止干燥结痂。

【操作准备】

消毒棉球、纸巾、滴管或喷雾器以及 1%～3% 麻黄碱生理盐水、0.05% 盐酸羟甲唑啉滴鼻液等药品。

【操作步骤】

1. 嘱患者擤出鼻涕,清洁鼻腔。

2. 取仰卧位,肩下垫枕或头伸出床缘,头尽量后仰,使鼻孔与地面垂直,每侧鼻腔滴入药液 2～3 滴,用棉球轻轻按压鼻翼,使药液均匀涂布在鼻黏膜上, 3～5min 后恢复正常体位,也可使用喷雾器将药液喷入鼻腔。

鼻腔滴药

3. 用纸巾将多余药液擦净即可。

【注意事项】

1. 滴药前先将药液摇匀。

2. 喷雾器头、药瓶口或滴管口部不能接触鼻部或其他部位,以免污染药液。

3. 教会患者及其家属正确的滴药方法,以便患者在家中进行操作。

4. 滴药时勿吞咽,以免药液进入咽部引起不适。

实训十五　下鼻甲黏膜下注射法

【操作目的】

将药液直接注射到黏膜下,起到局部治疗的作用。

【操作准备】

额镜、鼻镜、枪状镊、消毒干棉球、棉签、5 mL 注射器、5 号注射针头、1% 丁卡因溶液、1% 麻黄碱滴鼻液。常用注射药物有 0.5% 的普鲁卡因、50% 的葡萄糖、泼尼松等。

【操作步骤】

1.患者取坐位,头直立,并靠椅背。

2.用1%麻黄碱滴鼻液和1%丁卡因溶液棉片收缩及麻醉鼻黏膜。

3.用鼻镜扩大前鼻孔,针尖自下鼻甲前端刺入黏膜下,注射针与下鼻甲游离缘水平自前向后到达下鼻甲后端,然后边退针边推药液,将药液均匀注入下鼻甲黏膜下。

4.拔针后,用无菌干棉球压迫针孔处止血。

【注意事项】

1.操作时动作要轻柔、准确,勿刺破黏膜。

2.注射前要先回抽,无回血时在缓慢注射药液。

3.严格掌握注入药量,注射时应注意观察患者的反应,如出现心慌、面色苍白等情况应立刻停止注射。

4.注意无菌操作,防止继发感染。

5.注射后需观察片刻,无不适反应后方可离开。

实训十六　鼻腔冲洗法

【操作目的】

1.清除鼻腔内分泌物、鼻痂,达到清洁鼻腔的作用。

2.湿润鼻腔黏膜,减轻鼻腔干燥及臭味。

3.恢复鼻黏膜功能,主要用于萎缩性鼻炎的治疗。

【操作准备】

橄榄头、橡皮管、冲洗器、冲洗液(温生理盐水)、输液架、纱布或纸巾等。

【操作步骤】

1.患者取坐位,头稍向前倾,颊下接脸盆。

2.将盛有冲洗液(300～500 mL)的冲洗器悬吊于输液架上,并使其底部与患者头部同高,关闭输液夹。

3.连接橄榄头与冲洗器并将橄榄头塞于患者一侧前鼻孔内,嘱患者用手将其固定,头偏向另一侧,打开输液夹。冲洗液即缓缓注入鼻腔。让患者张口呼吸,使鼻腔痂皮及分泌物随冲洗液由对侧鼻孔流出;同法冲洗对侧鼻腔。冲洗后擦干面部。

【注意事项】

1.冲洗液温度不宜过高或过低,一般为38℃为宜,以免引起患者不适。

2.咳嗽或打喷嚏时,应立即停止冲洗,以免污水进入咽鼓管。

3.患有中耳炎或急性上呼吸道感染时不宜冲洗。

4.冲洗器不宜悬挂过高,防止压力过高引起并发症。

实训十七　上颌窦穿刺冲洗法

【操作目的】

1.诊断性穿刺　观察上颌窦有无炎性分泌物及囊肿潴留,采取分泌物做细菌培养及细胞学检查,同时可注入碘油进行造影检查窦腔内有无占位性病变。

2.治疗性穿刺　通过穿刺的方法,冲洗出窦内的积脓积血,然后注入消炎药物,达到治疗炎症的目的。

【操作准备】

前鼻镜、1‰丁卡因麻黄碱棉片、上颌窦穿刺针、橡皮管及接头、20～50 mL 注射器、治疗碗、弯盘各1个,治疗用抗生素药物。

【操作步骤】

1.患者取坐位,嘱患者将鼻涕擤净,向患者说明操作的目的、方法,以消除其紧张情绪,取得良好的配合。

2.先将1‰丁卡因麻黄碱棉片放置于下鼻道,紧贴其外侧壁下鼻甲附着处(距离下鼻甲前端1～1.5 cm),表面麻醉5～10 min。

3.穿刺时,术者一手持针,另一手固定患者头部,将穿刺针放入麻醉部位,对着同侧眼外眦部方向旋转刺入,有落空感时即表示针尖已进入窦内。

4.拔出针芯,观察针管内有无黄褐色液体流出,若有则可能是上颌窦囊肿,不可冲洗。若无则将橡皮管一端接穿刺针,另一端接注射器。嘱患者取低头位并偏向健侧,手托弯盘。

5.抽吸穿刺针,若有空气或脓液吸出,证明针已入窦内,嘱患者头前倾略低,作张口呼吸,缓缓推注生理盐水进行冲洗,如需脓液作细菌培养,应于冲洗前吸取。

6.冲洗完毕可按需求注入抗生素药液,拔出穿刺针,下鼻窦穿刺处用棉片填塞止血,并根据脓液性质(粘脓、脓性、蛋花样、米汤样)、臭味和脓量(少、中、多)记录冲洗结果。

【注意事项】

1.穿刺部位及方向必须准确,手持穿刺针必须把持稳固,不能滑动。

2.旋转进针时不应用力过猛,最好于上唇部以左或右手拇指及食指捏持穿刺针柄作为支点,以免针突然刺入窦内而损伤对侧壁黏膜。

3.穿刺不可过深,防止穿入眼眶内或面颊部组织,引起眶内或面颊部气肿或感染。

4.针刺入窦内后,必须用注射器先抽吸,若抽出多量血液,应将穿刺针拔出少许,明确空针在窦腔内方可冲洗。

5.冲洗时不宜先注入空气,冲洗时不可用力过大,以免发生气栓。

6.冲洗后止血,整个操作过程中必须密切注意观察患者面色及表情,若有面色苍白及休克征象,应立即停止操作,去枕平卧,吸氧,密切观察生命体征,及时救治。

7.如在推注液体时遇到阻力,不可强行冲洗,可根据具体情况分别处理。

8.儿童穿刺应谨慎,高血压、糖尿病、血液病、急性炎症期患者禁忌穿刺。

9.穿刺完毕后,记录冲洗结果。嘱患者在治疗室休息半小时,无不良反应方可离开。

实训十八　鼻窦负压置换疗法

【操作目的】

1. 吸出鼻窦窦腔内的脓性分泌物,利于炎症消退。
2. 鼻窦腔内直接给药,以达治疗目的。

【操作准备】

负压吸引器、橄榄头、治疗碗、消毒棉球、1%麻黄碱、抗生素或类固醇激素类治疗药物等。

【操作步骤】

1. 嘱患者将鼻涕擤尽,然后在鼻内滴入1%麻黄碱3~5滴,使鼻腔血管收缩,窦口通畅,易于引流。
2. 患者取仰卧垂头位,肩下垫枕,头部尽力后仰,头与颈成90°角为宜。
3. 将1%麻黄碱、抗生素或类固醇激素类治疗药物的混合液体2~3 mL注入治疗侧鼻腔,将橄榄头紧塞一侧鼻孔,用手捏紧另一侧鼻孔,嘱患者缓慢发"开"、"开"的音,使软腭断续上提,间歇关闭鼻咽腔,同时开动吸引器抽吸1~2 s,吸出窦内分泌物及空气,反复吸引6~8次,再滴入抗生素溶液。以同法治疗对侧。

【注意事项】

1. 抽吸时间不可过长,压力不宜过大,以免引起鼻出血或真空性头痛,压力一般不超过24 kPa(180 mmHg)。
2. 高血压、鼻部急性炎症、鼻出血、鼻部手术伤口未愈等禁忌。

实训十九　咽部涂药法

【操作目的】

1. 将药液直接涂于咽部黏膜上,是治疗咽部病变的局部治疗方法。
2. 用于检查前涂布表面麻醉药。

【操作准备】

压舌板、长棉签、喷雾器或喷粉器、1%的丁卡因溶液、20%硝酸银溶液、2%碘甘油、冰硼散等药物。

【操作步骤】

1. 患者取正坐位,嘱患者张口,发"啊"的音,用压舌板将舌压低,充分暴露咽部。
2. 操作者用棉签将药液直接涂布于病变处,或将喷雾器的头端放在悬雍垂的下方,右手握捏橡皮球打气,使小壶内所盛的药液呈雾状喷洒于咽部。

【注意事项】

1. 涂药时,棉签上的棉花应缠紧,以防脱落。
2. 棉签所蘸药液不宜过多,以免流入喉部。

3.动作要轻柔,减少咽部反射。

4.需反复用药者,应教会患者或家属自行正确用药。

实训二十　雾化吸入疗法

【操作目的】

用于治疗急、慢性咽炎,喉炎,气管支气管炎等。

【操作准备】

一次性喷嘴、蒸气吸入器或超声雾化器、注射器和各种治疗用药,如抗生素、复方安息香酊及糖皮质激素等。

【操作步骤】

1.接通电源,检查仪器是否正常。

2.核对治疗单,确认药物及患者。

3.患者取坐位,将药液加于蒸气吸入器或雾化吸入器内的药杯内,对准气流张口做深呼吸,或将雾化吸入器的含嘴放入口中做深呼吸。

4.治疗时间每次 20～30 min,每日一次,5～6 次为一疗程。

【注意事项】

1.蒸气的温度不可太高,以防烫伤。

2.气管切开的患者,蒸气应从气管套管口吸入。

3.雾化吸入器水槽内须保留足够的温水,以免烧干损坏仪器。

4.喷嘴应一次性使用,防止交叉感染。

5.治疗结束后患者应休息片刻,方可离开,以免因过度换气而引起头昏,同时叮嘱患者禁烟酒、禁辛辣食物,以提高疗效。

实训二十一　外耳道清洁法

【操作目的】

清除外耳道内的分泌物、耵聍及痂皮,为耳部检查及治疗作准备。

【操作步骤】

卷棉子、耳镜、耳镊、耵聍钩及 3%过氧化氢溶液、消毒剂等。

徒手外耳道检查

【操作步骤】

1.患者侧坐,患耳朝向操作者。

2.操作者左手将耳镜放入患侧外耳道,并将其固定,右手持耵聍钩或耳镊将整块耵聍或痂皮轻轻取出,耵聍碎屑用棉签清除。

3.外耳道内的分泌物用蘸有 3%过氧化氢溶液的耳用小棉签清洗,然后用干棉签拭净。

【注意事项】

1. 整个操作应在明视下进行,动作应轻柔,不可损伤外耳道皮肤和鼓膜。

2. 对不合作的儿童应由家长或护士协助固定体位。

3. 对于坚硬难取的耵聍,可用5%的碳酸氢钠溶液浸泡3天后再行取出。

实训二十二　耳部滴药法

【操作目的】

治疗外耳道、鼓膜及中耳疾病。

【操作准备】

3%过氧化氢溶液、棉签、滴管、滴耳药物等。

【操作步骤】

1. 患者取坐位或侧卧位,患耳朝向操作者。

2. 用3%过氧化氢溶液清洁外耳道,以利药物发挥最大效力。

3. 牵拉耳廓,拉直外耳道,将药液滴入耳底部3～5滴,轻压耳屏数下,使药物流入中耳腔内,并保持原位5 min。

4. 将多余药液擦净,同时用干棉球填塞外耳道口,以免药液流出。

【注意事项】

1. 滴药前,务必将外耳道充分清洁。

2. 药液温度应与体温接近,以免刺激内耳引起眩晕,甚至出现眼球震颤。

3. 应教会患者或患者家属滴药方法,以便能在家中自行正确滴药。

4. 药瓶或滴管口不能接触耳部。

5. 操作前,应向患者详细说明耳部滴药的方法、目的以及滴药后可能出现的不适,以消除患者的紧张情绪,取得患者的配合。

实训二十三　外耳道冲洗法

【操作目的】

1. 去除外耳道内已软化的耵聍、微小异物或脓液。

2. 保持外耳道的清洁。

【操作准备】

温热生理盐水、冲洗球或注射器、弯盘、纱布、卷棉子、治疗碗等物品。

【操作步骤】

1. 患者取坐位,患耳朝向操作者。

2. 嘱患者用手托弯盘紧贴于耳垂下,头略向患侧倾斜,以便接流出的冲洗液。

3. 操作者左手拉直外耳道,右手持冲洗球或注射器,向外耳道后上壁缓慢注入温热生理盐水,借水的回流力量将耵聍或异物冲出。

4.用纱布擦干耳廓,卷棉子擦干外耳道后,检查外耳道内是否清洁,如有残留,可再行冲洗,直至彻底干净为止。

【注意事项】

1.冲洗液温度应与体温接近,以免刺激内耳引起眩晕、恶心和呕吐。

2.冲洗宜缓慢,冲洗方向勿直对鼓膜,以免伤及鼓膜。也不可对着耵聍或异物,以免将其冲入耳道深部,不利异物的取出。

3.有急、慢性化脓性中耳炎及鼓膜穿孔者禁忌冲洗。

4.在操作过程中,如患者头晕、恶心或突然的耳痛应立即停止冲洗,必要时请医生共同处置。

实训二十四　咽鼓管功能检查法

【操作目的】

1.主要是了解咽鼓管的通气功能。

2.对细小鼓膜穿孔进行诊断。

3.治疗鼓膜内陷。

【操作准备】

额镜、听诊器、耳镜、波氏球、纸巾、饮用水、1%麻黄碱溶液、1%丁卡因溶液等。

【操作步骤】

1.捏鼻鼓气法(又名 Valsalva 氏吹张发):嘱受检者作捏鼻、闭口用力呼气动作,此时呼出之气体仅能经鼻咽部循两侧咽鼓管咽口冲入鼓室,如咽鼓管通畅,检查者可通过听诊管监听到鼓膜的振动声。亦可借耳镜直接观察吞咽时鼓膜是否振动。受检者亦诉说耳内有膨胀感或有"咔哒"声,鼓膜穿孔者常诉患耳漏气。咽鼓管狭窄或闭塞者则不出现上述征象。

2.波士球吹张法:先清除鼻腔分泌物,然后让受检者口含少量水。检查者将波士球的橄榄头塞入一侧前鼻孔,并压紧对侧前鼻孔,让患者咽水的同时,检查者迅速捏压波士球,若咽鼓管通畅,通过听诊管可以听到鼓膜振动声,受检者感到耳内有声响。

3.导管吹张法:清除受试者鼻腔及鼻咽部分泌物,鼻腔以 1%麻黄碱和 1%丁卡因收缩、麻醉鼻腔黏膜。将咽鼓管导管沿鼻底缓缓伸入鼻咽部抵达鼻咽后壁,弯头朝下,再将导管向受检侧旋转 90°并向外缓缓退出,此时导管前端即越过咽鼓管圆枕滑入咽鼓管咽口,再向外上方旋转约 45°。左手固定导管,右手用橡皮球向导管内吹气数次,检查者通过听诊管监听气流进入咽鼓管的情况,判断咽鼓管是否通畅。吹气完毕,导管经原路缓缓退出。咽鼓管通畅时,可闻及轻柔的吹风样"嘘嘘"声及鼓膜振动声。如完全无声,则表示咽鼓管完全阻塞或闭锁。

【注意事项】

1.鼻腔或鼻咽部有分泌物时,吹张前应清除。

2.上呼吸道急性感染,鼻腔或鼻咽部有脓液、溃疡、肿瘤者忌用。

3.咽鼓管吹张操作动作要轻柔,以免造成医源性损伤。

4.吹张后应必须检查面部、颈部、口径、口腔、腭部有无气肿并检查鼓膜和听力,观察有无变化。

实训二十五　鼓膜穿刺法

【操作目的】

1.诊断性穿刺,用于诊断鼓室内有无积液。

2.清除中耳积液,减轻耳闷感,提高听力。

3.治疗性穿刺,常用于鼓室内注药。

【操作准备】

75％乙醇溶液、2 mL 注射器、鼓膜穿刺针头或斜面较短的 7 号针头、2％丁卡因、额镜、耳镜、棉签及无菌棉球。

【操作步骤】

1.向患者解释穿刺的目的、方法,取得配合。

2.患者取侧坐位,患耳朝向操作者。

3.用 75％乙醇清洁、消毒鼓膜表面、耳周及外耳道皮肤。

4.将 2％丁卡因溶液用温水加热至与体温接近后,然后用温热的 2％丁卡因溶液行鼓膜表面麻醉。

5.连接针管与针头,消毒耳镜,并将其放入外耳道。

6.左手固定耳镜,右手持穿刺针于鼓膜前下部刺入鼓室,此时会有"落空感"。固定针管,抽出中耳积液或注入治疗药物。

7.穿刺完毕,将针头缓慢拔出,退出外耳道。

8.术毕用无菌干棉球塞住外耳道口。

【注意事项】

1.严格无菌操作,以防感染。

2.穿刺部位要正确,进针方向必须与鼓膜垂直,以免损伤听骨链。

3.刺入鼓室后,一定要固定好针头,以防抽液时针头脱出。

4.进针勿过深,刺入过深易损伤鼓岬黏膜、损伤耳蜗可致耳聋。

5.进入耳内溶液的温度要适宜,操作中注意患者有眩晕、恶心等不适。

6.嘱患者 2 天后将棉球取出,1 周内避免脏水进入外耳道。

（李洁红）

三、口腔科护理技术操作

实训二十六　口腔四手操作法

口腔四手操作法是在口腔治疗的全过程中,医师、护士采取舒适的座位,医护双手同时在口腔疾病治疗中完成各种操作,平稳而迅速地传递所用器械及材料。四手操作法减轻了医护人员的劳动强度,极大地提高了口腔疾病治疗质量和工作效率。

【操作目的】

通过练习,医护配合,双手同时在口腔疾病治疗中完成各种操作。

【操作准备】

牙科综合治疗机,口腔器械盘。

【操作步骤】

学生两人一组,进行四手操作练习。

1.首先调整椅位,手术椅有高度、倾倒和回位变化,根据检查部位不同调整椅位,便于医护操作。

2.四手操作过程中,医师和护士的密切配合是顺利完成口腔疾病诊治工作的重要环节。护士应具有良好的综合素质,操作前应熟悉口腔诊疗设备及器械的性能、使用、操作步骤和维护保养,并掌握口腔材料的调制、使用方法。工作中,医师和护士必须协同工作,默契配合,医师起主导作用,护士要熟悉配合医师的操作步骤,主要负责调整椅位以方便为患者进行检查和治疗、调制材料、传递和回收器械、牵拉口角、吸引器吸出唾液和血液等工作。

【注意事项】

操作时,首先调整患者座椅位置,使患者身体各部位的肌肉和关节均处于放松状态,便于接受长时间的治疗。医师和护士座椅也要调整到合适的高度,使医师和护士操作时保持好正确的操作姿势。

实训二十七　口腔器械清洗消毒法

治疗以后的护理工作主要有器械清洗和消毒,器械的维护和保养。治疗以后的器械,是否废弃、水洗、灭菌和消毒等方法分别进行处理。

【操作目的】

通过练习,学会器械清洗和消毒,器械的维护和保养 。

【操作准备】

托盘、探针、镊子和口镜,手术器械、拔牙钳、牙挺、牙科手机等。

【操作步骤】

学生两人一组,分别进行清理、包装、消毒。

1.污染器材分类清洗与消毒

(1)对于一次性使用的塑料器械盘、注射器、托盘、探针、镊子和口镜等,按规定通常采取销毁或焚烧,严禁污染医疗用品重新使用或流向社会。

(2)患者使用后的治疗椅和治疗台,使用含消毒剂的纱布涂拭或消毒剂喷射,进行物体表面的灭菌和消毒。

2.器械消毒与保养

(1)治疗器械清洗和消毒:临床治疗器械操作后常常附着不少污物,血渍等,必须及时清洗,然后按照物品性质,分别进行不同形式的消毒和灭菌处理。

(2)器械的保养和灭菌:一般治疗结束后,对使用过的高速或低速手机前部应及时清洗,手机表面可以用2%的戊二醛擦拭和紫外线照射消毒。牙科手机、车针、根管治疗器械、拔牙器械、手术治疗器械、牙周治疗器械等使用前必须达到灭菌。需要灭菌的口腔诊疗器械,分别包装后用蒸汽灭菌的方法进行灭菌。

(3)器械的保养:每天保养的器械是高、低速手机,每周需要保养的器械是气泵内储气罐排水和适时添加润滑油。

【注意事项】

1.小器械包括各类根管器械(如扩大针、镍钛锉、充填针等)、各类车针、超声洁牙机工作尖、各类磨头等体积较小的器械,回收时注意防丢失,防职业暴露。

2.椅旁预清洁时注意防锐器刺伤,禁止用手直接接触锐器的尖端。

3.回收器械时要注意保湿并密闭运送到消毒室。

4.器械的包装、灭菌装载要符合规范。

实训二十八　口腔常用充填材料调制法

【操作目的】

通过练习,学会口腔充填材料的调制方法 。

【操作准备】

1.操作者衣装规范整洁,剪指甲,流动水下洗手。

2.用物准备:氧化锌丁香油酚粘固剂、磷酸锌粘固剂(水门汀)、玻璃离子粘合剂、玻璃调板、调刀等。

【操作步骤】

学生两人一组,分别进行充填材料的调制练习。

1.氧化锌丁香油酚粘固剂

(1)调制方法:按液体 0.5 mL、粉 1.5~1.8 g 的比例取适量,放在清洁干燥的调和玻璃板上调拌。左手固定玻璃板,右手握调拌刀,平放于玻板上顺一个方向旋转调和,使粉液调和成糊状或面团状即可。

（2）主要用途：窝洞暂封、深龋垫底、根管充填。

2.磷酸锌粘固剂

（1）调制方法：取适量的粉末和液体置于调和玻板上，将粉分成数份，逐份将粉末加入液体中，平握调和刀旋转调拌，当一份粉与液体调匀后，再加入第二份粉，直至调和成适用稠度。调和应在1分钟内完成。

（2）主要用途：用于窝洞垫底、暂时充填、冠桥粘合。

3.玻璃离子粘合剂

（1）调制方法：取适量的粉末和液体，置于清洁干燥的玻板上，用塑料调拌刀旋转调拌，调和成面团状即可。

（2）主要用途：窝洞充填、冠桥粘合。

4.银汞合金

（1）调制方法：将银合金粉与汞按5∶8（重量比）放入玻璃乳钵内，用杵研磨，研磨成无游离汞的材料。取出揉捻时有握雪感或捻发音，挤出多余的汞待用。

（2）主要用途：后牙窝洞永久填充。

【注意事项】

一般调拌时在1分钟内完成。暂时封闭剂或窝洞垫底材料，调制时则可减少粉剂用量，使其流动性增大，玻璃离子水门汀充填剂，调制时按粉、液以3∶1的比例（重量比）。

（任　冬）

眼耳鼻咽喉口腔科常用药物

一、眼科常用药物

(一)抗生素

1.青霉素类

(1)青霉素

剂型:5000～10000 μ/mL 滴眼液、针剂。

用途:革兰氏阳性、阴性球菌,革兰氏阳性杆菌、淋菌性、螺旋体、放线菌感染。

用法:溶液现用现配,使用前必做过敏试验,频繁滴眼;结膜下注射,10 万～50 万 μ/次。

(2)氨苄西林(氨苄青霉素)

剂型:1%滴眼液、针剂。

用途:同青霉素,对革兰氏阴性杆菌较青霉素强,用于严重感染。

用法:使用前必做过敏试验,滴眼,4～6 次/日;结膜下注射,50～100 mg/次。

(3)羧苄西林(羧苄青霉素)

剂型:1%～4%滴眼液、针剂。

用途:同青霉素,对绿脓杆菌、变形杆菌有特效。

用法:使用前必做过敏试验,滴眼,4～6 次/日;结膜下注射 5～10 mg/次。

2.氯霉素类

氯霉素

剂型:0.25%～0.5%滴眼液。

用途:为广谱抗生素;治疗结膜炎、睑缘炎、角膜炎等。

用法:滴眼,4～6 次/日。

3.四环素类

(1)四环素

剂型:0.5%眼膏。

用途:治疗沙眼、细菌性结膜炎、睑缘炎、角膜炎等。

用法:涂眼,睡前每晚一次。

(2)金霉素

剂型:0.5%眼膏。

用途:治疗沙眼、细菌性结膜炎。

用法:涂眼,睡前每晚一次。

4.大环内酯类

红霉素

剂型:0.5%眼膏。

用途:治疗沙眼、细菌性结膜炎、睑缘炎、角膜炎等。

用法:涂眼,睡前每晚一次。

5.氨基苷类

(1)庆大霉素

剂型:0.3%～0.5%滴眼液或眼膏、80 mg(8 万 U)/2 mL 针剂。

用途:治疗绿脓杆菌、耐药金黄色葡萄球菌及其他敏感菌引起的角膜炎、结膜炎等。

用法:滴眼,4～6 次/日;涂眼,睡前每晚一次;结膜下注射,10 mg/次。

(2)妥布霉素

剂型:0.3%～0.5%滴眼液、8 万 U/2 mL 针剂。

用途:同庆大霉素。

用法:滴眼,4～6 次/日;结膜下注射 5～12 mg/次。

6.喹诺酮类

(1)氧氟沙星

剂型:0.3%滴眼液。

用途:治疗各种细菌所致外眼感染、沙眼等。

用法:滴眼,4～6 次/日。

(2)左氧氟沙星

剂型:0.3%滴眼液。

用途:治疗各种细菌所致外眼感染、沙眼等。

用法:滴眼,4～6 次/日。

(3)环丙沙星

剂型:0.3%滴眼液。

用途:治疗各种细菌所致外眼感染、沙眼等。

用法:滴眼,4～6 次/日。

(4)诺氟沙星

剂型:0.3%滴眼液。

用途:治疗各种细菌所致外眼感染、沙眼等。

用法:滴眼,4～6 次/日。

7.多粘菌素类

多粘菌素 B。

剂型:0.1%～0.25%滴眼液、(1 mg＝10000 U)针剂。

用途:治疗绿脓杆菌性角膜溃疡。

用法:滴眼,4～6 次/日;结膜下注射,1～5 mg/次。

8.利福平

剂型:0.1%滴眼液或眼膏。

用途:为广谱抗生素;治疗细菌性结膜炎、沙眼、部分病毒性眼病等。

用法:滴眼,4～6 次/日;涂眼,睡前每晚一次。

(二)磺胺药

1.磺胺醋酰钠(SA)

剂型:15%~30%滴眼液。

用途:有抑菌作用;治疗细菌性结膜炎、沙眼、睑缘炎等。

用法:滴眼,4~6次/日。

2.磺胺嘧啶(SD)

剂型:4%滴眼液。

用途:有抑菌作用;治疗细菌性结膜炎、沙眼、睑缘炎等。

用法:滴眼,4~6次/日。

(三)抗病毒药

1.无环鸟苷(阿昔洛韦)

剂型:0.1%滴眼液、1%~3%眼膏。

用途:治疗单纯疱疹病毒性角膜炎及其他病毒性眼病。

用法:滴眼,每1~2小时一次;涂眼,每日4次。

2.三氮唑核苷(病毒唑、利巴韦林)

剂型:0.1%~0.5%滴眼液。

用途:治疗单纯疱疹病毒性角膜炎、腺病毒角膜炎及其他病毒性眼病。

用法:滴眼,每1~2小时一次。

3.吗啉双胍(病毒灵)

剂型:4%~5%滴眼液。

用途:治疗病毒性结膜炎、角膜炎等。

用法:滴眼,每1~2小时一次。

4.碘苷(疱疹净,IDU)

剂型:0.1%滴眼液、0.5%眼膏。

用途:治疗单纯疱疹病毒性角膜炎、流行性角结膜炎等。

用法:滴眼,每1~2小时一次;涂眼,睡前每晚一次。

5.环胞苷(CC)

剂型:0.05%~0.1%滴眼液、针剂。

用途:治疗单纯疱疹病毒性角膜炎。

用法:滴眼,每1~2小时一次。

(四)抗真菌药

1.两性霉素B

剂型:0.1%~0.3%滴眼液。

用途:治疗真菌性角膜炎。

用法:滴眼,每1~2小时一次。

2.制霉菌素

剂型:5万~10万U/mL滴眼液、10万U/克眼膏。

用途:治疗真菌性角膜炎。

用法:滴眼,每1～2小时一次;涂眼,3～4次/日。

3.咪康唑(达克宁)

剂型:1%蓖麻油溶液。

用途:治疗真菌性角膜炎。

用法:滴眼,每小时1次至每日4次。

4.氟康唑

剂型:0.2%～1%滴眼液。

用途:治疗真菌性角膜炎。

用法:滴眼,每日6～10次。

(五)糖皮质激素

1.氢化可的松

剂型:0.5%滴眼液、0.5%眼膏、针剂。

用途:治疗眼睑皮肤、结膜、角膜、巩膜、虹膜等过敏性眼病及术后炎症反应。

用法:滴眼,4～6次/日;涂眼,睡前每晚1次;结膜下注射,7.5～12.5 mg/次。

2.地塞米松

剂型:0.1%滴眼液、5 mg/mL针剂。

用途:治疗眼睑皮肤、结膜、角膜、巩膜、虹膜等过敏性眼病及术后炎症反应,作用强。

用法:滴眼,4～6次/日至每小时1次;结膜下注射,2.5 mg/次。

3.泼尼松龙(强的松龙)

剂型:0.1%～0.5%滴眼液、25 mg/mL针剂。

用途:治疗眼睑皮肤、结膜、角膜、巩膜、虹膜等过敏性眼病及术后炎症反应,作用较强。

用法:滴眼,4～6次/日至每小时1次;结膜下注射,12.5 mg/次。

(六)非甾体激素抗炎药

1.色甘酸钠

剂型:4%滴眼液。

用途:肥大细胞膜稳定剂。治疗春季结膜炎和其他过敏性眼病。

用法:滴眼,4～6次/日。

2.双氯芬酸钠

剂型:0.1%滴眼液。

用途:治疗过敏性结膜炎、角膜炎、巩膜炎、虹膜炎及术后炎症反应。

用法:滴眼,3～4次/日。

(七)散瞳剂

1.阿托品

剂型:0.5%～1%滴眼液或眼膏。

用途:用于虹膜炎、角膜炎及儿童散瞳验光。散瞳作用强而持久。

用法:滴眼,3次/日;涂眼,3次/日。原发性青光眼患者禁用,40岁以上人群慎用。

2.后马托品

剂型:2%滴眼液。

用途:用于虹膜炎、角膜炎及儿童散瞳验光。散瞳作用较弱,时间较短,毒性较小。

用法:滴眼,3 次/日。原发性青光眼患者禁用,40 岁以上人群慎用。

3.东莨菪碱

剂型:0.3%滴眼液。

用途:用于对阿托品过敏的患者。

4.新福林

剂型:1%~4%滴眼液。

用途:用于散瞳检查眼底。

用法:滴眼。

5.复方托品酰胺

剂型:0.5%~1%滴眼液。

用途:用于散瞳、假性近视。散瞳作用快,时间短,一般维持 4~6 小时。

(八)抗青光眼药

1.毛果芸香碱(真瑞)

剂型:0.5%~4%滴眼液、1%~2%眼膏。

用途:缩瞳,治疗原发性青光眼。

用法:滴眼,每 5~10 分钟一次,3~6 次后每 1~2 小时一次,眼压降至正常后用维持量,每次 1 滴;涂眼,每晚 1 次。

2.毒扁豆碱

剂型:0.25%~0.5%滴眼液。

用途:缩瞳,作用强而持久,毒性大。

用法:滴眼,常与毛果芸香碱交替使用。

3.噻吗心安(噻吗洛尔)

剂型:0.25%~0.5%滴眼液。

用途:肾上腺素能 β-受体阻滞剂,减少房水分泌;治疗各种类型青光眼。

用法:滴眼,1~2 次/日。支气管哮喘、心脏病患者慎用。

4.布左诺洛尔(贝他根)

剂型:0.25%~0.5%滴眼液。

用途:肾上腺素能 β-受体阻滞剂,减少房水分泌;治疗原发性青光眼,能增加视神经血流灌注。

用法:滴眼,2 次/日。心肺功能不全、糖尿病患者慎用。

5.乙酰唑胺

剂型:片剂,0.25g/片。

用途:碳酸酐酶抑制剂,减少房水生成;治疗各型青光眼。

6.派立明

剂型:1%滴眼液。

用途:碳酸酐酶抑制剂,减少房水生成;治疗各型青光眼。

用法:滴眼,1~3 次/日。

7. 甘露醇

剂型:20％溶液。

用途:高渗脱水剂,治疗各型青光眼。

用法:静脉点滴,1～2 g/kg,3～10 mL/分钟。

(九)防治白内障药

1. 吡诺克辛(卡他林、白内停)

剂型:0.005％滴眼液。

用途:延缓白内障进展;用于各种白内障。

用法:滴眼,4～6 次/日。

2. 谷胱甘肽

剂型:2％滴眼液、片剂。

用途:延缓白内障进展;用于各种白内障。

用法:滴眼,4～6 次/日;口服,50～100 mg,3 次/日。

(十)染色剂

荧光素钠

剂型:1％～2％溶液、5％～10％针剂。

用途:角膜染色、眼底荧光血管造影。

用法:滴眼,每次 1 滴;玻璃棒蘸少许放入下穹窿部结膜囊;10～15 mL 静脉注射。

(十一)收敛腐蚀剂

1. 硝酸银

剂型:0.5％～1％溶液。

用途:治疗急性结膜炎、溃疡性睑缘炎等。

用法:涂患处迅速用生理盐水冲洗。

2. 硫酸锌

剂型:0.25％～0.5％滴眼液。

用途:治疗眦部睑缘炎等。

用法:滴眼,4～6 次/日。

3. 碘酊

剂型:3％～5％溶液。

用途:局部烧灼。治疗蚕食性角膜溃疡、真菌性角膜溃疡、顽固性树枝状角膜炎。

用法:仅烧灼病变区域,并需及时冲洗。

(十二)表面麻醉剂

1. 丁卡因(地卡因)

剂型:0.5％～1％滴眼液。

用途:用于测眼压、角膜异物剔除、结膜下注射、电光性眼炎等。

用法:每 2～3 分钟滴眼 1 次,不超过 3 次。

2. 利多卡因

剂型:1％～2％滴眼液、0.5％～1％针剂。

用途:用于测眼压、角膜异物剔除等,局部浸润麻醉。

用法:每 2～3 分钟滴眼 1 次,不超过 3 次;浸润麻醉。

(十三)洗眼剂

1.生理盐水(氯化钠)

剂型:0.9%溶液。

用途:眼球表面异物、酸碱化学伤、急性结膜炎、术前冲洗结膜囊等。

用法:冲洗。

2.硼酸

剂型:2%～3%溶液。

用途:眼球表面异物、碱性化学伤、急性结膜炎、术前冲洗结膜囊等。

用法:冲洗。

3.碳酸氢钠

剂型:3%溶液。

用途:酸性化学伤。

用法:冲洗。

(十四)促进吸收剂

1.乙基吗啡(迪奥宁)

剂型:1%～4%滴眼液。

用途:治疗巩膜炎、角膜实质炎、薄翳等。

用法:滴眼,3～4 次/日。

2.普罗碘安(安妥碘)

剂型:针剂。

用途:治疗玻璃体混浊、眼底渗出等。

用法:结膜下注射,0.1～0.2g/次。

3.碘化钾

剂型:1%～3%滴眼液、10%溶液。

用途:治疗角膜混浊、玻璃体混浊、眼底渗出等。

用法:滴眼,4～6 次/日;口服,10 mL,3 次/日。

(十五)人工泪液

1.泪然

剂型:滴眼液(含 0.1%右旋糖酐-70,0.3%羟丙基甲基纤维素、硼酸钠、氯化钠、氯化钾及保存剂)。

用途:治疗干眼症。

用法:滴眼,每 2～4 小时一次。

2.潇莱威

剂型:滴眼液(含 1.0%羟甲基纤维素钠、氯化钠、氯化钾、氯化钙及乳酸钠等,不含保存剂,独立包装)。

用途:治疗干眼症。

用法:滴眼,每 2～4 小时一次。

3. 爱丽(玻璃酸钠)

剂型:滴眼液(含 0.1% 透明质酸钠、ε-氨基己酸、依地酸钠及保存剂)。

用途:治疗干眼症。

用法:滴眼,每 2～4 小时一次。

(十六)维生素

1. 维生素 A

剂型:消毒滴眼液、维生素 AD 针剂。

用途:治疗眼干燥症、角膜软化症。

用法:滴眼,3 次/日;肌注,2.5～5 万 U/次,1 次/日。

2. 维生素 B_1

剂型:片剂、针剂。

用途:治疗视神经及视网膜病、眼肌麻痹等。

用法:口服,5～10 mg,3 次/日;肌注,100 mg,1 次/日。

3. 维生素 B_2

剂型:0.01%～0.05% 滴眼液、片剂。

用途:治疗睑缘炎、结膜炎、角膜炎等。

用法:滴眼,4～6 次/日;口服,5～10 mg,3 次/日。

4. 维生素 B_6

剂型:片剂。

用途:治疗视神经及视网膜病等。

用法:口服,10 mg,3 次/日。

5. 维生素 B_{12}

剂型:针剂。

用途:治疗视神经及视网膜病、眼肌麻痹等。

用法:肌注,100～500 μg,1 次/日。

6. 维生素 C

剂型:片剂、针剂。

用途:治疗角膜病、白内障、碱性化学伤、出血性眼病等。

用法:口服,100～300 mg,3 次/日。

7. 维生素 E

剂型:丸剂。

用途:治疗白内障、视神经及视网膜病等。

用法:口服,5～10 mg,3 次/日。

8. 维生素 U

剂型:3% 滴眼液、片剂。

用途:治疗睑缘炎、角膜溃疡、眼外伤等。

用法:滴眼,3 次/日;口服,50～100 mg,3 次/日。

9.叶酸

剂型:片剂。

用途:治疗视神经、视网膜疾病。

用法:口服,50 mg,3 次/日。

10.烟酸

剂型:片剂。

用途:治疗角膜、视神经、视网膜疾病。

用法:口服,50~100 mg,3 次/日。

(王　震)

二、耳鼻咽喉科常用药物

(一)耳科常用药

1. 0.25%~0.5%氯霉素滴耳液

功能主治:本品为氯霉素类抗生素。在体外具广谱抗微生物作用,包括需氧革兰阴性菌及革兰阳性菌、厌氧菌、立克次体属、螺旋体和衣原体属。对下列细菌具有杀菌作用:流感嗜血杆菌、肺炎链球菌和脑膜炎奈瑟菌。对以下细菌仅具抑菌作用:金黄色葡萄球菌、化脓性链球菌、草绿色链球菌、B组链球菌、大肠杆菌、肺炎克雷伯菌、奇异变形杆菌、伤寒、副伤寒沙门菌、志贺菌属、脆弱拟杆菌等厌氧菌。下列细菌通常对氯霉素耐药:铜绿假单胞菌、不动杆菌属、肠杆菌属、粘质沙雷菌、吲哚阳性变形杆菌属、甲氧西林耐药葡萄球菌和肠球菌属。本品属抑菌剂。氯霉素为脂溶性,通过弥散进入细菌细胞内,并可逆性地结合在细菌核糖体的 SOS 亚基上,使肽链增长受阻(可能由于抑制了转肽酶的作用),因此抑制肽链的形成,从而阻止蛋白质的合成。用于治疗敏感细菌感染引起的外耳炎、急慢性中耳炎。

用法用量:滴于耳道内,一次 2~3 滴,一日 3 次。

2. 0.3%氧氟沙星滴耳液(泰利必妥滴耳液)

功能主治:本品具广谱抗菌作用,尤其对需氧革兰阴性杆菌的抗菌活性高,对下列细菌在体外具良好抗菌作用:肠杆菌科的大部分细菌,包括枸橼酸杆菌属、阴沟、产气肠杆菌等肠杆菌属、大肠埃希菌、克雷伯菌属、变形杆菌属、沙门菌属、志贺菌属、弧菌属、耶尔森菌等。常对多重耐药菌也具有抗菌活性。对青霉素耐药的淋病奈瑟菌、产酶流感杆菌和莫拉菌属均具有高度抗菌活性。对铜绿假单胞菌等假单胞菌属的大多数菌株具抗菌作用。本品对甲氧西林敏感葡萄球菌具抗菌活性,对肺炎链球菌、溶血性链球菌和粪肠球菌仅具中等抗菌活性。对沙眼衣原体、支原体、军团菌具良好抗微生物作用,对结核杆菌和非典型分枝杆菌也有抗菌活性。对厌氧菌的抗菌活性差。氧氟沙星为杀菌剂,通过作用于细菌 DNA 螺旋酶的 A 亚单位,抑制DNA 的合成和复制而导致细菌死亡。用于治疗敏感菌引起的中耳炎、外耳道炎、鼓膜炎。

用法用量:滴耳。成人一次 6~10 滴,一日 2~3 次。滴耳后进行约 10 分钟耳浴。根据症状适当增减滴耳次数。对小儿滴数酌减。

3. 4%硼酸甘油滴耳液

功能主治:抑菌、防腐。用于治疗急、慢性中耳炎。

用法用量:滴耳。一日 2~3 次。

4. 4％硼酸酒精滴耳液

功能主治：有消毒，杀菌作用。但在滴耳时可有短时间刺痛感，应向患者说明。用于治疗慢性化脓性中耳炎。脓液较少时

用法用量：滴耳。一日 3 次。

5. 2％～5％酚甘油滴耳液

功能主治：具有消毒、杀菌、止痛和消肿作用，主要用于急性中耳炎鼓膜未穿孔时及外耳道炎症。穿孔时忌用。

用法用量：滴耳。一日 3 次。

6. 2％水杨酸酒精滴耳液

功能主治：抑菌、制霉、止痒。用于外耳道真菌感染。

用法用量：滴耳。一日数次。使用一周后应暂停。

7. 液体石蜡滴耳液

功能主治：用于软化耵聍及使进入外耳道的昆虫窒息，便于取出。

8. 5％碳酸氢钠滴耳液（苏打水）

功能主治：软化耵聍（耳垢）及冲洗耳道。用于治疗外耳道耵聍栓塞。

用法用量：滴耳，成人，一次 2～3 滴，儿童酌减，一日 3～5 次。

9. 3％双氧水洗耳液

功能主治：消毒防腐。用于临床清除创口脓液、血液、黏液和外耳道脓液；口腔含漱；阴道冲洗等。较高浓度过氧化氢，能扩展至对物品灭菌和消毒的应用。例如，常用于灭菌或消毒导尿器材、血液透析器材、内窥镜、体内埋植物、角膜接触镜、其他塑料制器材以及液体或气体输送管道和通风过滤系统等等。

用法用量：①对皮肤、黏膜和伤口的消毒，用 3％溶液涂抹数次，作用 5～10 分钟。②口腔消毒可用 0.1～0.5％溶液漱口或局部涂抹。③阴道消毒，用 0.1％～0.5％溶液冲洗。④对医疗器材，消毒时用 3％～6％溶液浸泡，作用 5～15 分钟；灭菌处理时，以 25％～30％溶液浸泡作用 60 分钟以上（25℃）。处理前应将沾有的有机物清洗或擦净。

10. 制霉菌素冷霜

功能主治：杀真菌作用。用于治疗外耳、口腔或咽腔的真菌感染。

用法用量：用棉签蘸本品涂敷于真菌感染部位。

（二）鼻科常用药

1. 呋喃西林麻黄碱滴鼻液

功能主治：本品中呋喃西林对革兰阳性、阴性菌均有抑制作用；盐酸麻黄碱为拟肾上腺素药，可直接激动血管平滑肌的 α、β 受体，使皮肤、黏膜以及内脏血管收缩。用于鼻部则可收缩鼻黏膜血管，因此可作为鼻用减充血剂，缓解鼻黏膜充血、水肿、鼻塞。用于缓解急、慢性鼻炎的鼻塞症状。用于治疗急、慢性鼻炎、鼻窦炎，止鼻血。

用法用量：滴鼻用。一次 1～3 滴，一日 3～4 次。

2. 麻黄碱地塞米松滴鼻液

功能主治：减轻鼻腔黏膜水肿，通气，抗过敏。用于治疗变应性鼻炎。

用法用量：滴鼻，3 次/d。

3. 2%色甘酸二钠滴鼻液

功能主治：抑制过敏介质的释放。用于治疗变应性鼻炎。

用法用量：滴鼻,成人一次 5~6 滴；儿童一次 2~3 滴,3~4 次/d。对于季节性患者,在易发季节应提前 2~3 周使用。

4. 丙酸倍氯米松鼻喷雾剂

功能主治：抑制 IgE 合成。预防和治疗常年性及季节性的过敏性鼻炎和血管舒缩性鼻炎。用于治疗变应性鼻炎或血管舒缩性鼻炎。

用法用量：鼻腔喷入给药。成年人一次每鼻孔 2 揿(50 μg),一日 2 次,也可一次每鼻孔 1 揿,一日 3~4 次,一日总量不可超过 8 揿(400 μg)。

5. 立复汀(盐酸左卡巴斯汀鼻喷雾剂)

功能主治：抗组胺。用于过敏性疾病的治疗,如喷嚏、鼻痒、流涕等变应性鼻炎的症状。

用法用量：常规剂量每鼻孔每次喷两下,每日两次。也可增加至每次每日 3~4 次。连续用药直至症状消除。用前必须摇匀。

6. 丙酸氟替卡松鼻喷雾剂

功能主治：增强局部抗感染活性和降低全身糖皮质激素反应。本品用于预防和治疗季节性过敏性鼻炎(包括枯草热)和常年性过敏性鼻炎。

用法用量：仅用于鼻腔吸入。

(1)用于预防和治疗成人和儿童(12 岁及以上)的季节性过敏性鼻炎和常年性鼻炎。每日 1 次,每个鼻孔各 1 喷,以早晨用药为好,某些患者需每日 2 次,每个鼻孔各 2 喷。当症状得到控制时,维持剂量为每日 1 次,每个鼻孔 1 喷。如果症状复发,可相应增加剂量。应采用能够使症状得到有效控制的最小剂量。每日最大剂为每个鼻孔不超过 4 喷。

(2)老年患者：用量同成年患者。

(3)4~11 岁儿童：每日 1 次,每个鼻孔各 1 喷。

(4)某些患者需每日 2 次,每个鼻孔各 1 喷,每日最大剂量为每个鼻孔不超过 2 喷。必须规律地用药才能获得最大疗效。

7. 0.5%~1%链霉素滴鼻剂

功能主治：抗菌,用于消炎及抑制鼻内杆菌生长。用于治疗干燥性鼻炎、萎缩性鼻炎及鼻硬结病。

用法用量：滴鼻,3 次/d。

8. 复方薄荷樟脑滴鼻剂

功能主治：复方薄荷油滴鼻液为油剂,具有滋润及保护鼻腔黏膜作用外,还具有刺激鼻黏膜的细胞再生的作用,用于治疗干燥性鼻炎、萎缩性鼻炎及鼻出血等。

用法：

(1)头向后仰,亦可取仰卧位,侧卧位,肩下垫枕,使头下垂,将药滴入鼻内。这样药液能充分作用与鼻甲及鼻窦口,不易流入口腔。

(2)每侧鼻孔 1~2 滴,滴药后轻压鼻翼,头向滴药侧倾斜,维持 2~3 分钟。

用量：滴鼻,1~2 滴/次,3~4 次/日

9. 开瑞坦片(氯雷他定)

功能主治：

(1)本品用于缓解变应性鼻炎有关的症状,如喷嚏、鼻痒、流涕、鼻塞以及眼部痒和烧灼感。口服药物后,鼻和眼部症状及体征得以迅速缓解。

(2)本品亦适用于缓解慢性荨麻疹、瘙痒性皮肤病及其他过敏性皮肤病的症状和体征。

用法用量:口服。

(1)成人及 12 岁以上儿童:1 次/d,1 片(10 mg)/次。

(2)2～12 岁儿童

①体重＞30 kg:1 次/d,1 片(10 mg)/次。

②体重≤30 kg:1 次/d,1 片(5 mg)/次。

10. 鼻窦炎口服液

功能主治:通利鼻窍。用于鼻塞不通,流黄稠涕;急、慢性鼻炎,副鼻窦炎等。

用法用量:口服,一次 10 mL,一日 3 次,20 日为一疗程。

11. 鼻渊舒口服液

功能主治:通利鼻窍。用于鼻塞不通、流黄稠涕、急慢性鼻炎、副鼻窦炎。适用于因感冒引起鼻塞不通、流黄稠涕、急慢性鼻炎、副鼻窦炎。还能明显改善鼻塞不通,头昏胀痛,鼻腔分泌物增多,鼻窦区压痛,鼻甲肥大等症状。

用法用量:口服,一次 10 mL,一日 2～3 次,七日为一疗程。

12. 霍胆丸

功能主治:芳香化浊,清热通窍。用于湿浊内蕴、胆经郁火所致的鼻塞、流清涕或浊涕、前额头痛。

用法用量:口服。一次 3～6 g(即外盖的半盖至一盖),一日 2 次。

13.千伯鼻炎片

功能主治:清热解毒,活血祛风,宣肺通窍。用于风热犯肺,内郁化火,凝滞气血所致的伤风鼻塞,时轻时重,鼻痒气热,流涕黄稠,或持续鼻塞,嗅觉迟钝,急、慢性鼻炎,鼻窦炎。

用法用量:口服,一次 3～4 片,一日 3 次。

(三)咽喉科常用药

1.复方硼砂溶液(Dobell 液)

功能主治:杀菌、收敛、止痛等。用于急、慢性咽炎、扁桃体炎、口腔炎及咽部手术后等的口腔消毒防腐。

用法用量:微温含漱。一次取少量(约 10 mL)加 5 倍量的温开水稀释后含漱,一次含漱 5 分钟后吐出,一日 3～4 次。

2.口泰漱口液

功能主治:适用于牙龈炎、口腔黏膜炎、咽炎,牙科手术后的日常清洁护理。

用法用量:成人一次 10～15 mL,儿童一次 5～8 mL,每次含漱 1～3 分钟。

3. 复方碘甘油

功能主治:有消毒防腐作用,用于治疗慢性咽炎、萎缩性咽炎及咽干燥症及牙龈炎、牙间乳头炎、冠周炎和牙周炎的消炎。

用法用量:涂抹患处,一日 3 次。

4. 复方草珊瑚含片

功能主治:消炎止痛,清利咽喉。用于治疗急性咽喉炎、扁桃体炎。

用法用量：含服 1～2 片/次，每日数次。

5. 西瓜霜含片

功能主治：清热解毒，消肿止痛。用于咽喉肿痛，口舌生疮，牙龈肿痛或出血，口疮；急慢性咽喉炎，扁桃体炎，口腔炎，口腔溃疡见上述证候者。

用法用量：含服，2 片/次，每日 5 次，5～7 天为一个疗程。

6. 开喉剑喷雾剂（儿童专用）

功能主治：

（1）具有明显的抑制甲型流感病毒作用。

（2）能显著抑制革兰氏阳性菌和革兰氏阴性菌的生长，对金黄色葡萄球菌、白色念珠球菌、绿脓杆菌、枯草杆菌、变形杆菌抑制作用更为明显，具有明显的抗炎、镇痛和解热作用。中医认为本品具有清热解毒，消肿止痛。用于肺胃蕴热所致的咽喉肿痛，口干口苦，牙龈肿痛以及口腔溃疡，复发性口疮见以上证候者。

用法用量：喷患处，每次适量，一日数次。

7. 复方地喹氯铵咽喉喷雾剂（原名大佛喉露）

功能主治：地喹氯铵不经血清而可直接杀灭口咽部常见的溶血性金黄色葡萄球菌、化脓性链球菌、变形杆菌、白色念珠菌等。综合性抗原具有抗过敏作用。组成复方后更具有镇咳止痒、消炎止痛、清咽润喉功效。用于治疗急、慢性咽喉炎、扁桃体炎、咽异感症、咳型哮喘、牙龈炎、口腔黏膜病等。

用法用量：使用时把喷管伸入口内，对着口咽，在深吸气的同时按压喷雾，每次按压的定量药液（0.13 mL）可达到咽、喉部，甚至气管。成人每次 2 喷，儿童减半，每 4～6 小时 1 次。

8. 牛黄解毒片

功能主治：清热解毒，散风止痛。本品用于肺胃蕴热引起的头目眩晕，口鼻生疮，风火牙痛，暴发火眼，咽喉疼痛，耳鸣肿痛，大便秘结，皮肤刺痒。

用法用量：口服，2 片/次，2 次/d。

9. 复方双花口服液

功能主治：清热消毒、利咽消肿。用于治疗急慢性扁桃体炎、急性咽炎、上呼吸道感染。

用法用量：口服，成人 20 mL/次，4 次/d；<3 岁儿童 10 mL/次，3 次/d；3～7 岁儿童，3 次/d；>7 岁儿童 20 mL/次，3 次/d，疗程 3d。

10. 一清胶囊

功能主治：清热解毒，化痰止血。用于治疗咽炎、扁桃体炎。

用法用量：口服，2 粒/次，3 次/d。

11. 金嗓利咽丸

功能主治：燥湿化痰、疏肝理气。用于治疗慢性咽炎。

用法用量：口服，60～120 粒/次，2 次/d。

12. 黄氏响声丸

功能主治：利咽开音、清热化痰、消肿止痛。用于治疗急慢性喉炎引起的声音嘶哑。

用法用量：口服，20 粒/次，3 次/d。

13. 雾化吸入溶液

功能主治：抑菌、杀菌，可促使炎性肿胀消退。用于治疗急性咽喉炎。

用法用量:雾化吸入,1 次/d。

14.溶菌酶

功能主治:抗菌、抗病毒;止血、消肿、清除局部坏死组织及增强组织功能恢复等功能。用于治疗急、慢性咽喉炎、口腔溃疡。

用法用量:含化,20 mg/次,4～6 次/d。

15.利巴韦林含片

功能主治:抗病毒药。用于治疗流行性感冒,疱疹性口腔炎和急、慢性咽喉炎。

用法用量:含服。

(1) 病毒性呼吸道感染:成人一次 1.5 片,一日 3 次,疗程 7 天。

(2) 皮肤疱疹病毒感染:成人一次 3 片,一日 3 次,疗程 7 天。

(3) 小儿每日按体重 10 mg/kg,分 4 次服用,疗程 7 天。6 岁以下小儿口服剂量未定。

(杨子桐)

三、口腔科常用药物与材料

(一)防龋药

1.氟化物漱口液

成分:氟化钠、氟化亚锡、氟化铵等。

作用:防治龋病。

用途:局部防龋,预防儿童龋病,适合于低氟区及适氟区。

用法:0.2%氟化钠溶液每周使用一次,0.05%氟化钠溶液每天使用一次,5～6 岁儿童每次使用 5 mL,6 岁以上儿童每次使用 10 mL,含漱 1 min,漱毕半小时内不进食或漱口。

2.含氟涂料

成分:0.1%～5%氟化钠、蜂蜡和乙醇、虫胶和乳香树胶、流动增强剂、糖精、调味剂等。

作用:防龋。

用途:将氟化物加入一种有机溶液,涂布于牙齿表面几分钟内硬化以预防龋病。

用法:彻底清洁牙面,用小刷子或棉签将约 0.3～0.5 mL 涂料直接涂抹于牙齿上,要求患者最好在 2～4 h 内不进食,当晚不刷牙。涂膜一般保持 24～48 h,每隔 4 个月涂布一次。

3.含氟凝胶

成分:氟化钠、磷酸等。

作用:防龋。

用途:供口腔专业人员使用的局部用氟措施,预防龋病。适用于高度易患龋者。

用法:清洁牙面后,将适量凝胶放入托盘后置于口内,咬在牙上 4～5 min 去除,30 min 不进食、不漱口。一般第一年每季度使用一次,以后每半年使用一次。

(二)牙髓及根尖病用药

1.安抚止痛

(1)丁香油

成分:丁香油。

作用:安抚镇痛。

用途：用于活髓牙安抚止痛。

用法：用小棉球蘸取少量药液放入窝洞内,窝洞开放或暂封。

（2）樟脑酚（CP）

成分：丁香油酚。

作用：镇痛、消炎、防腐。

用途：安抚止痛；与氧化锌制成糊剂,用于间接盖髓、垫底及暂封；用于乳牙的根管充填。

用法：小棉球或棉捻蘸适量 CP,封于窝洞或根管内。

2. 糊剂类根管充填材料

（1）氧化锌丁香油类根管充填材料

成分：粉剂：氧化锌、氢化松香、碱式碳酸铋、硫酸钡等。

液体：丁香油。

作用：用于充填根管、消除死腔。有持续的抗菌作用,同时对组织有轻度的致炎性。

用途：常与牙胶尖联合使用,多用于根尖无病变的患牙。

用法：粉液混合,调拌至均匀稀糊状供医师使用。

（2）碘仿糊剂

成分：粉剂：碘仿、麝香草酚、氧化锌、樟脑氯酚合剂等。

液体：丁香油。

作用：用于充填根管、消除死腔。抑菌、杀菌作用。

用途：临床上多与牙胶尖联合用于脓性、渗出性、感染坏死性根管。

用法：粉液混合,调拌至均匀稀糊状供医师使用。

（3）氢氧化钙糊剂

成分：粉剂：氢氧化钙、碘仿、硅油等。

液体：丙二醇和水。

作用：减轻疼痛；抗菌；促进牙本质桥的形成；促进修复性牙本质的形成；再矿化。

用途：直接和间接盖髓,多用于乳牙及年轻恒牙的充填。

用法：粉液混合,调拌至均匀稀糊状供医师使用。

3. 失活剂

（1）无水亚砷酸

成分：As_2O_3,赋形剂,可卡因等。

作用：妨碍细胞呼吸,作用于神经血管,使牙髓逐渐坏死。

用途：用于牙髓失活。

用法：封药 1～2 天。本品剧毒,严密注意不得吞服或过量。

（2）多聚甲醛

成分：多聚甲醛,盐酸可卡因、羊毛脂、伊红。

作用：引起牙髓血运障碍而坏死,作用相对缓慢。

用途：做失活剂用：具有神经毒性,使血管麻痹、扩张,血栓形成,最终导致牙髓坏死；做干髓剂用：凝固蛋白,保持牙髓干燥无菌。

用法：封药时间 10～14 天。

4.根管消毒剂

(1)甲醛甲酚(FC)

成分:甲醛、甲酚、甘油等。

作用:凝固蛋白,形成无毒物质;除臭杀菌作用。

用途:根管消毒(多用于感染根管);乳牙的活髓切断术。

用法:用棉捻或纸尖蘸少量药液封于根管内。

(2)樟脑酚液(CP)

成分:樟脑、酒精、苯酚。

作用:用于窝洞、根管消毒,也可用于牙髓炎开髓后的镇痛等。

用途:安抚镇痛,用于牙髓炎的镇痛和牙周脓肿;窝洞及感染较轻根管的消毒。

用法:用棉球或棉捻蘸少量药液,封于窝洞或根管内。

(3)木榴油

成分:酚和酚类衍生物的混合物,从木焦油分馏而得。

作用:消毒能力仅次于FC,刺激性小,遇脓血坏死组织依然保持消毒作用。

用途:消毒根管。

用法:用棉球或棉捻蘸少量药液,封于窝洞或根管内。

(三)牙周病用药

1.碘制剂

(1)碘甘油

成分:碘、碘化钾和甘油。

作用:防腐、消炎、收敛、轻度腐蚀。

用途:牙龈炎、牙周炎、冠周炎。

用法:用镊子或探针将药液送入炎性病变处。

2.含漱剂

(1)氯己定溶液

成分:葡萄糖酸氯己定、水等。

作用:具有广谱抑菌、杀菌作用,消炎、预防和减少牙菌斑的形成,促进组织修复。

用途:用于牙龈炎、牙周炎的治疗。

用法:0.02%溶液用于牙周袋内冲洗;0.02%~0.05%溶液含漱,每日3~4次,用于治疗牙龈炎、牙周炎或牙周炎术后。连续使用不超过一周。

(2)甲硝唑溶液

成分:甲硝唑、水等。

作用:抑制厌氧菌、抗菌、杀菌。

用途:用于牙龈炎、牙周炎的治疗。

用法:0.025%溶液含漱,每日2~3次,与氯己定溶液交替使用,辅助治疗牙龈炎、牙周炎。

(蒋晓芳)

《眼耳鼻咽喉口腔科护理学》教学大纲

（供高职高专护理专业用）

一、课程任务

眼耳鼻咽喉口腔科护理学是高职高专护理专业重要的临床课程之一，主要内容包括眼科护理、耳鼻咽喉科护理和口腔科护理三部分。课程任务主要是学生通过学习，掌握眼、耳鼻咽喉、口腔科护理的相关专业知识和操作技能，能具备较强的自学能力、团队协作能力、实践能力、独立分析和解决护理实际问题能力和良好的职业道德、敬业精神，能充分运用现代护理理论和先进技术，对眼、耳鼻咽喉、口腔科的患者进行优质的整体护理，能对个体、家庭、社区提供保健服务和开展健康指导。

二、课程目标

1. 掌握眼耳鼻咽喉口腔科常见疾病患者的临床表现及护理措施。
2. 熟悉眼耳鼻咽喉口腔科患者常用护理诊断。
3. 熟悉眼耳鼻咽喉口腔科常见疾病的基本概念和相关理论知识。
4. 了解眼耳鼻咽喉口腔科的护理管理。
5. 具有对眼耳鼻咽喉口腔科急危重症患者实施应急处理和配合医生抢救的能力。
6. 学会眼耳鼻咽喉口腔科常用的护理技术操作。
7. 具有向个体、家庭、社区提供保健服务和开展健康教育的能力。
8. 具有良好的职业道德修养、行为习惯和团队协作精神。

三、教学时间分配

教学内容	学时		
	理论	实践	总学时
一、眼的应用解剖及生理	4	0	4
二、眼科护理概述	0	4	4
三、眼科常见疾病患者的护理	14	0	14
四、耳鼻咽喉的应用解剖及生理	4	0	4
五、耳鼻咽喉科护理概述	0	4	4
六、耳鼻咽喉科常见疾病患者的护理	14	0	14
七、口腔的应用解剖及生理	2	0	2
八、口腔科护理概述	0	2	2
九、口腔科常见疾病患者的护理	6	0	6
合　计	44	10	54

四、大纲说明

（一）本教学大纲为高职高专护理学专业教学使用。课程总学时为 54 学时，其中眼科护理 22 学时，耳鼻咽喉科护理 22 学时，口腔科护理 10 学时。

（二）理论授课的要求分为掌握、熟悉、了解三个层次。"掌握"是指学生对所学的知识熟练应用，能综合分析和解决临床护理工作的实际问题；"熟悉"是指学生对所学的知识基本掌握；"了解"是指学生对学过的知识能记忆和理解。实践的教学要求分为熟练掌握和学会两个层次。"熟练掌握"是指学生能独立、正确、规范地所学的技能操作，并能熟悉运用；"学会"是指学生能基本完成操作过程，会应用所学技能。

（三）教学建议

1.课堂理论教学应注意理论联系实际，积极采用现代化的教学手段，多组织学生开展必要的讨论，以启迪学生的思维，加深对教学内容的理解和掌握。

2.实践教学可在实验室进行，也可采取病历讨论的形式，并结合医院参观、见习，充分调动学生学习的主动性、积极性，训练学生的动手能力和人际沟通能力，注重学生护士素质和专业形象的培养。

3.学生的知识能力水平，应通过平时测验、提问、技能考核和考试等多种形式综合考评。

参考文献

[1]赵堪兴,杨培增.眼科学[M].第7版.北京:人民卫生出版社,2008.

[2]惠延年.眼科学[M].第6版.北京:人民卫生出版社,2006.

[3]王增源.五官科护理学[M].西安:第四军医大学出版社,2011.

[4]陈燕燕.眼耳鼻咽喉口腔科护理学[M].第2版.北京:人民卫生出版社,2006.

[5]吴慧云.眼耳鼻咽喉和口腔科护理学[M].北京:人民卫生出版社,2008.

[6]肖跃群.五官科护理学[M].北京:北京出版社,2011.

[7]王斌全.眼耳鼻喉口腔科学[M].北京:人民卫生出版社,2006.

[8]许复珍.五官科护理学[M].北京:高等教育出版社,2005.

[9]李敏.眼耳鼻咽喉口腔科护理学[M].第2版.北京:人民卫生出版社,2011.

[10]管怀进.眼科学[M].第2版.北京:科学出版社,2013.

[11]沙翔垠,徐军.眼科学[M].北京:人民军医出版社,2013.

[12]孔维佳.耳鼻咽喉科学[M].北京:人民卫生出版社,2002.

[13]任重.眼耳鼻咽喉口腔科护理学[M].北京:人民卫生出版社,2002.

[14]周旺红.五官科护理学[M].北京:高等教育出版社,2004.

[15]张龙禄.五官科学护理学[M].北京:人民卫生出版社,2004.

[16]韩德民.耳鼻咽喉头颈科学[M].北京:北京大学医学出版社,2004.

[17]孔维佳.耳鼻咽喉头颈外科学[M].北京:人民卫生出版社,2005.

[18]席淑新.眼耳鼻咽喉口腔科护理学[M].北京:人民卫生出版社,2010.

[19]田勇泉.耳鼻咽喉头颈外科学[M].第8版.北京:人民卫生出版社,2013.

[20]方天海.五官科护理[M].第2版.西安:第四军医大出版社,2014.

[21]李新春.五官科学[M].第2版.北京:科学出版社,2015.